TRANSTORNOS DO HUMOR

NA INFÂNCIA E ADOLESCÊNCIA

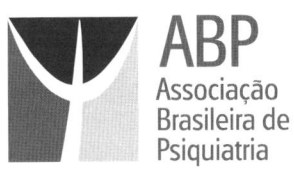

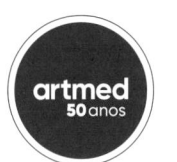

A Artmed é a editora oficial da ABP

NOTA

A medicina é uma ciência em constante evolução. À medida que novas pesquisas e a própria experiência clínica ampliam o nosso conhecimento, são necessárias modificações no tratamento e na farmacoterapia. Os autores desta obra consultaram as fontes consideradas confiáveis, em um esforço para oferecer informações completas e, geralmente, de acordo com os padrões aceitos à época da publicação. Entretanto, tendo em vista a possibilidade de falha humana ou de alterações nas ciências médicas, os leitores devem confirmar estas informações com outras fontes. Por exemplo, e em particular, os leitores são aconselhados a conferir a bula de qualquer medicamento que pretendam administrar, para se certificar de que a informação contida neste livro está correta e de que não houve alteração na dose recomendada nem nas contraindicações para o seu uso. Essa recomendação é particularmente importante em relação a medicamentos novos ou raramente utilizados.

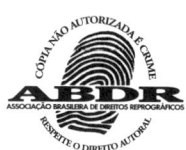
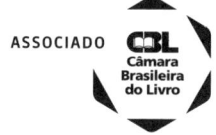

T772	Transtornos do humor na infância e adolescência / Organizadores, Lee Fu-I, Miguel Angelo Boarati. – Porto Alegre : Artmed, 2024. xvii, 342 p. ; 23 cm.
	ISBN 978-65-5882-165-6
	1. Psiquiatria infantil. 2. Transtorno de humor. 3. Transtornos neurocomportamentais. 4. Adolescência. I. Fu-I, Lee. II. Boarati, Miguel Angelo.
	CDU 616.89-053.3/.6

Catalogação na publicação: Karin Lorien Menoncin – CRB 10/2147

**LEE FU-I
MIGUEL ANGELO BOARATI**
(ORGS.)

TRANSTORNOS DO HUMOR
NA INFÂNCIA E ADOLESCÊNCIA

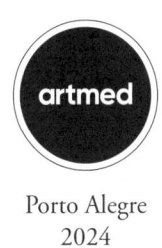

Porto Alegre
2024

© Grupo A Educação S.A., 2024.

Gerente editorial: *Letícia Bispo de Lima*

Colaboraram nesta edição:

Coordenadora editorial: *Cláudia Bittencourt*

Editora: *Paola Araújo de Oliveira*

Capa: *Paola Manica | Brand&Book*

Imagem da capa: *Jayesh/iStock.com*

Preparação de originais: *Mirela Favaretto*

Leitura final: *Marquieli Oliveira*

Editoração: *Matriz Visual*

Foram efetuados todos os esforços para contatar os potenciais detentores dos direitos dos materiais utilizados nesta obra. No caso de, para algum material, ter sido inadvertidamente omitido o devido crédito ou ter havido imprecisão na informação da fonte, faremos a devida correção por errata à obra quando o potencial detentor apresentar comprovação.

Reservados todos os direitos de publicação ao GRUPO A EDUCAÇÃO S.A.
(Artmed é um selo editorial do GRUPO A EDUCAÇÃO S.A.)
Rua Ernesto Alves, 150 – Bairro Floresta
90220-190 – Porto Alegre – RS
Fone: (51) 3027-7000

SAC 0800 703 3444 – www.grupoa.com.br

É proibida a duplicação ou reprodução deste volume, no todo ou em parte, sob quaisquer formas ou por quaisquer meios (eletrônico, mecânico, gravação, fotocópia, distribuição na Web e outros), sem permissão expressa da Editora.

IMPRESSO NO BRASIL
PRINTED IN BRAZIL

Autores

Lee Fu-I (Org.). Psiquiatra. Médica supervisora do Serviço de Psiquiatria da Infância e Adolescência do Instituto de Psiquiatria do Hospital das Clínicas da Faculdade de Medicina da Universidade de São Paulo (IPq-HCFMUSP). Coordenadora do Programa de Assistência a Crianças e Adolescentes com Transtornos Afetivos/Humor (Prata) do IPq-HCFMUSP. Membro da American Academy of Child and Adolescent Psychiatry (AACAP). Especialista em Psiquiatria da Infância e da Adolescência pela USP. Doutora em Medicina pela USP.

Miguel Angelo Boarati (Org.). Psiquiatra. Médico colaborador do Prata do IPq-HCFMUSP. Atua em clínica e é professor de pós-graduação no Centro Brasileiro de Pós-graduações (Cenbrap) e na Escola Brasileira de Acolhimento ao Sofrimento Existencial (Ebrase). Especialista em Psiquiatria da Infância e Adolescência pela USP.

Alexandre Saadeh. Psiquiatra. Professor colaborador do Departamento de Psiquiatria da FMUSP. Especialista em Sexualidade Humana pela USP. Mestre e Doutor em Ciências pela USP.

Allyson de Castro Eccard. Psiquiatra da infância e adolescência.

André Brunoni. Psiquiatra. Professor do Departamento de Psiquiatria da FMUSP.

André Henrique Oliveira Gonçalves. Psiquiatra. Voluntário no Ambulatório Transdisciplinar de Identidade de Gênero e Orientação Sexual (Amtigos) do IPq-HCFMUSP. Especialista em Psiquiatria da Infância e Adolescência pela USP.

Andréa Callonere. Psicóloga comportamental nas áreas clínica e acadêmica. Especialista em Análise do Comportamento pela USP. Mestra em Distúrbios do Desenvolvimento pelo Instituto Presbiteriano Mackenzie. Doutora em Ciências pela USP.

Anne Fonseca Meira Brito. Psiquiatra e psiquiatra da infância e adolescência. *Fellowship* em Psiquiatria Intervencionista pelo IPq-HCFMUSP.

Bruno Esposito. Psicólogo. Especialista em Saúde Mental e Saúde Coletiva pela Universidade Estadual de Campinas (Unicamp). Mestre em Psicologia Clínica pela USP. Membro do Núcleo de Atendimento a Adolescentes do Serviço de Psiquiatria da Infância e da Adolescência (NAD) da Universidade Federal de São Paulo (Unifesp) entre 2012 e 2022.

Daniel Augusto Mori Gagliotti. Psiquiatra. Atua no Amtigos e no Grupo de Apoio Psicológico ao Aluno (Grapal), ambos do IPq-HCFMUSP. Mestrando em Psiquiatria na USP. Membro da World Professional Association for Transgender Health (WPATH), da American Psychological Association (APA) e da Associação Brasileira de Psiquiatria (ABP).

Eloisa Helena Rubello Valler Celeri. Psiquiatra da infância e adolescência. Professora associada livre docente em Psiquiatria da Infância e Adolescência da Unicamp. Especialista em Psiquiatria da Infância e Adolescência pela Unicamp.

Fernando Ramos Asbahr. Psiquiatra. Especialista em Psiquiatria Infantil - Transtornos de Ansiedade e Transtornos de Humor pelo IPq-HCFMUSP. Doutor em Medicina pela USP. Tem Pós-doutorado em Psiquiatria pela FMUSP e pelo National Institute of Mental Health (NIMH), Estados Unidos.

Filipe Augusto Colombini. Psicólogo. Diretor e coordenador clínico e acadêmico da Equipe AT. Especialista em Terapia Analítico-comportamental e Gestão Comportamental de Empresas pelo Centro Paradigma. Mestre em Psicologia da Educação pela Pontifícia Universidade Católica de São Paulo (PUC-SP). Tem formação em Acompanhamento Terapêutico pelo Ambulatório de Ansiedade (Amban) do IPq-HCFMUSP.

Juliana Pinto Moreira dos Santos. Psiquiatra geral e psiquiatra da infância e adolescência. Membro do NAD-Unifesp entre 2017 e 2022. Mestranda em Psiquiatria e Psicologia Médica na Unifesp.

Julio Renó Sawada. Psiquiatra. Colaborador do Programa de Transtornos de Ansiedade na Infância e Adolescência (Protaia) do Serviço de Psiquiatria da Infância e da Adolescência (Sepia) do IPq-HCFMUSP. Residência em Psiquiatria e Ano Adicional em Psiquiatria da Infância e Adolescência pelo IPq-HCFMUSP.

Márcia Morikawa. Psiquiatra da infância e adolescência. Médica assistente do Sepia do IPq-HCFMUSP. Especialista em Psiquiatra da Infância e Adolescência pela USP.

Maria Cecilia Lopes. Neuropediatra. Médica assistente da Saúde Suplementar do Instituto da Criança do HCFMUSP e pesquisadora na área do sono do Prata do IPq-HCFMUSP. Especialista *lato sensu* em Medicina do Sono pela Unifesp. Doutora em Ciências na área de Medicina e Biologia do Sono pela Unifesp, com estágio na Stanford University, Estados Unidos.

Natalia Cruz Rufino. Psiquiatra. Coordenadora da Unidade de Hospitalização de Adolescentes do Nouvel Hôpital de Navarre, Polo de Pedopsiquiatria, França. Doutora em Ciências pela Unifesp.

Tatiane Maria Angelo Catharini. Psiquiatra. Especialista em Psiquiatria da Infância e Adolescência pela USP.

Telma Pantano. Fonoaudióloga do IPq-HCFMUSP. Especialista em Linguagem pelo Conselho Regional de Fonoaudiologia de São Paulo. Especialista em Psicopedagogia pela PUC-SP. Mestra em Ciências pela USP. Mestra em Neurociências pela Universidade de Barcelona, Espanha. Doutora em Ciências pela USP. Tem Pós-doutorado em Psiquiatria pela USP.

Thiago Marques Fidalgo. Psiquiatra. Professor adjunto do Departamento de Psiquiatria da Unifesp. Doutor em Ciências pela Unifesp.

Wagner de Sousa Gurgel. Psiquiatra da infância e adolescência, com Residência em Psiquiatria no Centro Psiquiátrico Rio de Janeiro (CPRJ) e Residência em Psiquiatria da Infância e Adolescência e Aprimoramento em Transtornos Alimentares no Programa de Transtornos Alimentares - Ambulim do IPq-HCFMUSP. Coordenador do Programa de Atendimento, Ensino e Pesquisa em Transtornos Alimentares na Infância e Adolescência (Protad) do IPq-HCFMUSP.

Agradeço a Deus pela minha saúde e pela chance de fazer este livro. Com paixão pelo conhecimento e pela prática clínica, dedico esta obra aos meus colegas de profissão, médicos, psicólogos, educadores e demais trabalhadores da área de saúde mental. Ao meu filho, ao meu irmão e aos meus amigos, que são meus companheiros de vida e que me apoiam e me incentivam em todos os momentos. Este é o resultado dos meus estudos e das minhas vivências, assim como dos colegas colaboradores, junto aos pacientes e seus familiares que sofrem. Com respeito e compaixão por eles, esperamos adquirir mais conhecimentos e aprimorar nossa prática clínica, e este livro é um recurso para ajudar, orientar e refletir sobre isso. É um convite para aprendermos uns com os outros e com aqueles que nos entregam sua vida e sua mente.

Lee Fu-I

Dedico este livro a todos os meus pacientes, que sempre me ensinaram ao confiarem suas dores e segredos. Ao Déo, grande companheiro, que começará uma brilhante carreira já pronto para cuidar do sofrimento existencial das pessoas.

Miguel Angelo Boarati

Apresentação

Os transtornos do humor são comuns em crianças e adolescentes. Além de serem comuns, são incapacitantes, podendo prejudicar a capacidade dos jovens de funcionar de maneira ideal em vários ambientes – em casa, na escola e na socialização com seus pares. O que torna os transtornos do humor ainda mais perniciosos é o fato de eles não estarem apenas associados à incapacidade, mas também à mortalidade. Os jovens com transtorno do humor são colocados em maior risco de morrer por suicídio do que outros indivíduos em idade pediátrica. Além disso, quando ocorrem em adolescentes, esses transtornos são mais do que nocivos e prevalentes, muitas vezes estão associados com um curso longitudinal prolongado que interfere em importantes marcos do desenvolvimento.

Por todas essas razões, é importante que os médicos estejam familiarizados com essas condições. Este livro, organizado por Lee Fu-I e Miguel Angelo Boarati – médicos experientes e dedicados que estão bem preparados para cumprir essa função –, aborda muitos tópicos relacionados aos transtornos do humor em pacientes pediátricos. Os capítulos se concentram em questões cientificamente salientes e clinicamente significativas.

As seções seguem os processos clínicos que fazem parte da avaliação e do tratamento de transtornos do humor em crianças e adolescentes. A Parte I se concentra na nosologia e na avaliação dessas condições. O processo diagnóstico é muito importante quando se lida com um jovem para quem está sendo considerado um transtorno do humor. Uma razão para isso é que muitos sintomas não são específicos – eles podem ocorrer em jovens que sofrem de outras condições ou podem ser apenas sintomas que estão presentes em crianças e adolescentes com desenvolvimento típico e que não sofrem de um transtorno psiquiátrico. É por isso que uma seção especificamente focada no diagnóstico diferencial dos transtornos do humor é tão importante – este é o foco da Parte II. As comorbidades psiquiátricas são comumente vistas em jovens com transtornos do humor, e sua compreensão é parte integrante da avaliação clínica e do tratamento. Como os transtornos do humor em pacientes pediátricos são complexos e incapacitantes, são necessários tratamentos seguros e eficazes para essas doenças. Por isso, a Parte III se concentra em intervenções terapêuticas para crianças e jovens que sofrem dessas condições, incluindo tópicos como neuromodulação e tratamentos farmacológicos. Além disso, também são discutidas as intervenções psicoterapêuticas em uma variedade de ambientes.

Os transtornos do humor em pacientes pediátricos são condições psiquiátricas graves. Eles podem ser difíceis de diagnosticar com precisão, e sua apresentação pode ser complicada devido a condições psiquiátricas comórbidas. O conhecimento sobre os tratamentos desses transtornos está crescendo a um ritmo acelerado. Por essas razões, os tópicos discutidos nesta obra são relevantes para os médicos que estão trabalhando com o objetivo de melhor atender esses jovens vulneráveis.

Robert L. Findling, MD, MBA
Virginia Commonwealth University
Richmond, Virgínia, Estados Unidos

Prefácio

Este livro é fruto do trabalho pioneiro e inovador do Programa de Assistência a Crianças e Adolescentes com Transtornos Afetivos/Humor (Prata), criado em 1996 no Instituto de Psiquiatria do Hospital das Clínicas da Faculdade de Medicina da Universidade de São Paulo. O Prata surgiu quando o diagnóstico de depressão e transtorno bipolar (TB) em crianças e adolescentes não era habitual, mesmo que apresentassem sintomas e sinais compatíveis com os critérios descritos para adultos. Na época, havia escassez de pesquisas e materiais didáticos sobre o tema, e mais raro ainda era encontrar diretrizes sobre como tratar os transtornos.

Com a modesta intenção de estruturar formas apropriadas tanto de investigação clínica, a fim de ofertar assistência aos pacientes infantojuvenis com transtornos do humor, quanto de treinamento de médicos residentes em psiquiatria infantil, o Prata foi criado com muitas limitações e desafios. Na ocasião, os ambulatórios especializados e a formação de profissionais na área da psiquiatria da infância e adolescência e, mais especificamente, na área dos transtornos do humor de início precoce, eram bastante escassos no País. Havia poucos serviços disponíveis, e os profissionais capacitados estavam limitados a grandes centros universitários. Além disso, as publicações internacionais estavam começando a ser produzidas.

O Prata realizou diversas pesquisas para investigar as manifestações clínicas, os fatores de risco, os marcadores biológicos e as melhores intervenções para esses transtornos. O programa também realizou ensaios clínicos controlados e abertos, buscando avaliar a eficácia e a segurança dos tratamentos disponíveis. Esses esforços levaram a publicações de artigos em revistas indexadas de alto impacto com pesquisa nas áreas da fenomenologia do transtorno bipolar de início precoce, do tratamento medicamentoso e da medicina do sono.

Além de oferecer assistência, ensino e pesquisa, bem como aprender com os pacientes e suas famílias, o Prata também compartilhou os conhecimentos adquiridos com outros profissionais da área, por meio de cursos, simpósios e publicações. Em 2007, 2009 e 2012, foram realizados simpósios internacionais com a participação de renomados especialistas, como Bárbara Geller, Boris Birmaher, Robert Findling e Athanasios Maras. Nesses eventos, foram realizados lançamentos de livros sobre transtornos do humor em crianças e adolescentes, com a colaboração de vários pesquisadores brasileiros da área da saúde mental que relataram, em seus capítulos, casos atendidos pelo Prata.

Passados mais de dez anos do lançamento do último livro, muitas mudanças ocorreram no campo dos transtornos do humor na infância e adolescência. Novas classificações diagnósticas foram propostas pela 5ª edição do *Manual diagnóstico e estatístico de transtornos mentais* (DSM-5), em 2014, pela sua 5ª edição revisada (DSM-5-TR), lançada em 2023, e pela 11ª edição da *Classificação internacional de doenças* (CID-11), em 2019 (ainda não traduzida para a língua portuguesa). Avanços científicos na investigação de marcadores biológicos e genéticos e no uso de neuroimagem foram alcançados. Novos temas emergiram, como as questões de gênero, os traços de personalidade e os transtornos do sono. Abordagens terapêuticas tanto farmacológicas quanto psicoterápicas e neuromodulatórias foram desenvolvidas. Diante desse cenário, sentiu-se a necessidade de atualizar e ampliar o conteúdo das obras anteriores, incorporando as novidades e os inúmeros desafios da área. Assim surgiu este livro, que reúne as experiências clínica e científica de autores nacionais e internacionais que colaboraram generosamente com o Prata ao longo desses anos.

Esperamos que este livro seja de grande auxílio para os profissionais que lidam com os transtornos do humor em crianças e adolescentes em sua prática clínica, contribuindo para o melhor cuidado dos pacientes e para o avanço do conhecimento nesse campo tão importante e fascinante.

Lee Fu-I
Miguel Angelo Boarati
Organizadores

Sumário

Apresentação xi
Robert L. Findling

Prefácio xiii
Lee Fu-I ▪ Miguel Angelo Boarati

PARTE I: ASPECTOS CLÍNICOS E PROCESSO DIAGNÓSTICO 1

1 Aspecto histórico e evolução nosológica dos transtornos do humor na infância e adolescência 3
   Lee Fu-I

2 Depressão na infância e adolescência e transtorno disruptivo da desregulação do humor 23
   Lee Fu-I ▪ Miguel Angelo Boarati

3 Características clínicas do transtorno bipolar na infância e adolescência 43
   Lee Fu-I

4 Aspectos da linguagem e da aprendizagem nos transtornos do humor de início precoce 65
   Telma Pantano

5 Distúrbios de ritmos biológicos e transtornos do sono associados a depressão e transtorno bipolar com início na infância e adolescência 77
   Maria Cecilia Lopes

6 Ideação e tentativa de suicídio e autolesão nos transtornos do humor com início na infância e adolescência 97
   Miguel Angelo Boarati

PARTE II: DIAGNÓSTICO DIFERENCIAL E COMORBIDADES DOS TRANSTORNOS DO HUMOR NA INFÂNCIA E ADOLESCÊNCIA 111

7 Diagnóstico diferencial ou comorbidade? 113
Miguel Angelo Boarati

8 Transtornos do humor com início na infância e adolescência e transtorno de déficit de atenção/hiperatividade comórbido 123
Wagner de Sousa Gurgel

9 Transtornos do humor com início na infância e adolescência e transtornos de ansiedade comórbidos 135
Allyson de Castro Eccard • Julio Renó Sawada • Fernando Ramos Asbahr
Marcia Morikawa

10 Transtornos do humor com início na infância e adolescência e síndromes psicóticas 151
Lee Fu-I • Tatiane Maria Angelo Catharini

11 Transtornos do humor com início na infância e adolescência e transtornos alimentares comórbidos 169
Wagner de Sousa Gurgel

12 Transtornos do humor com início na infância e adolescência e transtorno por uso de substâncias comórbido e transtornos externalizantes... 183
Thiago Marques Fidalgo • Juliana Pinto Moreira dos Santos

13 Transtornos do humor com início em idade pré-escolar e transtornos do neurodesenvolvimento 203
Eloisa Helena Rubello Valler Celeri

14 Transtornos do humor com início na infância e adolescência e disforia de gênero 213
Marcia Morikawa • Daniel Augusto Mori Gagliotti
André Henrique Oliveira Gonçalves • Alexandre Saadeh

15 Transtornos do humor com início na infância e adolescência e transtornos da personalidade comórbidos 229
Bruno Esposito • Juliana Pinto Moreira dos Santos • Natalia Cruz Rufino

PARTE III: ABORDAGENS TERAPÊUTICAS   249

16 Planejamento terapêutico e tratamento psicofarmacológico
   dos transtornos do humor na infância e adolescência............ 251
   Miguel Angelo Boarati • Lee Fu-I

17 Neuromodulação no tratamento dos transtornos do humor
   na infância e adolescência..................................... 279
   André Brunoni • Anne Fonseca Meira Brito • Miguel Angelo Boarati

18 Abordagem psicoterápica de transtornos do humor com
   início na infância e adolescência 291
   Filipe Augusto Colombini • Marcela Braz Ferraretto

19 Orientação parental na abordagem familiar dos transtornos do
   humor com início na infância e adolescência.................... 307
   Andréa Callonere

20 Abordagem escolar nos transtornos do humor com início na
   infância e adolescência 325
   Telma Pantano

   Índice 337

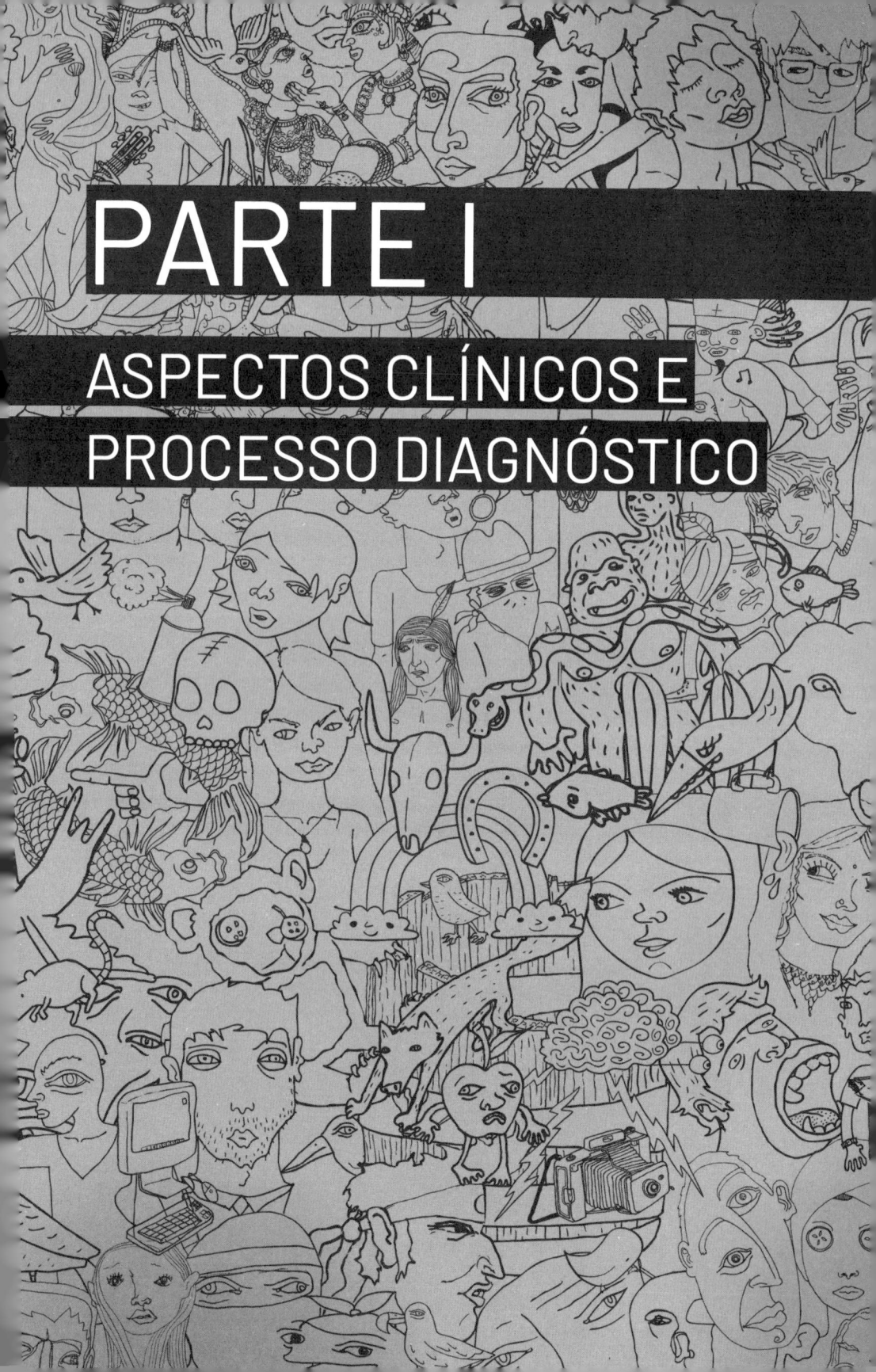

PARTE I
ASPECTOS CLÍNICOS E PROCESSO DIAGNÓSTICO

Aspecto histórico e evolução nosológica dos transtornos do humor na infância e adolescência

Lee Fu-I

Durante muito tempo, acreditava-se que os transtornos do humor, principalmente a depressão e o transtorno bipolar (TB), eram condições clínicas que não ocorreriam em crianças e raramente surgiriam em adolescentes.

No entanto, estudiosos da psiquiatria da infância observaram que, desde a Grécia Antiga, já havia relatos de melancolia e/ou de mania em crianças.[1] Atualmente, há consenso, por parte tanto dos clínicos como dos pesquisadores, de que as crianças e os adolescentes podem ficar deprimidos e com período de elação excessiva do humor. Todavia, há menos concordância em relação à estrutura e à expressão dos sintomas que compreendem as síndromes depressivas e os episódios de euforia com início antes da idade adulta.

A análise sobre possibilidade de ocorrência de depressão e TB na infância segue um caminho semelhante ao da história da apreciação das demais categorias nosológicas na infância e adolescência. Isto é, médicos começaram a observar a presença de sinais e sintomas inesperados em crianças e adolescentes; não sabendo inicialmente do que se tratava, buscaram quadros similares em categorias já bem definidas em adultos. No caso de depressão e TB de início precoce (< 18 anos) ou precocíssimo (< 13 anos), eles conseguiram caracterizar os sintomas e sinais "inesperados" como semelhantes em adultos com depressão e TB.[2]

Grande parte dessa resistência inicial para a aceitação consensual sobre a possibilidade da incidência de depressão e TB em crianças e adolescentes se deve à forte influência de crenças teóricas e preceitos nas pesquisas e na prática clínica dos profissionais da área de saúde mental. A inferência teórica influente até a década de 1970 era a teoria psicanalítica. Com base nessa doutrina, supunha-se que as crianças eram incapazes de desenvolver depressão devido à falta de desenvolvimento completo do superego (a estrutura intrapsíquica tradicionalmente ligada à melancolia/depressão). A suposição era a de que os bebês e as crianças pequenas não poderiam ficar deprimidas em razão de suas limitações cognitivas e emocionais, pois ainda não havia ocorrido a formação completa do superego. Muitos anos se passaram até que a noção de que uma criança poderia estar deprimida fosse aceita e ensinada.[2]

INVESTIGAÇÃO SOBRE DEPRESSÃO EM CRIANÇAS

Logo após a Segunda Guerra Mundial, em 1946, Spitz já deduziu a existência de sofrimento psíquico em bebês.[3] Esse médico observou que, independentemente da disponibilidade de cuidados básicos, de comida e de abrigo, em casos extremos, a dor psíquica pode levar à morte do bebê. Ele descreveu a existência de uma síndrome depressiva em lactentes institucionalizados. Esses bebês experimentaram a separação de seus pais e demonstraram apatia, expressão facial triste e falta de capacidade de resposta a cuidadores alternativos. Insuficiência no crescimento físico e no desenvolvimento cognitivo e atraso psicomotor grave eram a regra. A síndrome de "depressão anaclítica" de Spitz[3] sugeriu que a privação psicossocial precoce e persistente afetaria o sistema emocional em desenvolvimento de uma criança. A importância e o significado fundamental (de que a dor psíquica pode incidir também em crianças muito pequenas) das observações de Spitz[3] passaram despercebidos por décadas – possivelmente porque foram observações realizadas em um grupo muito específico de crianças de situações sociais extremas e trágicas, como aquelas vivendo em orfanatos e que perderam os pais na guerra, não sendo avaliadas em outras condições.[2]

Em 1971, Cytryn[4] foi o primeiro a reportar sintomas depressivos (tristeza, abstinência, prejuízo no funcionamento, isolamento social, desamparo e desesperança) em adolescentes com algum tipo de doença crônica (p. ex., diabetes juvenil, artrite reumatoide juvenil). Esses relatos clínicos foram, inicialmente, entendidos como uma reprodução emocional dos adolescentes doentes por longa data, espelhando a tristeza e a desesperança de adultos também acometidos por doenças crônicas; mais tarde, compreendeu-se que se tratava de uma entidade patológica com características, curso e resposta distintos das reações emocionais dos adultos, não podendo ser interpretada apenas como reativa ou simulada.[5]

O mesmo percurso de explorar o significado dos sintomas e sinais "diferentes do habitual" da criança e que remetem "à similaridade com adultos deprimidos" continuou a instigar pesquisadores na investigação de uma possível ocorrência de depressão "primária" ou "espontânea, não reativa" em crianças. Em 1978, Puig-Antich e colaboradores[6] publicaram um estudo-piloto que foi um passo importante no processo de validação de episódios depressivos em crianças pré-púberes. Kovacs e colaboradores,[7,8] anos depois, investigaram e demostraram a existência de sintomas e sinais agrupados em períodos de vida que caracterizam episódios depressivos em crianças a partir dos 6 anos de idade. Os autores consideraram esses episódios como uma doença potencialmente grave e com impacto disfuncional em longo prazo.

Em 1980, Bowlby[9] trouxe novamente a ideia de depressão em crianças pequenas consequente à separação dos cuidadores dos bebês. Ele descreveu três estágios: 1) ansiedade, protesto, choro, problemas de sono e alimentação; 2) síndrome depressiva completa, com apatia, retardo psicomotor e perda de interesse pelo ambiente; e 3) apatia permanente apesar do retorno do cuidador. Bowlby[9] mostra, dessa forma, que corrobora a observação e a conclusão de Spitz,[3] pois afirma que a existência de sintomas depressivos em bebês seria reativa à separação ("permanente ou não") de seus cuidadores.[9]

Em 1985, Lebovici[10] acrescentou a dimensão intergeracional ao desenvolvimento do *self* do bebê e demonstrou, por meio de observações clínicas, a capacidade do bebê de perceber conflitos familiares dolorosos e inconscientes. Em 1987, Kreisler[11] foi um dos primeiros médicos a associar distúrbios alimentares com risco à vida a sintomas de depressão na infância. Ele descreveu vários casos de vômitos psicogênicos fatais em lactentes com menos de 24 meses e usou o termo à percepção de expressão de aparentes sinais de "não quero viver" para bebês.[11]

Paralelamente a esses relatos clínicos expressivos, mas considerados ainda um tanto anedóticos, um passo importante foi alcançado ao combiná-los com dados de pesquisa provenientes de estudos sobre o desenvolvimento das emoções e das competências socioemocionais na infância. Em 1980, Izard e colaboradores[12] demonstraram a capacidade de uma criança de produzir, aos 2 meses, algumas emoções, como interesse, contentamento e angústia, que se ampliam, aos 8 meses, para um repertório maior, como alegria, contentamento, raiva, nojo, surpresa e tristeza.

Posteriormente, ficou bem estabelecido por Denham[13] que, a partir dos 3 anos, as crianças são capazes de identificar e nomear alguns de seus estados emocionais discretos com precisão, o que significa que crianças podem relatar tristeza, identificar estados emocionais a partir de desenhos de expressões faciais e vinculá-los a situações sociais apropriadas, o que reflete o desenvolvimento de uma teoria da mente.[14]

Finalmente, em 2003, Luby e colaboradores[15] encontraram dados empíricos que validaram a existência de depressão em crianças pré-escolares. Já em 2004, Luby e colaboradores[16] investigaram se um tipo melancólico de depressão, semelhante ao diagnosticado em adultos deprimidos, poderia ser identificado em 156 crianças pré-escolares com idade entre 3 e 5 a 6 anos. Essas crianças já manifestavam claramente anedonia, com perda de iniciativa para as brincadeiras e do interesse por atividades e jogos que antes apreciavam, e se queixavam sempre de estarem entediadas por não saberem do que brincar. Os autores concluíram que esse subgrupo de depressão é semelhante à depressão melancólica dos adultos e poderia se manifestar em crianças a partir dos 3 anos.

A inclusão de depressão como uma entidade nosológica que deve ser considerada para lactentes, crianças pequenas e adolescentes foi um passo significativo no processo de conceituação dos casos que os clínicos de saúde mental infantil enfrentam diariamente em vários contextos ao redor do mundo e no desenho das pesquisas em transtornos do humor na infância.[17]

Em 1980, devido ao aumento do interesse pela depressão infantil e que exacerbou a confusão sobre a nosologia desse transtorno, alguns pesquisadores tentaram sintetizar o pensamento elaborado pelos vários grupos que trabalhavam nessa área. Eles apresentaram uma comparação ponto a ponto entre os critérios diagnósticos aplicados em vários centros de pesquisa e pelos seus instrumentos criados para mensuração de sintomas depressivos, como o Inventário de Depressão Infantil, o Child Depression Inventory (CDI), criado e aplicado nas pesquisas por Kovac e colaboradores,[7,8] e os critérios do *Manual diagnóstico e estatístico de transtornos mentais*, da American Psychological Association (APA), em sua 3ª edição (DSM-III).[18] Foi observada uma notável sobreposição entre esses critérios, com pequenas exceções. Essa comparação levou os autores a concluírem que os critérios diagnósticos para transtornos do humor infantis e adultos são muito semelhantes, e o DSM-III poderia ser um instrumento válido para fazer o diagnóstico em crianças.[5]

Estudos bem desenhados ainda são extremamente necessários, devido às inúmeras questões que ainda não foram respondidas, como se esse quadro seria reativo a acontecimentos extremos da vida ou se ocorreria de maneira espontânea, sendo geneticamente determinado.

O reconhecimento de sintomas depressivos pode ser mais difícil na infância e adolescência; um estudo tem sugerido que a síndrome depressiva pode variar de acordo com o funcionamento cognitivo, a habilidade social e o grau de desenvolvimento biológico de cada indivíduo. Com isso, uma criança pode ter dificuldade em reconhecer, nomear e demonstrar seus próprios sentimentos. Kovacs e colaboradores[7,8] consideram especialmente importante a investigação de anedonia e de mudanças de humor desproporcionais ao estímulo (disforia) para diagnóstico de depressão nessa faixa etária.

Em 1987, Puig-Antich[19] já atestava que "pesquisar a forma pura de transtornos do humor de início precoce pode ser perda de tempo, pois os sintomas coexistentes, considerados como comorbidade, podem ser uma característica intrínseca de doenças afetivas ocorridas na infância".

INVESTIGAÇÃO SOBRE TRANSTORNO BIPOLAR EM CRIANÇAS

O TB é uma doença mental caracterizada por recorrência de períodos de depressão e de euforia/mania.[20,21] A maioria dos adultos com TB relata o início dos sintomas ainda na infância. No entanto, provavelmente devido ao desconhecimento da real dimensão de incidência e prevalência, as investigações de TB de início precoce (< 18 anos) só obtiveram maior importância nas últimas décadas.

O TB em crianças e adolescentes tem sido menos estudado, o que se deve, em parte, ao fato de que por muitas décadas o TB foi considerado raro ou inexistente nessa faixa etária. A forma clássica de TB, com ocorrência de episódios de alteração de humor que permanecem por vários dias, em geral tem início na adolescência e raramente foi observada em crianças pequenas. No entanto, na prática clínica, não havia como negar a existência de crianças que se apresentavam com evidentes períodos de depressão, alternando com períodos de euforia e aumento de energia.[22-24]

Pesquisadores suspeitavam que crianças e adolescentes com TB eram frequentemente subdiagnosticados ao longo de quase todo o século XX. Desde a década de 1980, estudiosos da área de psiquiatria da infância têm dado ênfase às investigações de manifestações precoces de TB e têm clamado pela atenção dos profissionais da área de saúde mental para o diagnóstico precoce.

Não é raro que o TB com início na infância e adolescência tenha como primeira manifestação um quadro depressivo. Entre as crianças e os adolescentes deprimidos, 20 a 30% têm a possibilidade de desenvolver episódios maníacos em até 24 meses subsequentes. Em um artigo publicado em 1995, Akiskal[25] levantou uma hipótese polêmica, sugerindo que grande parte, se não a maioria, dos casos de depressão na infância evolui para TB. Findling e colaboradores investigaram, em 2001, pacientes de 5 a 17 anos com TB tipo I e confirmaram as hipóteses de Akiskal. Eles observaram que aproximadamente metade dos pacientes já havia tido episódio de depressão. Geller e colaboradores[26] também observaram que grandes proporções de crianças em tratamento por quadro depressivo desenvolviam sintomas de TB variado e com frequência de episódios maníacos.[27]

ANTES DO DSM-5 E DA CID-11

Tanto o DSM-IV[28] quanto a *Classificação internacional de doenças*, em sua 10ª edição (CID-10),[29] citam o fato de que os quadros clínicos podem ser diferentes de acordo com a faixa etária e sugerem sintomas equivalentes ou substitutivos para crianças e adolescentes, mas essas medidas não parecem ser suficientes para o diagnóstico de TB na infância e adolescência. Em um debate promovido pelo National Institute of Mental Health (NIMH), considerou-se que, na prática clínica, de fato encontram-se crianças que apresentam todos os sintomas e características exigidos pelo DSM-IV[28] para diagnóstico de TB tipo I ou tipo II,[22] mas também há crianças que apresentam apenas alguns sintomas de TB e não preenchem os critérios de diagnóstico (principalmente de tempo de episódio, intensidade ou quantidade de sintomas), porém têm funcionamento global gravemente comprometido, devido à importante oscilação de humor. Este último geralmente recebe diagnóstico de TB sem outras especificações (TB-SOE),[22,23] termo utilizado por pesquisadores para o diagnóstico operacional ("*working diagnostic*"), que seria uma descrição sindrômica para casos atípicos, com alguns sintomas de mania que não têm duração ou intensidade para serem caracterizados como um episódio de mania.[22,23]

Devido à dificuldade de reconhecimento de sintomas de humor em crianças pequenas e às controvérsias acerca da existência ou não de um fenótipo específico de TB para crianças, desde o ano 2000, o mundo acadêmico tem reagido com publicações abundantes sobre investigação de fenômenos clínicos de crianças com TB e ensaios clínicos para seus tratamentos. No entanto, Youngstrom, Birmaher e Findling,[30] em um artigo de revisão para definir diretrizes diagnósticas da International Society of Bipolar Disorder (ISBD) para diagnóstico de TB em crianças, apontaram uma nova preocupação, isto é, não somente com o subdiagnóstico, mas também com o exagero da aplicação desse diagnóstico em crianças e adolescentes com dificuldades variadas e grave prejuízo de adaptação psicossocial.

Como nos 1980 a 2000 o construto sintomatológico e o conceito de TB em adultos também foram alvos de controvérsias e como o diagnóstico de TB em crianças está diretamente relacionado aos critérios diagnósticos para adultos, a perspectiva de traçar um perfil clínico dessa doença nas diferentes fases de desenvolvimento ficou muito mais difícil.[1,31]

Discussões em relação ao construto de TB ou aos critérios de diagnóstico de espectro bipolar para adultos parecem estar longe de acabar.[31,32] Enquanto isso, pesquisadores que estudam TB de início precoce ainda recorrem ao consenso de adaptar os critérios de diagnóstico de acordo com diferentes fases de desenvolvimento, com sintomas equivalentes ou substitutivos para crianças e adolescentes, e buscam nos textos antigos respaldos para a possibilidade de a doença ocorrer ainda na infância.[1,33,34]

A partir do século XVII, surgiram algumas publicações de descrições clínicas mais estruturadas e sobre as diferentes combinações e formas de alternância das condições de depressão e de mania, não somente em adultos, mas também em crianças.[1] Há textos do século XVIII que relatam casos de manifestação de melancolia e de mania em crianças. Ainda que os relatos da época evoquem dúvida sobre a etiologia do quadro descrito (p. ex., se reativo à lesão no sistema nervoso central ou à intoxicação exógena), os fenômenos clínicos descritos assemelham-se aos descritos hoje para adultos e crianças com TB. O trecho a seguir reproduz a descrição de um psiquiatra do século XIX sobre um menino de 13 anos:[1]

> Ele era uma criança pouco ativa, que tinha sido repetidas vezes repreendido na escola por pouco aproveitamento e lentidão de aprendizagem e ficou profundamente triste e tentou se matar. Esses momentos de melancolia alternavam com períodos de mania, no qual ele assobiava e cantarolava o dia inteiro e, ao anoitecer, não se limpava e rasgava suas roupas.

Desde meados do século XIX, estudiosos como Esquirol e, posteriormente, Kraepelin também mostraram sua preocupação com a possibilidade de crianças e adolescentes apresentarem TB. Kraepelin, por exemplo, fazia referência à manifestação de psicose maníaca depressiva por crianças pequenas, mas ressaltava que era extremamente rara. Contemporâneo a Kraepelin, Theodor Ziehen (1862-1950) dedicou, em seu livro *Doenças mentais da infância*, várias páginas para o TB, porém também considerou sua ocorrência muito rara na infância.[1]

Ziehen foi um dos médicos que mais deixou registradas informações sobre TB em crianças. Suas descrições impressionam até hoje pela precisão e riqueza de detalhes, não deixando dúvida para quem estiver lendo o texto de que se tratava de crianças com TB tipo I.[35]

A seguir, é apresentado um trecho do seu livro, reproduzido por Glovinsky em um estudo sobre história de TB em crianças:[1,24,35]

> A característica mais proeminente de uma criança em mania é a jocosidade patológica. Essa característica fica evidente na expressão facial da criança: os olhos brilham, a face é sempre sorridente, e, muitas vezes, a criança não consegue parar de gargalhar por horas. A jocosidade continua mesmo quando a criança se machuca, queixa-se de dor ou quando é repreendida. No entanto, não é rara a manifestação de fúria/raiva seguida de momentos de jocosidade, e, em casos graves, podem ocorrer explosões violentas.
>
> O pensamento acelerado, com afrouxamento de associações de ideias, pode ser observado pelo discurso logorreico, quando a criança fala rapidamente e sem parar. Frequentemente, os pais e professores não conseguem conversar com a criança. Na escola, durante as aulas, a criança continua tagarela e parece sem foco.
>
> As alterações de distração e estado de hipervigilância patológica geralmente acompanham alteração de pensamentos. Qualquer barulho, ou qualquer mudança no meio ambiente, parece fazer surgir uma série de ideias e faz aumentar associações acessórias de pensamento.
>
> As alterações de sono também parecem estar diretamente relacionadas ao aumento de atividade psicomotora e fuga de ideias. Em casos graves, observa-se que a criança fica praticamente com insônia total.
>
> Delírios e alucinações são variáveis nesses casos, mas delírio parece ser mais comum do que alteração de sensopercepção em criança

em mania. Esses delírios são caracterizados pelas ideias de grandeza, em muitos casos, no entanto, esses delírios se manifestam de maneira sutil, apenas como uma mudança de autoconfiança. Esse aumento de autoconfiança leva a audácia, atitude impertinente e rebeldia contra a autoridade dos pais e dos professores.

Nos seus textos, Ziehen afirmava que a ocorrência do primeiro episódio de mania era preocupante, pois, na sua experiência clínica, este geralmente era recorrente, se não seguido de um episódio de melancolia.[1,35] Na ocasião, Ziehen nomeou esse quadro como doença de "psicose composta ou psicose periódica", mas reconheceu ser muito semelhante aos casos descritos por um médico francês como *"folie-circulare"*. Por alguns anos, Ziehen explorou a possibilidade de esse tipo de manifestação estar associado à epilepsia ou a outros fenômenos paroxísticos, mas não obteve dados conclusivos.[23]

Ao descrever o transtorno apresentado por seus pacientes, Ziehen afirmou que o início dos sintomas de mania muitas vezes é súbito, a instalação do quadro completo é rápida, e a duração geralmente é de semanas ou meses. Ziehen resistia em diagnosticar TB em crianças, pois via essa condição patológica como sendo um *continuum* do desenvolvimento normal de uma criança. Contudo, a sintomatologia apresentada correspondia a uma mudança brusca e exagerada de comportamento habitual dessa criança para um nível que comprometia adaptações sociais e acadêmicas.[1]

Para distinguir essa síndrome das outras psicoses descritas na época (p. ex., demência precoce), Ziehen ressaltava que "quase todos os casos podem ser curados". Provavelmente, o autor referia-se à "cura" como sendo os intervalos entre um episódio de mania e o episódio de depressão subsequente, períodos de eutimia.[1]

NO PREPARO DO DSM-5 E DA CID-11

É importante ressaltar que a visão atual sobre TB deve ser compreendida como resultante da compreensão clínica e científica aplicada aos transtornos mentais na Europa e nos Estados Unidos ao longo do século XX. Anos de pesquisas se passaram, algumas dificuldades foram solucionadas, ao passo que outras específicas foram percebidas. Diversos aspectos sobre TB de início na infância e adolescência ainda merecem discussões e aguardam o consenso de especialistas.

No início do século XX, tiveram início as publicações relatando casos de crianças com TB. Diversos pesquisadores, como Strecker, Barret e Kassanin, cada um a seu modo, investigavam a apresentação clínica de TB na infância, revisando os prontuários para redefinir o diagnóstico ou recorrendo à investigação da história pregressa dos pacientes adultos para examinar a idade de início da doença.[1,24]

Na primeira metade do século XX, nos Estados Unidos, Meyer predominou no cenário, destacando a importância da interação de características biológicas, predisposição genética e ambiente social, isto é, a condição biológica (p. ex., condição perinatal precária) e/ou a predisposição genética (p. ex., familiar com transtorno mental) criam uma vulnerabilidade que pode ser atingida por determinados fatores sociais ou psicológicos (p. ex., condição precária de moradia; falecimento de um ente querido) e iniciar uma *manifestação reativa*.[1] Nota-se que essa perspectiva influenciou inclusive a primeira versão do DSM, na qual poderiam ser encontrados os critérios de diagnóstico para *reação maníaco-depressiva.*[36]

Seguindo a tendência da época, Leo Kanner empregou as ideias de manifestações reativas de Meyer e descreveu as manifestações clínicas de crianças como síndrome *hyperthymergasia,* quando a criança apresenta alegria exagerada, risos incontidos, aceleração de pensamentos, fuga de ideias e aumento de atividade psicomotora, e síndrome *hypothymergasia,* quando a criança manifesta tristeza profunda, postura cabisbaixa, abatimento, lentificação do pensamento e diminuição da atividade psicomotora.[1] Nos seus registros de experiências clínica e nas primeiras edições do seu livro, Kanner descrevia cinco padrões diferentes de evolução da síndrome *hyperthymergasia-hypothymergasia* que observou em crianças:[24]

1. fase de mania → fase depressiva → intervalo de eutimia;
2. fase depressiva → fase de mania → intervalo de eutimia;
3. fase de mania → intervalo de eutimia → fase depressiva;
4. fase depressiva → intervalo de eutimia → fase de mania;
5. fase depressiva → intervalo de eutimia → fase depressiva.

Deve-se destacar aqui que, independentemente da etiologia que Kanner atribuiu para a síndrome que ele observou nos seus pacientes (se reativa ou se biológica ou interação psicobiológica), a descrição clínica feita por ele seria, sem sombra de dúvida, de casos de TB.

Nos Estados Unidos, o campo da psiquiatria foi fortemente influenciado pela teoria psicanalítica e pelas teorias de Adolf Meyer. A maioria dos pesquisadores estadunidenses dava grande ênfase aos mecanismos psicodinâmicos na patogenia das doenças mentais e, acreditando que as crianças não tinham estrutura cognitiva para tais vivências internas, defendiam a posição de que as fases de vulnerabilidade para a manifestação de depressão ou de mania seriam após a puberdade; portanto, a melancolia e/ou mania não poderiam ocorrer na infância. Até a década de 1970, a compreensão do desenvolvimento psicodinâmico, segundo a teoria psicanalítica, manteve a sua influência na literatura psiquiátrica. Credita-se a influência psicanalítica à ausência de descrições sobre TB em crianças nas últimas edições do *Psiquiatria infantil*, de Leo Kanner.[1]

Para estudiosos da área da psicanálise, a ocorrência de hipomania ou mania reflete o uso excessivo de mecanismo de defesa psicodinâmica, e os mecanismos de defesa psicodinâmica atribuídos à manifestação de hipomania e mania incluem onipotência, identificação com o superego, introjeção, triunfo maníaco e idealização extrema.

Esforços posteriores foram feitos a fim de descrever e estabelecer critérios clínicos e operacionais (isto é, sem referência de bases teóricas psicodinâmicas) para o TB de início muito precoce, destacando-se os trabalhos de Antony e Scott,[37] Weinberg e Brumback[38] e Davis.[39]

Deve-se ressaltar que já na década de 1950 a discussão sobre os critérios a serem aplicados a crianças, caso estas apresentassem sintomas que se assemelhassem à mania, teria o mesmo significado de quando a doença ocorria em adultos. Nessa época, haviam sido publicados alguns relatos de casos, e, como a ocorrência de casos típicos de TB em crianças ainda era considerada muito rara, sugeriu-se a possibilidade de uma forma alternativa de TB, isto é, as manifestações psicopatológicas de TB na infância poderiam ser traduzidas em comportamentos e fenômenos típicos da infância.

Vários pesquisadores começaram a investigar se determinado comportamento exacerbado de uma determinada criança não deveria ser reconsiderado como TB. Alguns (p. ex., Ernest Harms) consideravam diversos comportamentos comuns de crianças e adolescentes como sintomas "embrionários" de mania. Em contrapartida, outros pesquisadores (p. ex., Charles Bradley) afirmavam que os casos de TB em crianças e adolescentes publicados até então seriam erro de observação ou interpretações distorcidas de alteração psicomotora ou impulsos e consideravam o diagnóstico de TB em crianças inapropriado.

Em 1960, Anthony e Scott,[37] com a intenção de extinguir a controvérsia, tentaram estruturar critérios para o diagnóstico de mania na infância para, em seguida, revisar os casos já publicados na literatura. Os critérios aplicados por eles incluíam, além de evidências de sintomas clássicos de TB, evidência de história familiar para TB e evidência de periodicidade ou recorrência das crises. Casos com mínimo indício de estressores ambientais, sintomas psicóticos, histeria, infecção ou uso de medicação eram descartados. Nessa revisão de casos, foram encontrados cinco casos entre uma amostra de 28 pacientes e, apesar de esses critérios serem considerados excessivamente exigentes, para os pesquisadores, esse seria o indício definitivo da raridade de TB na infância.[37]

Antes da década de 1970, surgiram estudos que tentaram utilizar lítio, sem sucesso, para tratamento de crianças com diagnóstico de transtorno de déficit de atenção/hiperatividade (TDAH) por reconhecerem as semelhanças deste com episódios de mania. Essa situação reproduz a difícil trajetória da aceitação da ocorrência de depressão e TB na infância durante as décadas de 1960 a 1990, anteriores ao consenso adquirido entre clínicos e pesquisadores da área de psiquiatria.

Davis, em 1979,[39] publicou um estudo com descrição de uma síndrome maníaco-depressiva da infância caracterizada por cinco critérios primários e um ou mais critérios secundários. Os critérios primários de Davis incluíam: tempestades afetivas (*affective storms*), definidas como momentos de perda de controle muito intensos, perturbadores e passageiros; irritabilidade; raiva, história familiar de transtornos afetivos; aumento de fala, pensamento e atividade; aumento de distratibilidade; aumento de interesse por atividades que antes não interessavam. Com essa sintomatologia, as crianças descritas por Davis têm grande dificuldades de socialização. Os critérios secundários incluíam: alterações de sono; possibilidade de lesão cerebral mínima; padrão anormal de eletroencefalograma (EEG); possibilidade de enurese. Nenhum estudo foi realizado para validação dos critérios de Davis.[39] Atualmente, crianças com essas características seriam diagnosticadas como tendo desregulação grave do humor, descrita por Leibenluft e colaboradores em 2003.[40] Para mais detalhes sobre as diferentes definições de características de mania, hipomania e estados mistos, veja o Capítulo 3.

Somente a partir da década de 1980 é que a literatura científica começou a esboçar uma visão aprimorada para TB com início na infância e adolescência. Até então, não havia mais do que 400 publicações sobre o tema, em geral relatos de caso ou ensaios clínicos abertos. Com o aumento de interesse para descrição precisa de fenômenos clínicos, alguns pesquisadores tentaram adaptar os critérios de TB para crianças e adolescentes;[38] no entanto, mesmo tendo descrição sintomatológica razoável, a ausência de especificação sobre a duração dos sintomas e a necessidade de coocorrência dos sintomas dificultou a compreensão como episódio ou alteração de comportamento independente. Os estudos de Weinberg e Brumback[38] pouco contribuíram para a definição do diagnóstico clínico de TB, mas têm auxiliado muito na compreensão sobre predisposição e traços cognitivos de crianças e adolescentes com depressão unipolar e TB.[38]

Desde a década de 1990, as principais instituições e centros de pesquisas da área, como a American Academy of Child and Adolescent Psychiatry (AACAP), têm dedicado atenção especial a esse tema. Anos de pesquisas se passaram, e algumas dificuldades foram solucionadas, porém outras específicas passaram a ser observadas. As principais dificuldades ainda são relacionadas às controvérsias no que se refere às características clínicas e ao curso da doença.[41]

CONTROVÉRSIAS A SEREM RESOLVIDAS

Observe que apenas a partir de 1990 se iniciou o primeiro estudo específico nos Estados Unidos para investigar a fenomenologia da mania e o curso de TB em crianças (pré-púberes) e adolescentes precoces (até 14 anos). Em razão desse aspecto pioneiro, os pesquisadores optaram, na ocasião, por utilizar critérios diagnósticos clássicos, como exigidos no DSM-IV para TB tipo I e tipo II, para assegurar a credibilidade e a validade dos fenótipos. Nesse estudo, verificou-se, como já se suspeitava, que crianças e adolescentes precoces apresentam menos fenótipo clássico, TB tipo I, do que TB tipo II e TB atípico.[42]

As controvérsias atuais têm como base a possibilidade de definir um quadro específico para determinadas faixas etárias e a distinção entre sintomas sobrepostos ou comorbidades. Por exemplo, em uma revisão de literatura realizada por Carlson,[33] observou-se que crianças com idade inferior a 9 anos apresentaram mais frequentemente irritabilidade e labilidade emocional; já as com idade superior a 9 anos manifestaram, com maior frequência, euforia, exaltação, paranoia e delírios de grandeza.

A relação de TB e TDAH ainda mobiliza a maior parte da discussão. Bierdeman e colaboradores[43] sugerem que a comorbidade de TB com TDAH pode ser uma característica de TB de início precoce. Esse grupo de pesquisadores também afirma que os casos de TDAH que evoluíram posteriormente para

TB eram casos que, desde o início, tinham alto índice de sintomas sobrepostos com outras patologias, piores escores na Child Behavior Checklist (CBCL) e história familiar de transtornos do humor,[44] ou seja, eram casos de TDAH mais graves. Alguns pesquisadores acreditam que a mesma distinção pode ser feita entre TB e transtorno da conduta (TC) e ressaltam a possibilidade de os sintomas de (hipo)mania serem indicativos de gravidade de psicopatologia na infância, e não necessariamente de TB.[44]

Biederman e colaboradores, por sua vez, continuam a defender que crianças em crise de mania podem não ter sintomas de euforia ou grandiosidade e somente apresentar aumento de irritabilidade e humor instável.[43] As características nesses casos seriam de irritabilidade extrema, com atitudes violentas das crianças, que podem se autoagredir e ser agressivas com outros, sendo frequentes os relatos de crianças "selvagens como bichos". Essas crianças geralmente já eram hiperativas, mas, em crises de mania ou hipomania, falam muito mais e mais rápido do que de costume e apresentam aumento de ainda mais distratibilidade do que já tinham.[44] Na verdade, a irritabilidade pode ser análoga à febre ou à dor, ou seja, funciona como um indicador sensível de que algo está errado, mas não é específico de nenhuma condição.[45]

Barbara Geller defende que se deve evitar fazer diagnóstico de episódio de mania em crianças pequenas com base em sintomas inespecíficos ou que se sobrepõem a outras patologias. A pesquisadora destacou-se por obter sucesso na distinção de crianças pré-púberes com TB que apresentem pelo menos um dos sintomas fundamentais para diagnóstico de mania, como humor eufórico ou grandiosidade, bem como por descartar sintomas comórbidos com TDAH ou outras patologias psiquiátricas.[26,46]

Até o lançamento do DSM-5, o que ainda não estava claro era se as comorbidades seriam verdadeiras comorbidades ou sintomas prodrômicos de TB.[47] O grupo de pesquisadores formado por Biedermann, Wozniak e Faraone indicou a possibilidade de um subtipo de TB sempre associado a sintomas de TDAH ou até uma entidade nosográfica distinta com ocorrência simultânea de sintomas de TB e de TDAH em crianças.[47] O mesmo pode ocorrer com casos de ocorrência simultânea de TB e TC.[44] Estudos com crianças consideradas de alto risco para desenvolverem TB, TDAH ou TC, como filhos de adultos com TB, TDAH e TC, podem ser uma via para esclarecer essa questão.

Nas últimas duas décadas, grupos de pesquisas liderados por Birmaher, Carlson, Findling, Post, Pavuluri e mais[23] têm recorrido ao consenso de aplicar critérios do DSM-IV[28] e/ou do DSM-5[48] para definir o diagnóstico de TB, considerando sintomas de irritabilidade como parte do critério de diagnóstico de TB somente se há coexistência com humor eufórico ou grandiosidade. Grandiosidade sem euforia (humor exageradamente alegre ou insuportavelmente irritado) também seria descartada. Os pesquisadores ressaltam que, apesar de todos os sintomas relatados anteriormente serem frequentes nos pacientes, não há nenhum sintoma que por si só seja capaz de diagnosticar mania em crianças ou adolescentes. O diagnóstico depende da avaliação do quadro clínico geral.

APÓS O DSM-5 E A CID-11

Com o lançamento do DSM-5,[48] da CID-11[21] e do DSM-5-TR,[20] podemos verificar que, assim como Birmaher[49] ressaltou logo após o lançamento do DSM-5, diversas controvérsias foram amplamente discutidas e direcionamentos para atuações na pesquisa e na prática clínica foram definidos. Posteriormente, mais definições foram corroboradas pela ISBD.[50]

O grande destaque dado à área de transtorno do humor no DSM-5 em comparação com o DSM-IV foi a criação de uma nova categoria, inclusa no capítulo de transtorno unipolar, nomeada como transtorno disruptivo da desregulação do humor (TDDH), caracterizado por humor irritado crônico, isto é, não tendo humor irritado somente em episódios. Os investigadores e analisadores que elaboraram o DSM-5 deixam clara a intenção de reduzir a tendência de superestimar a incidência e a ocorrência de TB em crianças e adolescentes com alterações emocionais e comportamentais.

O diagnóstico de TDDH também levantou muitas discussões e debates, principalmente em relação a se deve ser definido como uma nova categoria nosográfica, uma síndrome transitória ou se seria um subtipo de alguma patologia já descrita. A descrição clínica e o diagnóstico diferencial de TDDH com depressão e TB de início precoce estão detalhados no Capítulo 2.

CONSIDERAÇÕES FINAIS

Embora atualmente a ocorrência de depressão e TB em crianças e adolescentes seja aceita, ainda há dúvidas e controvérsias no que se refere aos índices epidemiológicos, às características clínicas, ao curso da doença e ao prognóstico. Este capítulo teve o objetivo de ilustrar o difícil percurso do olhar dos pesquisadores ao longo da história de investigação da doença, não somente para a depressão e para o TB de início precoce, mas também para outras patologias que poderiam estar passando pela mesma situação. Pesquisas relacionadas a transtornos do humor em crianças e adolescentes são raras no Brasil, e há escassez de literatura sobre o tema em língua portuguesa. Este livro vem a ser uma exposição de trabalhos de profissionais dedicados à pesquisa e, principalmente, à assistência de crianças e adolescentes.

REFERÊNCIAS

1. Glovinsky I. A brief history of childhood-onset bipolar disorder through 1980. Child Adolesc Psychiatr Clin N Am. 2002;11(3):443-60.
2. Karen M, Tyano S. Depression in infancy. Child Adolesc Psychiatr Clin N Am. 2006;15(4):883-97.
3. Spitz R. Anaclitic depression: an enquiry into the genesis of psychiatric conditions in early childhood. Psychoanal Study Child. 1946;2:47-53.
4. Cytryn L. Factors in psychosocial adjustment of children with chronic illness and handicaps: clinical proceedings. Washington: Children's Hospital; 1971.
5. Cytryn L, McKnew DH Jr, Bunney WE Jr. Diagnosis of depression in children: a reassessment. Am J Psychiatry. 1980;137(1):22-5.
6. Puig-Antich J, Blau S, Marx N, Greenhill LL, Chambers W. Prepubertal major depressive disorder: a pilot study. J Am Acad Child Adolesc Psychiatry. 1978;17(4):695-707.
7. Kovacs M, Feinberg TL, Crouse-Novak MA, Paulauskas SL, Finkelstein R. Depressive disorders in childhood: I: a longitudinal prospective study of characteristics and recovery. Arch Gen Psychiatry. 1984;41(3):229-37.
8. Kovacs M, Feinberg TL, Crouse-Novak M, Paulauskas SL, Pollock M, Finkelstein R. Depressive disorders in childhood: II: a longitudinal study of the risk for a subsequent major depression. Arch Gen Psychiatry. 1984;41(7):643-9.
9. Bowlby J. Attachment and loss. New York: Basic Books; 1980.
10. Lebovici S. Approche familiale. In: Ebovici S, Diatkine R, Soulé M, editors. Nouveau traité de psychiatrie de l'enfant et de l'adolescent. Paris: Quadrige; 1985. p. 44-74.
11. Kreisler L. Le nouvel enfant du desordre psychosomatique. In: Avanzini G. Introduction aux sciences de l'éducation. Toulouse: Privat; 1987. p. 207-39.
12. Izard CE, Huebner RR, Risser D, Dougherty LM. The young infant's ability to produce discrete emotional expressions. Dev Psychol. 1980;16(2):132-40.
13. Denham SA. Social cognition, prosocial behavior, and emotion in preschoolers: Contextual validation. Child Development. 1986;57:194-201.

14. Dunn J, Brown J, Slomkowski C, Tesla C, Youngblade L. Young children's understanding of other people's feelings and beliefs: individual differences and their antecedents. Child Dev. 1991;62(6):1352-66.
15. Luby JL, Heffelfinger AK, Marakotsky C, Brown KM, Hessler MJ, Wallis JM, et al. The clinical picture of depression in preschool children. J Am Acad Child Adolesc Psychiatry. 2003;42(3):340-8.
16. Luby JL, Mrakotsky C, Heffelfinger A, Brown K, Spitznagel E. Characteristics of depressed preschoolers with and without anhedonia: evidence for a melancholic depressive subtype in young children. Am J Psychiatry. 2004;161(11):1998-2004.
17. Carlson GA, Cantwell DP. Diagnosis of childhood depression: a comparison of the Weinberg and DSM-III criteria. J Am Acad Child Psychiatry. 1982;21(3):247-50.
18. American Psychiatric Association. Diagnostic and statistical manual of mental disorders: DSM-III. 3th ed. Washington: APA; 1980.
19. Puig-Antich J. Affective disorders in children and adolescents: diagnosis validity and psychobiology. In: Meltzer H, editors. Psychopharmacology: the third generation of progress. New York: Raven; 1987.
20. American Psychiatric Association. Diagnostic and statistical manual of mental disorders: DSM-5-TR. 5th ed. Washington: APA; 2022.
21. World Health Organization. ICD-11: international classification of diseases [Internet]. 11th revision. Geneva: WHO; 2019 [capturado em 16 jul. 2023]. Disponível em: https://icd.who.int/.
22. National Institute of Mental Health research roundtable on prepubertal bipolar disorder. J Am Acad Child Adolsc Psychiatry. 2001;40(8):871-8.
23. Carlson GA, Findling RL, Post PM, Birmaher B, Blumberg HP, Correll C, et al. AACAP 2006 Research Forum: advancing research in early-onset bipolar disorder: barriers and suggestions. J Child Adoles Psychopharmacology. 2009;19(1):3-12.
24. Carlson GA, Glovinsky I. The concept of bipolar disorder in children: a history of the bipolar controversy. Child Adolesc Psychiatr Clin N Am. 2009;18(2):257-71.
25. Akiskal HS. Developmental pathways to bipolarity: are juvenile-onset depression pre-bipolar? J Am Acad Child Adolesc Psychiatry. 1995;34(6):754-63.
26. Geller B, Zimerman MA, Williams M, Frazier J, Beringer L, Kathy W. Prepubertal and early onset bipolarity differentiate from ADHD by manic symptoms, grandiose delusions, ultra-rapid or ultradian cycling. J Affec Disorders. 1998;51(2):81-91.

27. Geller B, Fox LW, Clark KA. Rate and predictors of prepubertal bipolarity during follow-up of 6~12 years-old depressed children. J Am Acad Child Adolsc Psychiatry. 1994;33(4):461-8.
28. American Psychiatric Association. Diagnostic and statistical manual of mental disorders: DSM-IV. 4th ed. Washington: APA; 1994.
29. World Health Organization. Classificação estatística internacional de doenças e problemas relacionados à saúde: CID-10. 10. ed. São Paulo: EDUSP; 2010.
30. Youngstrom EA, Birmaher B, Findling RL. Pediatric bipolar disorder: validity, phenomenology, and recommendations for diagnosis. Bipolar Disord. 2008;10(1 Pt 2):194-214.
31. Angst J, Marneros A. Bipolarity from ancient to modern times: conception, birth and rebirth. J Affect Disord. 2001;67(1-3):3-19.
32. Pies R. The historical roots of the "bipolar spectrum": did Aristotle anticipate Kraepelin's broad concept of manic-depression? J Affect Disord. 2007;100(1-3):7-11.
33. Carlson GA. Identifying prepuberal mania. J Am Acad Child Adolesc Psychiatry. 1995;34(6):750-3.
34. Faedda GL, Baldessarini RJ, Suppes T, Tondo L, Becker I, Lipschitz DS. Pediatric-onset bipolar disorder: a neglected clinical and public health problem. Harvard Rev Psychiatry. 1995;3(4):171-95.
35. Baethge C, Glovinsky I, Baldessarini RJ. Manic-depressive illness in children: an early twenieth-century view by Theodor Ziehen (1862–1950). Hist Psychiatry. 2004;15(2):201-26.
36. Goodwin FK, Jamison KR. Manic depressive illness: bipolar disorders and recurrent depression. 2nd ed. New York: Oxford University; 2007.
37. Anthony J, Scott P. Manic-depressive psychosis in childhood. J Child Psychol Psychiatry. 1960;1(1):53-72.
38. Weinberg WA, Brumback RA. Mania in childhood: case studies and a literature review. Am J Dis Child. 1976;130:380-5.
39. Davis RE. Manic-depressive variant syndrome in childhood: a preliminary report. Am J Psychiatry. 1979;136(5):702-6.
40. Leibenluft E, Charney D, Towbin K, Bhangoo R, Pine D. Defining clinical phenotypes of juvenile mania. Am J Psychiatry. 2003;160(3):430-37.
41. Pavuluri MN, Birmaher B, Naylor MW. Pediatric bipolar disorder: a review of the past 10 years. J Am Acad Child Adolesc Psychiatry. 2005;44(9):846-71.
42. Tillman R, Geller B, Bolhofner K, Craney JL, Williams M, Zimerman B. Ages of onset and rates of syndromal and subsyndromal comorbid DSM-IV

diagnoses in a prepubertal and early adolescent bipolar disorder phenotype. J Am Acad Child Adolesc Psychiatry. 2003;42(12):1486-93.
43. Bierdeman J, Mick E, Wozniak J, Monuteaux MC, Galdo M, Faraone SV. Can a subtype of conduct disorder linked to bipolar disorder be indentified? Integration of finding from the Massachusetts General Hospital Pediatric Psychopharmacology Research Program. Biol Psychiatry. 2003;53(11):952-60.
44. WozniaK J. Pediatric bipolar disorder: the new perspective on severe mood dysfunction in children. J Child Adolesc Psychofarmachol. 2003;13(4):449-51.
45. Craney J, Geller B. A prepubertal and early adolescent bipolar disorder: I phenotype: review of phenomenology and longitudinal course. Bipolar Disord. 2003;5(4):243-56.
46. Geller B, Zimerman B, Williams M, Bolhofner K, Craney J, DelBello M, et al. Diagnostic characteristics of 93 cases of a prepubertal and early adolescent bipolar disorder phenotype by gender, puberty and comorbid attention deficit hyperactivity disorder. J Child Adolesc Psychopharmacol. 2000;10(3):157-64.
47. Faraone SV, Biederman J, Wozniak J, Mundy E, Mennin D, O'Donnell D. Is comorbidity with ADHA a marker for juvenil-onset mania? J Am Acad Child Adolesc Psychiatry. 1997;36(8):1046-55.
48. American Psychiatric Association. Manual diagnóstico e estatístico de transtornos: DSM-5. 5th ed. Porto Alegre: Artmed; 2013.
49. Birmaher B. Bipolar disorder in children and adolescents. Child Adolesc Ment Health. 2013;18(3):140-8.
50. Goldstein BI, Birmaher B, Carlson GA, DelBello MP, Findling RL, Fristad M, et al. The International Society for Bipolar Disorders Task Force report on pediatric bipolar disorder: Knowledge to date and directions for future research. Bipolar Disord. 2017;19(7):524-43.

LEITURAS RECOMENDADAS

Birmaher B, Axelson D, Strober M, Gill MK, Valeri S, Chiappetta L, et al. Clinical course of children and adolescents with bipolar spectrum disorders. ArchGen Psychiatry. 2006;63(2):175-83.

McClellan J, Kowatch R, Findling RL; Work Group on Quality Issues. Practice parameter for the assessment and treatment of children and adolescents with bipolar disorder. J Am Acad Child Adolesc Psychiatry. 2007;46(1):107-25.

Depressão na infância e adolescência e transtorno disruptivo da desregulação do humor

Lee Fu-I ▪ Miguel Angelo Boarati

O transtorno depressivo maior (TDM), o transtorno depressivo persistente (TDP) e o transtorno disruptivo da desregulação do humor (TDDH) são classificados como transtornos unipolares na 5ª edição revisada do *Manual diagnóstico e estatístico de transtornos mentais* (DSM-5-TR)[1] e como transtornos do humor na 11ª revisão da *Classificação internacional de doenças* (CID-11)[2] e estão entre os transtornos mentais mais prevalentes na infância e adolescência.

No TDDH, o diagnóstico só pode ser realizado durante o período do desenvolvimento (antes dos 18 anos). Já no TDM e no TDP, apesar de terem os mesmos critérios diagnósticos em qualquer fase da vida, suas características se modificam ao longo da infância e da adolescência, o que torna o seu diagnóstico particularmente difícil, sobretudo porque os sintomas se confundem com outros quadros psicopatológicos comuns em crianças (como o transtorno de ansiedade ou o transtorno de oposição desafiante [TOD]) e com características da própria fase da infância e adolescência, como instabilidade do humor e irritabilidade.

O objetivo deste capítulo é descrever os aspectos clínicos e diagnósticos do TDM, do TDDH e do TDP na infância e adolescência.

TRANSTORNOS DEPRESSIVOS MAIOR E PERSISTENTE

O TDM em jovens é uma preocupação crescente, já que ocorre durante um período de rápido desenvolvimento social, emocional e cognitivo e de transições importantes da vida.[3] Entre crianças, adolescentes e adultos jovens de 10 a 24 anos, a prevalência da depressão aumentou acentuadamente na última década, sobretudo em meninas. O TDM delineia uma variedade de apreciações relacionados ao humor e um espectro de dificuldades.[3,4]

Em uma extremidade do espectro, a depressão pode referir-se a um estado de humor no contexto de flutuações normativas de humor. A presença de sintomas depressivos que não preenchem todos os critérios diagnósticos para TDM é conhecida como depressão subliminar,[5] que tem efeitos negativos na qualidade de vida e é um indicador de risco de um TDM posterior.

O TDM está no outro extremo do espectro, e seu diagnóstico é caracterizado por humor deprimido, que está presente quase todos os dias durante a maior parte do dia, por pelo menos duas semanas, ou por perda de interesse ou prazer em todas ou quase todas as atividades (conhecida como anedonia) e uma variação de outros sintomas emocionais, físicos e cognitivos (Quadro 2.1), podendo ou não estar associados ao aumento de irritabilidade em crianças e adolescentes com idade inferior a 18 anos. Esses sintomas de depressão precisam interferir no funcionamento da vida diária e representam uma mudança de como a pessoa vivia antes do início dos sintomas.[3,6]

Apesar de ainda não ter sido considerado necessário desenvolver critérios diagnósticos específicos para episódio de TDM com início na infância e adolescência, o reconhecimento de sintomas depressivos é realizado de acordo com os critérios estabelecidos tanto pelo DSM-5-TR[1] como pela CID-11.[2] No entanto, mesmo usando esses critérios diagnósticos, o TDM é altamente heterogêneo. Existe variabilidade nas diferentes combinações de sintomas depressivos; na gravidade clínica (capturada pelos descritores leve, moderada ou grave de depressão); na idade de início; em comorbidades e resultados obtidos no tratamento. A depressão pode ter remissão espontânea, recorrer ou persistir, conhecida como TDP, mas também sinalizar o início de transtorno bipolar (TB) ou síndromes psicóticas esquizofreniformes.[3,6]

O que torna o processo de definição diagnóstica mais difícil em crianças e adolescentes é que as manifestações clínicas podem variar de acordo com as habilidades cognitivas e o grau de desenvolvimento psicossocial e biológico de cada indivíduo, de maneira que se apresentará de diferentes formas em diferentes faixas etárias.[7,8]

EPIDEMIOLOGIA

A prevalência de TDM é baixa em crianças (relatada em 0,6 a 1,1%),[9] mas eleva-se consideravelmente na adolescência, sobretudo entre as meninas. O aumento

QUADRO 2.1
Critérios diagnósticos para transtorno depressivo maior

A. Cinco (ou mais) dos seguintes sintomas estiveram presentes durante o mesmo período de duas semanas e representam uma mudança no funcionamento anterior; pelo menos um dos sintomas é (1) humor deprimido ou (2) perda de interesse ou prazer.
   Nota: Não incluir sintomas nitidamente devidos a outra condição médica.
   1. Humor deprimido na maior parte do dia, quase todos os dias, conforme indicado por relato subjetivo (p. ex., sente-se triste, vazio, sem esperança) ou por observação feita por outras pessoas (p. ex., parece choroso). (**Nota:** Em crianças e adolescentes, pode ser humor irritável.)
   2. Acentuada diminuição do interesse ou prazer em todas ou quase todas as atividades na maior parte do dia, quase todos os dias (conforme indicado por relato subjetivo ou por observação feita por outras pessoas).
   3. Perda ou ganho significativo de peso sem estar fazendo dieta (p. ex., uma alteração de mais de 5% do peso corporal em um mês), ou redução ou aumento do apetite quase todos os dias. (**Nota:** Em crianças, considerar o insucesso em obter o ganho de peso esperado.)
   4. Insônia ou hipersonia quase todos os dias.
   5. Agitação ou retardo psicomotor quase todos os dias (observáveis por outras pessoas; não meramente sensações subjetivas de inquietação ou de estar mais lento).
   6. Fadiga ou perda de energia quase todos os dias.
   7. Sentimentos de inutilidade ou culpa excessiva ou inapropriada (que podem ser delirantes) quase todos os dias (não meramente autorrecriminação ou culpa por estar doente).
   8. Capacidade diminuída para pensar ou se concentrar, ou indecisão, quase todos os dias (por relato subjetivo ou observação feita por outras pessoas).
   9. Pensamentos recorrentes de morte (não somente medo de morrer), ideação suicida recorrente, sem um plano específico, um plano específico de suicídio ou tentativa de suicídio.
B. Os sintomas causam sofrimento clinicamente significativo ou prejuízo no funcionamento social, profissional ou em outras áreas importantes da vida do indivíduo.
C. O episódio não é atribuível aos efeitos fisiológicos de uma substância ou a outra condição médica.
Nota: Os Critérios A-C representam um episódio depressivo maior.
Nota: Respostas a uma perda significativa (p. ex., luto, ruína financeira, perdas por desastre natural, doença médica grave ou incapacidade) podem incluir sentimentos de tristeza intensos, ruminação acerca da perda, insônia, falta de apetite e perda de peso observados no Critério A, que podem se assemelhar a um episódio depressivo. Embora tais sintomas possam ser entendidos ou considerados apropriados à perda, a presença de um episódio depressivo maior, além da resposta normal a uma perda significativa, também deve ser cuidadosamente considerada. Essa decisão requer inevitavelmente o exercício do julgamento clínico baseado na história do indivíduo e nas normas culturais para a expressão de sofrimento no contexto de uma perda.
D. Pelo menos um episódio depressivo maior não é mais bem explicado pelo transtorno esquizoafetivo e não se sobrepõe a esquizofrenia, transtorno esquizofreniforme, transtorno delirante ou outro transtorno do espectro da esquizofrenia e outros transtornos psicóticos especificado ou não especificado.
E. Nunca houve um episódio maníaco ou um episódio hipomaníaco.
   Nota: Essa exclusão não se aplica se todos os episódios do tipo maníaco ou do tipo hipomaníaco são induzidos por substância ou são atribuíveis aos efeitos fisiológicos de outra condição médica.

Fonte: American Psychiatric Association.[1]

na incidência pode ser devido ao aumento de demandas sociais e estressores, alterações hormonais e desenvolvimento cerebral. As taxas de prevalência de TDM podem variar dependendo da faixa etária e dos critérios aplicados para diagnóstico da amostra investigada.[10] Uma metanálise recente com levantamento de 41 estudos populacionais realizados em 27 países sugere uma provável prevalência mundial de 1,3% ao ano de TDM.[11] Embora as taxas de prevalência de um ano de TDM sejam bastante baixas, esses estudos abrangem uma ampla faixa etária, e a depressão geralmente surge pela primeira vez durante a adolescência e o início da idade adulta. Uma pesquisa sobre saúde mental realizada na Inglaterra apontou prevalência de 2,1% de TDM em jovens com idade entre 5 e 19 anos, a qual aumenta para 4,8% na faixa etária entre 17 e 19 anos.[3]

Ao longo da vida, o TDM é aproximadamente duas vezes mais comum em meninas do que em meninos. Essa diferença de gênero é observada principalmente após a puberdade e parece ser mediada por aumento do hormônio estradiol e, em alguns estudos, pela testosterona. Um estudo de metarregressão entre 1980 e 2019 mostrou que a diferença de gênero para TDM aumentou em jovens de 10 a 19 anos.[3]

ETIOLOGIA E FATORES DE RISCO

A depressão tem etiologia multifatorial e resulta de interações complexas entre as vulnerabilidades biológicas e ambientais. Os fatores de risco para depressão na infância e adolescência podem ser classificados em biológicos, psicológicos, familiares e ambientais. Alguns fatores de risco biológicos são história familiar de depressão ou de TB, história pessoal de depressão prévia e de doença crônica, puberdade e sexo feminino. Os fatores de risco psicológicos estão relacionados ao estilo cognitivo e ao temperamento da criança e do adolescente, como estilos cognitivos negativos, estilo temperamental hiper-reativo e baixa autoestima. Já os fatores de risco familiares estão relacionados à dinâmica familiar e ao perfil de parentalidade, como, por exemplo, abuso, negligência e estilos parentais negativos e coercitivos. Por fim, os principais fatores de risco ambientais para depressão na infância e adolescência são *bullying*, institucionalização, pobreza, fome e guerras.[12]

Em crianças pequenas, os fatores ambientais são fortemente relacionados a fatores de risco para o desenvolvimento de episódios depressivos, sendo os principais deles a perda precoce da figura de cuidado e a exposição à violência e à negligência. Já entre os adolescentes, o quadro depressivo está bastante associado a fatores de risco ambientais e individuais (intrínsecos do próprio indivíduo), que mesclam entre si. O Quadro 2.2 resume os principais fatores de risco relacionados à depressão na infância e adolescência.

MANIFESTAÇÕES CLÍNICAS

Depressão em crianças

Crianças (entre 5 e 12 anos), quando deprimidas, além de aparentarem tristeza, podem mostrar-se irritadiças ou instáveis. Algumas também podem ficar apáticas, isto é, apresentar pouca reação tanto para estímulos positivos quanto para negativos. É mais evidente a anedonia com desinteresses e abstenções de atividades extracurriculares, inclusive isolamento social e familiar voluntário.

Os sintomas clássicos de TDM, como lentificação de movimentos, falar com voz monótona e falar de desesperança e sofrimento, são mais comuns nessa idade, mas agitação psicomotora e hiperatividade com controle precário de impulsos podem ser frequentes. O sintoma de inquietação assemelha-se à inquietação da ansiedade ou do transtorno de déficit de atenção/hiperatividade (TDAH), o que pode indicar que essas crianças apresentam quadros compatíveis com mais de um transtorno psiquiátrico.

QUADRO 2.2
Fatores de risco para transtorno depressivo maior em crianças e adolescentes

Fatores de risco para depressão em crianças	Fatores de risco para depressão em adolescentes
• Falhas no cuidado durante a primeira infância, apego inseguro • Patologia psiquiátrica materna, principalmente transtornos do humor e psicóticos • Ambiente familiar conflitante, confuso e violento • Exposição a abusos físico, emocional e sexual • Doenças físicas graves, com risco de morte e tratamentos dolorosos	• História familiar positiva para transtorno mental, principalmente transtorno do humor (depressão e TB) • Fobia social que impacta o desenvolvimento de habilidades socioemocionais • Dificuldades escolares • Uso, abuso e dependência de substâncias psicoativas • Episódios depressivos prévios, com tratamento insuficiente e sintomas residuais • Violência doméstica e na área de moradia • Vivência de abusos na primeira infância • Bullying, cyberbullying e exclusão social

Fonte: Elaborado com base em Karen e Tyano.[13]

Kovacs e colaboradores[14] consideram especialmente importante a investigação de anedonia e de mudanças de humor desproporcionais ao estímulo (disforia) para diagnóstico de TDM nessa faixa etária. A perturbação de crianças ou adolescentes diante de qualquer estímulo e a hiper-reatividade desagradável, hostil e, eventualmente, agressiva nem sempre são consideradas sinônimo de sofrimento. No entanto, em crianças e adolescentes, as súbitas mudanças de comportamento não justificadas por fatores de estresse são de extrema importância e deveriam ser sempre investigadas considerando a possibilidade de TDM ou TB.[15] A irritabilidade é um sintoma pouco específico na psiquiatria da infância e adolescência, podendo ser encontrada em crianças sem psicopatologia, mas é um sintoma frequentemente associado a crianças e adolescentes deprimidos.[16]

Crianças deprimidas frequentemente apresentam manifestação de baixa autoestima, expressas por falas como: "Sou ruim mesmo", "Sou tonto", "Ninguém se preocupa comigo". O sentimento de culpa exagerada pode aparecer como pensamentos de que tudo está errado por sua existência e de que devem ser punidas ou de que seria melhor morrer, além de pensamentos de que seria melhor se estivessem mortas.

A perda de apetite é um sintoma comum, mas algumas crianças podem ter aumento do apetite e se tornar obesas. As queixas de pesadelos ou de despertares noturnos são frequentes, assim como insônias acompanhadas de ansiedade ou rituais noturnos. O aumento de distratibilidade e a dificuldade de memorização são comuns e levam à piora do desempenho escolar, o que pode dificultar a distinção de TDM de TDAH.[8,17]

Há décadas, os pesquisadores obtiveram as observações de que anedonia, hipersonia, capacidade reduzida de se concentrar e sintomas melancólicos foram mais frequentes nos adolescentes do que nas crianças deprimidas. As crianças apresentaram mais frequentemente as sensações de desvalia e baixa autoestima. Esses pesquisadores concluíram que o TDM é frequente em pacientes psiquiátricos de 8 a 13 anos e que a idade, e não o gênero, tem efeitos significantes na ocorrência e na prevalência de sintomas depressivos específicos.[4] O TDM também pode ocorrer em crianças com idade muito pequena (inferior a 5 anos), tema que será abordado no Capítulo 13.

Depressão em adolescentes

Os adolescentes deprimidos já conseguem relatar claramente sentimentos depressivos, incluindo desesperança, dificuldade de concentração, bem como podem demonstrar mais irritabilidade e hostilidade. A falta de esperança e a sensação de que as coisas jamais mudarão podem levá-los a apresentar tentativas de suicídio. Sintomas como insônia ou hipersonia, alteração de apetite e de peso, perda de energia e desinteresse em atividades de lazer disponíveis aparecem de formas variadas. Isolamento social voluntário, sensibilidade exagerada à rejeição ou ao fracasso e pouca expectativa em relação ao futuro também são frequentes. O uso e o abuso de bebida alcoólica e outras substâncias psicoativas podem ocorrer em adolescentes deprimidos e, muitas vezes, são resultantes de tentativas de "autotratamento/automedicação" para alívio de sofrimento depressivo.[8]

Estudos mais antigos já demonstravam que a ocorrência de alguns sintomas pode ser dependente do nível de desenvolvimento cognitivo e de outros fatores relacionados ao sexo. Alguns desses estudos[5,6,17] já evidenciavam que adolescentes deprimidos mostraram significativamente mais desesperança, sensação de desamparo, falta de energia, fadiga, hipersonia, perda de peso e comportamento suicida quando comparados com as crianças. Observou-se, também, que adolescentes de sexo feminino pensaram mais e tentaram mais suicídio em comparação com os do sexo masculino.

Em muitos desses estudos, as meninas apresentam mais sintomas do que os meninos, de modo que há maior chance de que elas procurem mais os serviços de saúde mental. Portanto, os meninos podem estar mais negligenciados por manifestarem outros tipos de sintomas menos incômodos aos familiares ou que se confundam com problemas comportamentais ou de conduta e que motivaram apenas repreensões e não a busca por atendimento médico ou psicológico.

Além de preocupação com os adolescentes de forma geral, tem-se uma preocupação crescente com grupos específicos. Observou-se que há menos adolescentes do sexo masculino nas clínicas; é possível que eles solicitem menos auxílio profissional. Estudos realizados nos Estados Unidos mostraram preocupação em relação à situação de adolescentes do sexo masculino negros e asiáticos.[4,18] Diante desses achados, foram criadas organizações de grupos psicoeducacionais específicas para jovens com esses perfis.

PENSAMENTOS MÓRBIDOS E IDEAÇÃO SUICIDA

Os pensamentos sobre sua própria morte ou a de outros, o desejo de morrer, as ideações, o planejamento da forma e, finalmente, as tentativas de suicídio estão presentes em todas as faixas etárias, diferindo apenas na intensidade e na frequência em diferentes momentos do desenvolvimento. As tentativas de suicídio são menos comuns em crianças e mais frequentes na adolescência.[19]

Sabe-se, hoje, que as ocorrências de tentativas de suicídio nas diferentes idades geralmente são precedidas de pensamentos sobre morte. Aconselha-se que os clínicos não deixem de abordar o tema de ideações e comportamentos suicidas com os pacientes de qualquer idade. O tema será abordado com maior profundidade no Capítulo 6.

TRANSTORNO DEPRESSIVO PERSISTENTE OU DISTIMIA

Menos conhecido pela população geral e menos pesquisado durante as fases de desenvolvimento, o TDP, também chamado de distimia, ainda é frequentemente chamado de "traços depressivos de personalidade" e conhecido como "neurose depressiva" no meio clínico. A condição é crônica e, quando coexiste com transtornos psiquiátricos como anorexia nervosa, transtornos de ansiedade, somatizações, uso de substâncias psicoativas e condições média gerais, como a artrite reumatoide, é chamada de distimia secundária. Antes dos 21 anos, o TDP é considerado de início precoce.[1,2] Em crianças, o tempo da permanência dos sintomas necessário para a definição do diagnóstico é de um ano, e não de dois anos, como para adultos.[1]

Não há muitos estudos específicos sobre a condição isolada de TDP sem a coexistência de TDM em crianças e adolescentes.[3] Masi e colaboradores[20] investigaram as características clínicas de distimia "pura" (sem sobreposição com TDM) em duas amostras de crianças e adolescentes de ambos os sexos. Os sintomas mais frequentes e presentes em mais de 70% dos sujeitos foram humor depressivo, irritabilidade, perda de energia e fadiga, culpa inapropriada e baixa autoestima. Os pesquisadores não observaram diferenças significativas no perfil sintomático entre meninos e meninas, apesar de que, comparativamente, os adolescentes apresentaram mais anedonia do que as crianças.[20] As comorbidades mais frequentes foram transtornos de ansiedade, especialmente ansiedade de separação em crianças (33%), e transtorno de ansiedade generalizada (TAG) nos adolescentes (67%). Os transtornos externalizantes, como transtorno da conduta (TC) ou TOD não foram comuns (14%). Os pesquisadores alertam para a necessidade de diagnóstico precoce de TDP "puro" antes do primeiro episódio de TDM para uma intervenção oportuna, visando a evitar a condição subsequente de "depressão dupla".[20] Os transtornos externalizantes ocorreram com maior prevalência em pacientes do sexo masculino. Os adolescentes mostraram mais pensamentos suicidas e anedonia do que as crianças.[20]

Os pesquisadores ressaltaram que o quadro clínico nos casos de início precoce, sem comorbidade com TDM, não é totalmente congruente com os critérios do DSM-5-TR e da CID-11 e clamam pela necessidade de um critério mais bem definido para facilitar o diagnóstico e a intervenção precoce de TDP em crianças e adolescentes.[20,21]

TRANSTORNO DISRUPTIVO DA DESREGULAÇÃO DO HUMOR

O TDDH é um subtipo de transtorno depressivo de início na infância que se caracteriza por um humor persistentemente irritado ou raivoso, não episódico, com episódios de explosão de raiva grave e desproporcional às situações que a geraram.

Esse diagnóstico foi incluído no DSM-5 na tentativa de reduzir o excessivo diagnóstico de TB que levava à prescrição de antipsicóticos e polifarmácia para crianças e adolescentes, muitas vezes ineficaz e iatrogênica. Em anos anteriores, o diagnóstico de TB em crianças e adolescentes aumentou significativamente, sobretudo nos Estados Unidos, levando à preocupação dos especialistas quanto ao exagero de diagnósticos errôneos nessa população.[22]

O diagnóstico inicial proposto seria desregulação grave do humor (DGH), que apresentaria também sintomas de hiperexcitabilidade (insônia, distratibilidade, agitação, pensamentos acelerados ou fuga de ideias, pressão de discurso e pensamentos intrusivos).[23] No entanto, esses critérios não foram incluídos nesse novo diagnóstico, e a nomenclatura adotada foi TDDH, não DGH.

A irritabilidade crônica e grave, condição essencial para o diagnóstico de TDDH, foi considerada durante muitos anos como fator de risco para o desenvolvimento de TB, porém estudos longitudinais posteriores demonstraram que esse sintoma é um fator de risco para transtorno depressivo e transtornos de ansiedade, e não para TB.[24]

De acordo com o DSM-5,[25] o diagnóstico de TDDH somente poderia ser realizado a partir dos 6 anos, tendo o seu pico de apresentação aos 10 anos, e não seria mais observado a partir dos 18 anos. A duração dos sintomas deveria ser de pelo menos 12 meses, sem períodos livres de sintomas por mais de três meses. Além disso, não seria possível encontrar simultaneamente critérios para o TB (episódios de mania, hipomania ou mistos). Os critérios foram mantidos inalterados na recente revisão do DSM-5 em 2022.[1]

Esse diagnóstico não apresenta um correspondente na CID-11, pois ele é um especificador do diagnóstico de TOD, referindo-se àqueles pacientes que também apresentam irritabilidade crônica e raiva.[2,26]

A criação do diagnóstico foi permeada por uma grande discussão e divergência entre os especialistas, tendo em vista as semelhanças clínicas que o TDDH apresenta com outras condições psiquiátricas já definidas, como o TOD e o transtorno explosivo intermitente (TEI). Além disso, os sintomas cardinais desse diagnóstico (a irritabilidade crônica e grave e as explosões de raiva) são extremamente inespecíficos, presentes como critérios diagnósticos de TOD, TEI e transtorno depressivo, além de estarem presentes em transtornos do neurodesenvolvimento (transtorno do espectro autista [TEA], transtorno do desenvolvimento intelectual, TDAH, transtorno de ansiedade, transtorno obsessivo-compulsivo [TOC] e transtorno de estresse pós-traumático [TEPT]). A principal alegação era de que seria necessário compreender em profundidade as diferenças nosológicas que pudessem tornar esse diagnóstico específico, e para isso seria necessário compreender as características clínicas, a evolução e a resposta terapêutica do transtorno. Além disso, faltam estudos empíricos válidos e diretrizes para o tratamento farmacológico.

Outras preocupações dos especialistas quanto à criação de um novo diagnóstico clínico seriam:

1. não ocorrer a diminuição dos diagnósticos errôneos de TB na infância e adolescência;
2. deixar de obter o diagnóstico de TB em crianças e adolescentes quando ele ocorrer;
3. ocorrer a patologização de comportamentos considerados típicos do desenvolvimento da criança e que cursam com momentos de irritabilidade.

Apesar de essas preocupações serem válidas, o que se observa a partir de dados de pesquisa é que já existe evidência de quedas no diagnóstico de TB em crianças e adolescentes desde a publicação do DSM-5. Um estudo de Findling e colaboradores[27] evidenciou uma redução importante nos diagnósticos de TB nos Estados Unidos entre os anos de 2015 e 2018 (de 0,42 para 0,36%) ao mesmo tempo que houve um aumento nos diagnósticos de TDDH (de 0,08 para 0,35%) de 2016 a 2018. Isso significa dizer que o diagnóstico de TDDH foi rapidamente incorporado na prática clínica. O diagnóstico de TB mesmo em crianças e adolescentes não deixará de ser feito se os critérios operacionais de sintomas de mania e hipomania e de episódios e ciclagem forem respeitados.

Além disso, a gravidade do comprometimento presente nos quadros de TDDH, com prejuízos sociais, emocionais e de aprendizagem não faria comportamentos típicos de imaturidade emocional presentes em crianças pequenas levarem a um processo de hiperdiagnóstico em crianças em fase de desenvolvimento. Nesse caso, somente crianças mais velhas (a partir dos 10 anos) e que apresentem grave desregulação do humor com comprometimento socioemocional e ocupacional é que poderiam fechar critérios para o diagnóstico de TDDH.

DIAGNÓSTICO CLÍNICO

Os critérios diagnósticos para o TDDH descritos no DSM-5-TR[1] e transcritos no Quadro 2.3 trazem especificações para que possam ser diferenciados de outras condições já estabelecidas, como não apresentar critérios para TOD, TEI ou TB, bem como para que possam ser diferenciados de condições agudas, como o TEPT ou fases anteriores do desenvolvimento típico, nas quais a desregulação do humor seria considerada parte do processo de desenvolvimento.

CARACTERÍSTICAS CLÍNICAS, CURSO DA DOENÇA E EPIDEMIOLOGIA

A principal característica clínica presente no TDDH é a irritabilidade crônica e grave, acompanhada por explosões de raiva intensas e desproporcionais que podem ser observadas em diferentes ambientes (escola e casa), promovendo sofrimento e prejuízo socioemocional para as crianças e os adolescentes na relação com adultos e pares.

Um paciente com TDDH típico que foi descrito por Tufan e colaboradores[28] é uma criança impaciente, inquieta e com acessos de raiva, causando danos a si e às outras pessoas, que pode ser frequentemente agressiva verbal e fisicamente contra os pais, familiares e outras crianças. Ela também seria mais distraída, desatenta e com dificuldades de se engajar em atividades que exijam esforço mental prolongado, sendo essa uma característica muito próxima a outro diagnóstico, o TDAH.

QUADRO 2.3
Critérios diagnósticos para transtorno disruptivo da desregulação do humor

A. Explosões de raiva recorrentes e graves manifestadas pela linguagem (p. ex., violência verbal) e/ou pelo comportamento (p. ex., agressão física a pessoas ou propriedade) que são consideravelmente desproporcionais em intensidade ou duração à situação ou provocação.
B. As explosões de raiva são inconsistentes com o nível de desenvolvimento.
C. As explosões de raiva ocorrem, em média, três ou mais vezes por semana.
D. O humor entre as explosões de raiva é persistentemente irritável ou zangado na maior parte do dia, quase todos os dias, e é observável por outras pessoas (p. ex., pais, professores, pares).
E. Os Critérios A-D estão presentes por 12 meses ou mais. Durante esse tempo, o indivíduo não teve um período que durou três ou mais meses consecutivos sem todos os sintomas dos Critérios A-D.
F. Os Critérios A e D estão presentes em pelo menos dois de três ambientes (p. ex., em casa, na escola, com os pares) e são graves em pelo menos um deles.
G. O diagnóstico não deve ser feito pela primeira vez antes dos 6 anos ou após os 18 anos de idade.
H. Por relato ou observação, a idade de início dos Critérios A-E é antes dos 10 anos.
I. Nunca houve um período distinto durando mais de um dia durante o qual foram satisfeitos todos os critérios de sintomas, exceto a duração, para um episódio maníaco ou hipomaníaco. **Nota:** Uma elevação do humor apropriada para o desenvolvimento, como a que ocorre no contexto de um evento altamente positivo ou de sua antecipação, não deve ser considerada como um sintoma de mania ou hipomania.
J. Os comportamentos não ocorrem exclusivamente durante um episódio de transtorno depressivo maior e não são mais bem explicados por outro transtorno mental (p. ex., transtorno do espectro autista, transtorno de estresse pós-traumático, transtorno de ansiedade de separação, transtorno depressivo persistente).
Nota: Este diagnóstico não pode coexistir com transtorno de oposição desafiante, transtorno explosivo intermitente ou transtorno bipolar, embora possa coexistir com outros, incluindo transtorno depressivo maior, transtorno de déficit de atenção/hiperatividade, transtorno da conduta e transtornos por uso de substância. Os indivíduos cujos sintomas satisfazem critérios para transtorno disruptivo da desregulação do humor e transtorno de oposição desafiante devem somente receber o diagnóstico de transtorno disruptivo da desregulação do humor. Se um indivíduo já experimentou um episódio maníaco ou hipomaníaco, o diagnóstico de transtorno disruptivo da desregulação do humor não deve ser atribuído.
K. Os sintomas não são consequência dos efeitos fisiológicos de uma substância ou de outra condição médica ou neurológica.

Fonte: American Psychiatric Association.[1]

Com relação ao curso clínico, diversos estudos demonstraram que crianças com TDDH apresentam frequentemente transtornos externalizantes e problemas de relacionamento interpessoal com importante prejuízo psicossocial. Um estudo epidemiológico longitudinal chamado *The Great Smoky Mountains Study* com crianças de condados rurais na Carolina do Norte, Estados Unidos, que apresentavam o diagnóstico de TDDH observou que elas tinham comprometimento nas relações com os pais (57,3%) e irmãos (25,4%), além de apresentarem maiores taxas de suspensão escolar (35,1%).[29]

A maior incidência de sintomas externalizantes observada em crianças com TDDH é preditora de transtornos psiquiátricos durante a adolescência e a idade adulta, como depressão e ansiedade.[30] Jovens com TDDH apresentam mais frequentemente dificuldades em atividades de vida diária e de aprendizagem, comportamentos autoagressivos e pensamentos suicidas quando comparados com jovens com apenas um outro diagnóstico diferente do TDDH.[31]

Uma pesquisa desenvolvida por Copeland e colaboradores[32] descreveu o perfil de jovens adultos que apresentavam os critérios para TDDH durante a infância e que teriam piores indicadores de saúde em várias áreas. Esses adultos apresentavam maiores taxas de infecções sexualmente transmissíveis (21,9%), tabagismo (75%) e comportamentos ilegais e de risco, como sexo ocasional com estranhos (16,3%), conflitos com a polícia (30,5%), arrombamento de propriedades ou prédios (18,9%) e lutas corporais (26,8%).

Com relação à prevalência, a maioria dos estudos mostra dados epidemiológicos retrospectivos e direcionados para DGH, e não para o TDDH. O *The Great Smoky Mountains Study*[29] concluiu, ao comparar as taxas de DGH e TDDH, que a prevalência variava entre 0,8 e 3,3%, tendendo a diminuir com a idade. Entretanto, esse estudo restringiu o número total de indivíduos positivos para TDDH, uma vez que a aplicação dos critérios relacionados à duração e à frequência dos sintomas era bastante estrita.

PSICOPATOLOGIA E FATORES DE RISCO

Estudos de neuroimagem funcional comparando crianças com TDDH, TB e controles saudáveis puderam constatar que crianças com TDDH e TB apresentam déficits atencionais, porém as circuitarias neuronais responsáveis em cada uma dessas patologias são distintas.

Crianças com TDDH apresentam hiperexcitação por estímulos.[33] Outra alteração é déficit no processamento emocional, que parece estar envolvido no comportamento de reações agressivas que são típicas nesses sujeitos.[34] Outro dado bastante peculiar presente é um distúrbio no processamento emocional relacionado a uma dificuldade geral na identificação de emoções por meio de expressões faciais, especialmente as negativas, possivelmente levando os pacientes a experimentarem medo exagerado diante de expressões faciais neutras. Um estudo de ressonância magnética funcional conduzido por Deveney e colaboradores[35] comparou crianças com TDDH e crianças-controles saudáveis em uma tarefa de atenção sob condições não frustrantes e frustrantes, com o objetivo de avaliar respostas afetivas e mecanismos comportamentais e neurais de tolerância à frustração. Durante as situações frustrantes, ambos os grupos (TDDH e controles) exibiram respostas afetivas e comportamentais de frustração e dificuldade em mudar a atenção espacial, embora o déficit tenha sido mais significativo na amostra dos pacientes com TDDH. Um resultado semelhante foi obtido em outro trabalho realizado por Wiggins e colaboradores,[36] que verificaram que o grupo com TDDH apresentava maior ativação da amígdala durante a tarefa de reconhecimento de face, na qual apresentava irritabilidade intensa. Pacientes com TDDH frequentemente apresentam maior ativação da amígdala em quaisquer tarefas de reconhecimento de face, ao passo que paciente bipolares apresentam maior nível de ativação somente no reconhecimento de face de medo.

Estudos relacionando fatores de risco são bastante escassos, mas concluem que há uma combinação de fatores genéticos e ambientais que determinam a ocorrência do TDDH. Entre os principais fatores de risco para o desenvolvimento de comportamentos disruptivos, podemos citar história familiar de transtorno mental, depressão materna durante a gravidez ou no primeiro ano de vida da criança, abuso de substâncias psicoativas por um ou ambos os pais, eventos traumáticos precoces (abusos físico, emocional ou sexual), divórcio ou ausência da figura parental e deficiência vitamínica (ferro, vitamina B12 ou folato) durante o crescimento.[37]

Entre os principais fatores de risco para o desenvolvimento de TDDH em crianças, está a presença de algum transtorno psiquiátrico em seus pais.[28] Filhos de mães que apresentaram quadro de depressão durante a gravidez ou durante seu primeiro ano de vida têm maior chance de receber o diagnóstico de TDDH. Da mesma forma, pais que fazem uso de substâncias psicoativas e apresentam depressão são fator para quadro de TDDH nos filhos com pior padrão de irritabilidade.[38]

A ausência de uma das figuras parentais durante o desenvolvimento da criança também aumenta o risco para TDDH. Além disso, é fator de risco o fato de um dos pais não apresentar formação universitária.[31]

Em resumo, fatores que contribuem direta ou indiretamente para o prejuízo no desenvolvimento afetivo-emocional das crianças, além de gerarem sentimentos de desamparo, favorecem o curso do TDDH e intensificam a expressão dos sintomas de humor.

COMORBIDADES E DIAGNÓSTICO DIFERENCIAL

O TDDH cursa com diferentes comorbidades psiquiátricas ao longo de sua evolução, entre elas TDAH, depressão, ansiedade e abuso de substâncias, as quais podem persistir ao longo da vida, contribuindo para um prognóstico pior. Como parte essencial para o diagnóstico de TDDH, o paciente não poderá apresentar sintomas de mania ou hipomania, além de não poder fechar critérios diagnósticos para TOD e TEI; essas condições, juntamente ao TB, não poderão ser encontradas como comorbidades clínicas do TDDH.

Entretanto, por apresentarem sintomas comuns a diferentes transtornos psiquiátricos frequentemente diagnosticados nessa faixa etária, diversos transtornos podem ser considerados como diagnósticos diferenciais, inclusive aqueles que podem ocorrer em comorbidade (como o TDAH).

A diferença marcante entre o TB e o TDDH é que, no TB, a irritabilidade é episódica, ocorrendo durante os episódios de oscilação do humor (mania, hipomania ou estados mistos), não havendo um limite de idade para o seu início ou idade limite. Além disso, no TB, podem ocorrer sintomas psicóticos, o que não está descrito no TDDH. A duração mínima dos episódios é de uma semana para mania e quatro dias para hipomania; no TDDH, a duração mínima de humor irritado é de 12 meses.

Já no TOD, a irritabilidade pode ocorrer, mas não é necessária para o seu diagnóstico; as explosões são menos frequentes do que no TDDH e não há um limite mínimo ou máximo para a sua ocorrência, diferentemente do TDDH, que se iniciaria aos 6 anos e cuja idade máxima para o seu diagnóstico é aos 18 anos. O padrão persistente de comportamento opositor e questionador das regras e figuras de autoridade presente no TOD não é observado no TDDH.

O TEI se diferencia do TDDH principalmente por não apresentar humor persistentemente irritado, as explosões serem menos frequentes (apesar de muitas serem mais graves ou com consequências piores). A idade mínima para o diagnóstico de TEI é 6 anos e frequentemente se mantém na vida adulta.

O TDAH pode apresentar irritabilidade persistente, mas não é crônica nem necessária para o seu diagnóstico, estando associada a contextos de punição ou frustrações. As explosões de raiva são frequentes, mas também não são necessárias para o diagnóstico, como ocorre no TDDH. Além disso, há a presença dos sintomas de hiperatividade, impulsividade e desatenção com duração mínima de seis meses, com impacto no funcionamento e no bem-estar da criança. A idade limite para que o diagnóstico seja realizado é de 12 anos e o quadro persiste ao longo da vida, com modificação de suas características.

Outros transtornos mentais que cursam irritabilidade e que são diagnósticos diferenciais importantes são a depressão, a ansiedade e o TEA. Nesses quadros, a irritabilidade ocorre em contextos específicos e as explosões e surtos de raiva estão relacionadas a eles. No caso da depressão, a irritabilidade e as explosões surgem diante da experiência de sofrimento psíquico intenso e com sintomas ativos. Já no transtorno de ansiedade, ocorrem quando a criança precisa se expor a situações ansiogênicas e fóbicas que são experimentadas como altamente aversivas. No TEA, surgem diante de mudanças no ambientes, desconforto ou dor física e estimulação sensorial excessiva.

CONSIDERAÇÕES FINAIS

Os transtornos do humor unipolar (TDM, TDP e TDDH) são quadros bastante heterogêneos, com importante impacto nos desenvolvimentos cognitivo, emocional e social de crianças e adolescentes. Estão associados a uma variedade de fatores de risco e gravidade, com impacto na esfera acadêmica, familiar e na relação com os pares, além de estarem associados a comorbidades psiquiátricas, comportamento suicida, automutilação e uso e abuso de substâncias.

Definir o diagnóstico precoce e estabelecer um plano de tratamento são atos essenciais para que se possa levar à remissão dos sintomas e prevenir novos episódios ainda durante o desenvolvimento. Aspectos relacionados às peculiaridades do tratamento serão mais bem descritos nos capítulos de abordagens terapêuticas.

O trabalho a ser desenvolvido se estende à família e ao ambiente escolar, em que o impacto desses quadros é mais percebido e intervenções e manejos bem conduzidos possibilitam uma melhora considerável, prevenindo recaídas e possibilitando um desenvolvimento mais favorável.

REFERÊNCIAS

1. American Psychiatric Association. Diagnostic and statistical manual of mental disorders: DSM-5-TR. 5th ed. Washington: APA; 2022.
2. World Health Organization. ICD-11: international classification of diseases [Internet]. 11th rev. Geneva: WHO; 2019 [capturado em 16 jul. 2023]. Disponível em: https://icd.who.int/.
3. Thapar A, Eyre O, Patel V, Brent D. Depression in young people. Lancet. 2022;400(10352):617-31.
4. Sorensen MJ, Nissen JB, Mors O, Thomsen PH. Age and gender differences in depressive symptomatology and comorbidity: an incident sample of psychiatrically admitted children. J Affect Disord. 2005;84(1):85-91.
5. Bertha EA, Balázs J. Subthreshold depression in adolescence: a systematic review. Eur Child Adolesc Psychiatry. 2013;22(10):589-603.
6. Rey JM, Bella-Awusah TT, Jing L. Depression in children and adolescents. In: Rey JM, editor. IACAPAP e-textbook of child and adolescent mental health. Geneva: IACAPAP; 2015.
7. Birmaher B, Williamson DE, Dahl RE, Axelson DA, Kaufman J, Dorn LD, et al. Clinical presentation and course of depression in youth: does onset in childhood differ from onset in adolescence? J Am Acad Child Adolesc Psychiatry. 2004;43(1):63-70
8. González-Tejera G, Canino G, Ramirez R, Chavez L, Shrout P, Bird H, et al. Examining minor and major depression in adolescents. J Child Psychol Psychiatry. 2005;46(8):888-99.
9. Vasileva M, Graf RK, Reinelt T, Petermann U, Petermann F. Research review: a meta-analysis of the international prevalence and comorbidity of mental disorders in children between 1 and 7 years. J Child Psychol Psychiatry. 2021;62(4):372-81.
10. Lu W. Adolescent depression: national trends, risk factors, and healthcare disparities. Am J Health Behav. 2019;43(1):181-94.
11. Polanczyk GV, Salum GA, Sugaya LS, Caye A, Rohde LA. Annual research review: a meta-analysis of the worldwide prevalence of mental disorders in children and adolescents. J Child Psychol Psychiatry. 2015;56(3):345-65.

12. Vibhakar V, Allen LR, Gee B, Meiser-Stedman R. A systematic review and meta-analysis on the prevalence of depression in children and adolescents after exposure to trauma. J Affect Disord. 2019;255:77-89.
13. Karen M, Tyano S. Depression in infancy. Child Adolesc Psychiatr Clin N Am. 2006;15(4):883-97.
14. Kovacs M, Obrosky DS, Sherrill J. Developmental changes in the phenomenology of depression in girls compared to boys from childhood onward. J Affect Disord. 2003;74(1):33-48.
15. Goldstein BI, Birmaher B, Carlson GA, DelBello MP, Findling RL, Fristad M, et al. The International Society for Bipolar Disorders Task Force report on pediatric bipolar disorder: knowledge to date and directions for future research. Bipolar Disord. 2017;19(7):524-43.
16. Vidal-Ribas P, Stringaris A. How and why are irritability and depression linked? Child Adolesc Psychiatr Clin N Am. 2021;30(2):401-14.
17. Yorbik O, Birmaher B, Axelson D, Willimson DE, Ryan ND. Clinical characteristic of depressive symptoms in children and adolescents with major depression disorder. J Clin Psychiatry. 2004;65(12):1654-59.
18. Kieling C, Adewuya A, Fisher HL, Karmacharya R, Kohrt BA, Swartz JR, et al. Identifying depression early in adolescence. Lancet Child Adolesc Health. 2019;3(4):211-3.
19. Becker M, Correll CU. Suicidality in childhood and adolescence. Dtsch Arztebl Int. 2020;117(15):261-7.
20. Masi G, Millepiedi S, Mucci M, Pascale RR, Perugi G, Akiskal HS. Phenomenology and comorbidity of dysthymic disorder in 100 consecutively referred children and adolescents: beyond DSM-IV. Can J Psychiatry. 2003;48(2):99-105.
21. Bernaras E, Jaureguizar J, Garaigordobil M. Child and adolescent depression: a review of theories, evaluation instruments, prevention programs, and treatments. Front Psychol. 2019;10:543.
22. Kessing LV, Vradi E, Andersen PK. Are rates of pediatric bipolar disorder increasing? Results from a nationwide register study. Int J Bipolar Disord. 2014;2(1):10.
23. Leibenluft E. Severe mood dysregulation, irritability, and the diagnostic boundaries of bipolar disorder in youths. Am J Psychiatry. 2011;168(2):129-42.
24. Leibenluft E, Charney DS, Towbin KE, Bhangoo RK, Pine DS. Defining clinical phenotypes of juvenile mania. Am J Psychiatry. 2003;160(3):430-7.
25. American Psychiatric Association. Manual diagnóstico e estatístico de transtornos mentais: DSM-5. 5. ed. Porto Alegre: Artmed; 2013.

26. Lochman JE, Evans SC, Burke JD, Roberts MC, Fite PJ, Reed GM, et al. An empirically based alternative to DSM-5's disruptive mood dysregulation disorder for ICD-11. World Psychiatry. 2015;14(1):30-3.
27. Findling RL, Zhou X, George P, Chappell PB. Diagnostic trends and prescription patterns in disruptive mood dysregulation disorder and bipolar disorder. J Am Acad Child Adolesc Psychiatry. 2022;61(3):434-45
28. Tufan E, Topal Z, Demir N, Taskiran S, Savci U, Cansiz MA, et al. Sociodemographic and clinical features of disruptive mood dysregulation disorder: a chart review. J Child Adolesc Psychopharmacol. 2016;26(2):94-100.
29. Copeland WE, Angold A, Costello EJ, Egger H. Prevalence, comorbidity and correlates of DSM-5 proposed disruptive mood dysregulation disorder. Am J Psychiatry. 2013;170(2):173-9.
30. Brotman MA, Schmajuk M, Rich BA, Dickstein DP, Guyer AE, Costello EJ, et al. Prevalence, clinical correlates, and longitudinal course of severe mood dysregulation in children. Biol Psychiatry. 2006;60(9):991-7.
31. Althoff RR, Crehan ET, He JP, Burstein M, Hudziak JJ, Merikangas KR. Disruptive mood dysregulation disorder at ages 13-18: results from the national comorbidity survey: adolescent supplement. J Child Adolesc Psychopharmacol. 2016;26(2):107-13 .
32. Copeland WE, Shanahan L, Egger H, Angold A, Costello EJ. Adult diagnostic and functional outcomes of dsm-5 disruptive mood dysregulation disorder. Am J Psychiatry. 2014;171(6):668-74.
33. Rich BA, Carver FW, Holroyd T, Rosen HR, Mendoza JK, Cornwell BR, et al. Different neural pathways to negative affect in youth with pediatric bipolar disorder and severe mood dysregulation. J Psychiatr Res. 2011;45(10):1283-94.
34. Guyer AE, McClure EB, Adler AD, Brotman MA, Rich BA, Kimes AS, et al. Specificity of facial expression labeling deficits in childhood psychopathology. J Child Psychol Psychiatry. 2007;48(9):863-71.
35. Deveney CM, Connolly ME, Haring CT, Bones BL, Reynolds RC, Kim P, et al. Neural mechanism of frustration in chronically irritable children. Am J Psychiatry. 2013;170(10):1186-94.
36. Wiggins JL, Brotmann MA, Adleman NE, Kim P, Oakes AH, Reynolds RC, et al. Neural correlates of irritability in disruptive mood dysregulation and bipolar disorders. Am J Psychiatry. 2016;173(7):722-30.
37. Bruno A, Celebre L, Torre G, Pandolfo G, Mento C, Cedro C, et al. Focus on disruptive mood dysregulation disorder: a review of the literature. Psychiatry Res. 2019;279:323-30.

38. Munhoz TN, Santos IS, Barros AJD, Anselmi L, Barros FC, Matijasevich A. Perinatal and postnatal risk factors for disruptive mood dysregulation disorder at age 11: 2004 Pelotas Birth Cohort Study. J Affect Disord. 2017;215:263-8.

Características clínicas do transtorno bipolar na infância e adolescência

Lee Fu-I

O transtorno bipolar (TB) é uma doença mental caracterizada pela recorrência de episódios de depressão e de mania/hipomania.[1,2] Assim como ocorre com adultos, o surgimento de um episódio de mania/hipomania em crianças e adolescentes, com ou sem manifestação prévia de episódio depressivo, já seria indicativo para o diagnóstico de TB. Como ainda não é possível estabelecer um quadro próprio de TB para crianças e adolescentes em fase de mania/hipomania, a American Psychiatric Association (APA),[1] a Organização Mundial da Saúde (OMS)[2] e a International Association for Child and Adolescent Psychiatry and Allied Professions (IACAPAP)[3] recomendam o uso dos mesmos critérios e definições estabelecidos para adultos, com a possibilidade de variação de manifestações clínicas de acordo com o nível de desenvolvimento do paciente e a identificação de sintomas equivalentes ou substitutivos para essa população.[3,4]

O *Manual diagnóstico e estatístico de transtornos mentais*, em sua 5ª edição revisada (DSM-5-TR),[1] define os seguintes subtipos de TB:

- TB tipo I;
- TB tipo II;
- transtorno ciclotímico;
- TB e transtorno relacionado induzido por substância/medicamento;
- TB e transtorno relacionado devido a outra condição médica;
- outro TB e transtorno relacionado especificado;
- outro transtorno relacionado não especificado.

Mesmo antes das novas propostas de categorização do transtorno, em debate promovido pela International Society for Bipolar Disorders (ISBD)[5] e pela American Academy of Child and Adolescent Psychiatry (AACAP)[3,6] desde 1995, os pesquisadores concluíram que há, na prática clínica, dois tipos de crianças descritas como tendo TB: aquelas que apresentam todos os sintomas e características exigidos pelo DSM-5-TR e pela *Classificação internacional de doenças* (CID-11), e aquelas que apresentam apenas alguns dos sintomas, mas não os principais, e sofrem cronicamente de oscilação de humor, com funcionamento global severamente comprometido. Por apresentarem apenas algumas características, mas não preencherem todos os critérios de TB, elas devem receber diagnóstico de TB ou outro transtorno relacionado, não especificado ou especificado,[1,2] ambos antes conhecidos como TB sem outras especificações (TB-SOE) pelo DSM-IV.[7] Estes últimos ainda são considerados um bom diagnóstico operacional ("*working diagnostic*"), devendo ser aplicados aos casos atípicos ou de difícil definição diagnóstica.[3,6]

Muitos pesquisadores defendem que, apesar da dificuldade, é possível fazer o diagnóstico de episódio de mania em crianças pequenas com base em critérios clássicos de apresentação. No entanto, as dificuldades de definição já começam nas variadas nomenclaturas aplicadas para diversas formas de manifestações de humor em crianças e adolescentes. Na literatura, encontramos termos como: TB pediátrico, TB juvenil, mania juvenil, mania pediátrica, TB puberal, TB pré-puberal, TB de fenótipos bem definidos ou pouco definidos. Essas denominações podem se referir a uma mesma condição clínica apresentada por crianças e adolescentes com o mesmo padrão de instabilidade do humor, assim como podem representar crianças com quadros clínicos totalmente distintos, o que resulta em confusão e perda de parâmetro para os médicos, em virtude de desconhecerem qual seria o tipo exato de crianças estudadas em uma determinada pesquisa.[6,8]

Essas variadas denominações também instigam debates sobre a possibilidade de haver algum subtipo específico, com ou sem início episódico e cursos diferentes, quando o TB é diagnosticado na infância e na adolescência, bem como em relação à sobreposição dos sintomas considerados de TB com os de outros transtornos psiquiátricos da infância (p. ex., transtorno de déficit de atenção/hiperatividade [TDAH]).[3,4]

Apesar dos esforços dos pesquisadores, a definição de TB em crianças continua imprecisa, e os sistemas de classificação e diagnóstico, como a CID-11[2] e o DSM-5-TR,[1] ainda não nos permitem aplicar um diagnóstico específico para casos de início precoce (< 18 anos) como se já houvesse uma entidade nosográfica bem estabelecida e validada. Por consenso, aconselha-se referir esses casos como TB com início na infância e na adolescência, sem recorrer a outros termos equivalentes ou substitutos.[3,6]

EPIDEMIOLOGIA

De acordo com estudos realizados nos Estados Unidos, a prevalência de crianças e adolescentes com TB entre a população clínica foi de 0,6 a 15%, dependendo da localização estudada, do critério diagnóstico aplicado e do método/instrumento para avaliação diagnóstica.[3] Alguns pesquisadores e médicos avaliadores contribuíram para o excesso de diagnóstico por estarem adaptando os critérios diagnósticos a seu modo, ao passo que outros podem estar negligenciando a existência do TB, minimizando sua ocorrência na infância e na adolescência. Metanálises sobre a epidemiologia do TB em menores de 18 anos ao redor do mundo reportaram taxa de prevalência do transtorno de 1,8%.[3] Ainda não há dados representativos da taxa de incidência e prevalência do TB no Brasil, mas esperamos que em breve possamos estruturar estudos para esse levantamento.

CARACTERÍSTICAS DO TRANTORNO BIPOLAR COM INÍCIO NA INFÂNCIA E NA ADOLESCÊNCIA

Transtornos do humor são transtornos psiquiátricos com alterações clínicas que podem permear todo o período de desenvolvimento, devido a um caráter penetrante e impregnante dos sintomas sobre o modo de pensar e de se comportar de um indivíduo, regendo sua adaptação social, acadêmica e profissional.[9,10]

O nível de desenvolvimento de regulação emocional, o grau de compreensão da realidade, o temperamento pré-mórbido, o nível de desenvolvimento da cognição social e da linguagem e o início da puberdade são aspectos importantes para compreender quando e como ocorrem o desenvolvimento e o crescimento, devendo ser investigados em crianças e adolescentes para melhor compreensão dos sintomas e sinais que apresentam.[4,8,11]

Mesmo sendo uma patologia com caráter penetrante, o TB pode comprometer crianças e adolescentes de formas variadas, dependendo da gravidade do quadro clínico e/ou da situação. Crianças com hipomania podem apresentar-se em uma determinada ocasião social de maneira mais adequada do que aquelas com quadro de mania psicótica. Um criança pode, devido à ansiedade, comportar-se bem na escola, em virtude da conscientização da adequação social, e, depois, apresentar-se gravemente sintomática em casa, onde se sente mais à vontade. O significado da manifestação de sintomas de mania em apenas uma situação ambiental necessita de maior elucidação, podendo ser, por exemplo, decorrente de condições clínicas menos graves ou resultante de observações clínicas inconsistentes.[11,12,13]

PESQUISAS SOBRE FENÔMENOS CLÍNICOS DO TRANSTORNO BIPOLAR COM INÍCIO NA INFÂNCIA E NA ADOLESCÊNCIA

Como mencionado no Capítulo 1, apenas em 1995 teve início o primeiro estudo específico, nos Estados Unidos, sobre a fenomenologia de mania e hipomania em crianças (pré-púberes) e adolescentes. Os Estados Unidos foram pioneiros nas pesquisas sobre o tema, sendo, até hoje, raro encontrar estudos sobre o tema em outros países. Em função desse aspecto pioneiro, os pesquisadores optaram, na ocasião, por utilizar critérios diagnósticos clássicos, como os exigidos no DSM-IV[7] para TB tipo I e tipo II, a fim de assegurar a credibilidade e a validade dos fenótipos. Nesses estudos, verificou-se, como já se suspeitava, que crianças e adolescentes precoces apresentavam menos fenótipos clássicos com preenchimento de todos os critérios necessários para TB tipo I, em vez de para TB tipo II, e mais quadros atípicos com preenchimento de apenas parte dos critérios, classificados como TB-SOE no DSM-IV.[9,12,13]

Em suas análises, Geller e colaboradores[14,15] definiram o diagnóstico de TB desconsiderando sintomas que também faziam parte do quadro clínico de TDAH, como hiperatividade, distratibilidade e distúrbios do sono, exigindo que os pacientes apresentassem pelo menos um dos sintomas fundamentais para diagnóstico de mania, como humor eufórico ou grandiosidade. Para esses pesquisadores, a validação de um fenótipo específico para os pré-púberes é evidente, pois consideram que há clara distinção desse quadro clínico em relação a outras patologias comuns na infância e na adolescência, mesmo em comparação com o TDAH. A estabilidade do diagnóstico e do fenótipo descritos por eles foi demonstrada em um estudo longitudinal e prospectivo de quatro anos com 93 crianças com TB; as crianças e os adolescentes com o transtorno apresentaram significativamente mais antecedentes familiares de TB do que as com TDAH e outros transtornos psiquiátricos, e há achados laboratoriais evidenciando desequilíbrio de fator neurofisiológico cerebral, como o ligado ao alelo Val66, em filhos de pacientes com TB.[14,15]

O resultado do estudo de Findling e colaboradores[13] com crianças e adolescentes de 5 a 17 anos também corrobora esses achados. Os autores observaram alta ocorrência de sete sintomas clássicos de mania: grandiosidade, diminuição da necessidade de sono, tagarelice, pensamento acelerado, aumento da distratibilidade, diminuição de objetividade associada à agitação e diminuição de crítica; cada um dos pacientes apresentou, em média, seis sintomas típicos de TB.[13]

A Tabela 3.1 ilustra de forma sucinta a ocorrência de sintomas de mania/hipomania levantados em diferentes centros de pesquisa que tentaram, cada um à sua maneira, definir esse quadro em crianças, valorizando e priorizando sintomas que consideraram essenciais nessa população.[9]

Kowatch e colaboradores[16] e Van Meter e colaboradores[17,18] realizaram estudos de metanálise que resultaram no perfil clínico de crianças e adolescentes em mania ou hipomania, apresentado na Tabela 3.2: período de aumento de energia acompanhado por aumento de irritabilidade e de distratibilidade, pressão na fala e aumento de velocidade da fala, grandiosidade, euforia e diminuição da necessidade de sono. O padrão de fenômenos clínicos resultantes dessa metanálise também foi observado em análises recentes de amostras representativas tanto nos Estados Unidos como na Europa, indicando que, apesar dos efeitos de diferenças metodológicas, há certa homogeneidade e consistência nas descrições de sintomas de mania, quadro clínico e comorbidade em crianças e adolescentes nas últimas décadas.[5]

APRESENTAÇÃO CLÍNICA

A fenomenologia do episódio de mania em adultos é caracterizada geralmente por mudança de humor para elação (arrogância, altivez), euforia ou irritação. Há presença frequente de sintomas de grandiosidade ou autoestima exagerada, necessidade de sono reduzida, aumento da quantidade de fala (tagarelice), fuga de ideias, velocidade do pensamento aumentada, aumento da distratibilidade, agitação psicomotora e aumento de várias atividades (social, sexual, profissional ou escolar), bem como diminuição da crítica (p. ex., gastos exagerados, aventuras sexuais ou investimentos imprudentes). O Quadro 3.1 ilustra alguns exemplos de apresentações clínicas descritas na literatura[14,15] e na prática clínica do Programa de Assistência a Crianças e Adolescentes com Transtornos Afetivos/Humor (Prata) do Instituto de Psiquiatria da Faculdade de Medicina da Universidade de São Paulo (IPq-FMUSP), coordenado pela doutora Lee Fu-I.

TABELA 3.1

Características clínicas e sintomas presentes em episódios de mania valorizados para diagnósticos de TB por diferentes centros de pesquisa entre 1995 e 2013

Sintomas	Massachussets General Hospital	Washington University	Case Western Reserve University	COBY - Pittsburgh University
Humor exaltado/euforia	25%	89%	86%	90%
Irritabilidade	84%	98%	92%	84%
Aumento de energia	79%	100%	81%	90%
Grandiosidade	**57%**	**86%**	**83%**	**72%**
Diminuição da necessidade de sono	53%	40%	72%	81%
Pressão na fala	68%	97%	81%	93%
Pensamento acelerado	71%	50%	88%	74%
Distratibilidade	93%	94%	84%	89%
Hiperatividade motora	90%	99%	81%	95%
Falta de crítica	90%	90%	86%	84%
Hipersexualidade	25%	43%	32%	47%
TDAH	**87%**	**87%**	**70%**	**69%**
TOD	**86%**	**79%**	**47%**	**46%**

Fonte: Elaborada com base em Axelson e colaboradores.[9]

Nas pesquisas e na prática clínica, algumas crianças parecem apresentar, já na idade pré-escolar, sintomas maníacos relativamente típicos, mas, em geral, o diagnóstico de TB em crianças menores costuma ser bem mais difícil. A manifestação clínica pode se dar apenas como piora de comportamentos inadequados (disruptivos) já existentes.

Crianças e adolescentes em mania ou hipomania geralmente manifestam felicidade extraordinária ou euforia sem motivo aparente. Com a elevação repentina da autoestima, eles têm ideias de grandiosidade, acreditando ser capazes de feitos irrealistas. A manifestação de extrema altivez ou arrogância deve destoar de comportamento habitual da criança. A irritabilidade e as explosões de raiva muitas vezes são uma reação ao fato de os outros não reconhecerem a sua "genialidade".

TABELA 3.2

Ocorrência de sintomas de transtorno bipolar de início precoce de acordo com estudos de metanálise

70-80%	Aumento de energia Aumento de irritação Aumento de labilidade Aumento de distração Aumento de atividade dirigida
60-70%	Euforia Fala acelerada Hiperatividade Pensamento acelerado Diminuição de juízo e crítica
50-60%	Grandiosidade Risadas inadequadas Menor necessidade de sono Fuga de ideias
40-50%	Produtividade excessiva Aumento da criatividade
< 40%	Hipersexualidade Alucinações Delírios

Evidenciando diferença em relação ao seu habitual, a criança ou o adolescentes em mania torna-se tagarela, e o discurso não se atém aos temas e não pode ser interrompido. Ela parece não se cansar, demonstrando estar sempre cheia de energia, mesmo tendo dormido pouco. O comportamento é extravagante e até bizarro (p. ex., move-se constantemente de um lado para o outro sem se importar com a reação dos demais ou repete ações e atividades de risco que lhe causem satisfação, tornando-se impulsivo e imprudente, tendo comportamentos como promiscuidade sexual, condução imprudente ou uso abusivo de álcool e drogas).

São frequentes mudança de humor (labilidade), distúrbios do sono (p. ex., insônia, pesadelo, falar dormindo, sonambulismo), dificuldade de concentração, aumento de atos impulsivos e, consequentemente, piora da interação social. Quando os sintomas são leves, moderados ou intermitentes, muitas vezes podem passar despercebidos pelos pais e cuidadores, mas as mudanças também podem ser bastante bruscas e explosivas, havendo relatos de crianças que subitamente se tornaram "selvagens".[11,12,20]

QUADRO 3.1
Exemplos de manifestações de alterações de pensamento, fala, socialização e hipersexualização em crianças com mania

Humor elevado ou expansivo	Grandiosidade
• Menino de 7 anos é repetidamente levado à diretoria por fazer palhaçadas e dançar durante a aula quando todos estão quietos – "Não consigo parar de rir". • Menina de 11 anos: "Não estou feliz, estou muito, muito, muito feliz e, nem sei o porquê, não pode ser só porque vou tomar sorvete".	• Menina de 10 anos começa a dar aulas "porque a professora ensina tudo errado" e recusa-se a fazer as tarefas propostas "porque já sabe tudo", apesar de ter notas baixas. • Menino rouba um carrinho da loja simplesmente porque queria ter um. Ele sabe que é errado, mas diferentemente dos outros, não seria errado para ele.
Humor irritado com explosão	**Aumento da energia e do nível de atividade**
• Menino de 10 anos irrita-se ao receber uma resposta negativa a seu pedido de ir a uma lanchonete. Sua irritação torna-se cada vez mais intensa e incontrolável, e ele começa a agredir a mãe com socos e pontapés. Quebra o vidro da janela da loja e permanece assim por mais de 1 hora.	• Menina de 8 anos relata que, após ficar uma semana sentindo muita "dor" e vontade de chorar, passou a ter vontade de fazer muitas coisas, andar de bicicleta, pular o dia todo, brincar sem parar – "Eu fazia tanta coisa, tanta coisa... não sei como não ficava cansada".
Pensamento abundante e acelerado	**Tagarelice**
• Criança diz: "Tem tanta coisa para pensar e vem tudo de uma vez". • Menina de 9 anos fala, apontando para a testa: "Eu preciso colocar um semáforo aqui dentro, meus pensamentos estão a mil por hora". • Menino de 10 anos não quer mais ir à escola, pois está cheio de letras, números e palavras dentro do seu cérebro.	• Menina de 8 anos diz: "Tem horas que tenho que falar, falar e falar, falo até se tomei banho para a tia da cantina, nada a ver". • Menino fala muito e sem parar com passageiros de metrô ou ônibus. Em casa, segue os familiares para qualquer cômodo falando de detalhes da sua atividade diária.
Desinibição social	**Hipersexualidade**
• Menina de 6 anos leva para casa dois homens que acabara de conhecer na rua para almoçar referindo serem seus amigos. • Criança fala muito mais do que habitual, contando para colegas de classe detalhes da intimidade do divórcio dos seus tios. • Garoto fala com todos e os "chama" de amigos em um restaurante.	• Um menino de 9 anos faz propostas de casamento a todas as professoras e colegas e garante que é excelente amante. Na escola, dança e baixa as calças para exibir o órgão sexual. • Menino de 9 anos aponta para algumas médicas: quero uma loira, uma morena e uma chinesa, "quero todas as panteras". Dirige-se até elas e as abraça, tentando beijá-las na boca.

(Continua)

QUADRO 3.1

Exemplos de manifestações de alterações de pensamento, fala, socialização e hipersexualização em crianças com mania (*continuação*)

Brincadeiras e riscos inapropriados	Envolvimento em situações arriscadas
• Criança de 11 anos começa a rir alto e a provocar as crianças ao lado durante o culto de sua igreja, quando ninguém mais o está fazendo. • Menino de 12 anos insiste em contar piadas durante as aulas e no cinema.	• Menina de 8 anos chuta e dá socos em um cavalo porque o animal não permitiu que ela o montasse. • Menino de 9 anos quer pular do 3º andar e promete ao irmão que vai cair em pé, porque é mais hábil do que um gato.

Fonte: Elaborado com base em Instituto de Psiquiatria do Hospital das Clínicas da Faculdade de Medicina da Universidade de São Paulo[9] e Geller e colaboradores.[14,15]

Alguns sintomas de mania ou hipomania (p. ex., instabilidade emocional, mau humor, obstinação, egocentrismo, bravatas e afoitamento a risco) podem ser comportamentos normais e passageiros de uma criança ou adolescente. A intensidade, a constância e o prejuízo funcional das reações e dos atos é que tornam essas manifestações significativas para o diagnóstico de mania. Portanto, a definição diagnóstica, na maioria dos casos, infelizmente só é realizada quando a criança ou o adolescente apresentam grave prejuízo no funcionamento global.

Em crianças muito pequenas, estados prolongados de descontrole emocional em resposta a mínimos estímulos e sintomas depressivos foram descritos por Carlson em 1983. São crianças geralmente descritas como explosivas, temperamentais, de difícil manejo, praticantes de jogos sexuais e que têm pesadelos de conteúdo violento.[4,21]

Naquelas que já frequentam a escola, o humor instável, exaltado ou irritadiço diferente do habitual pode chamar atenção de professores e colegas. A atitude é de inquietação e excitação constante, com diminuição da crítica. As crianças podem se queixar de ter pensamentos abundantes, mostrar diminuição de objetividade de raciocínio e ter fuga de ideias. Podem apresentar pensamentos fantasiosos e de grandeza – ter poderes mágicos, como de entender "a língua dos anjos", ter aparência excepcional, saber mais que os professores ou sentir-se como o "melhor jogador do mundo" ou "a *miss* Brasil". Quando a crise é de menor intensidade, é frequente a confusão entre o diagnóstico de hipomania e o de TDAH. A distinção depende da presença ou não de euforia e sintomas psicóticos, como alucinações ou delírios, ausentes nos casos de TDAH.[22]

A alteração de comportamento geralmente é mais evidente na adolescência do que na infância, e os adolescentes em fase de mania começam a ter apresentação clínica similar à dos adultos. No entanto, a relutância em aceitar a possibilidade de início precoce de TB pode fazer com que sintomas como preocupações mórbidas, comportamento exaltado, mau humor ou alterações rápidas de humor, irritabilidade e atitudes opositoras e desafiantes sejam considerados manifestações exageradas, até mesmo típicas, da adolescência.[3,5]

Devido à similaridade com o quadro clínico de adultos e às habilidades linguísticas mais refinadas da adolescência, o humor exaltado é claramente perceptível, podendo haver pressa na fala, tagarelice, fuga de ideias, falta de discernimento, desorganização comportamental e grandiosidade. Há diminuição da necessidade de sono e aumento de energia, sem cansaço mesmo dormindo pouquíssimas horas. O comportamento é bizarro, inadequado e extravagante; a atitude é de inquietação maníaca e exaltada. Nessa fase, há maior frequência de sintomas psicóticos do que na fase adulta, e a confusão com esquizofrenia é muitas vezes inevitável.[3,11]

A chegada da puberdade e a descoberta da sexualidade podem confundir e dificultar a investigação de sintomas e sinais da hipersexualidade típica da mania. Analisar cuidadosamente os indícios e investigar incessantemente a fim de descartar história de abuso sexual é uma tarefa obrigatória. Tanto o abuso sexual prévio à instalação da doença como a promiscuidade sexual secundária à hipersexualização em fase de mania podem ter graves consequências sociais.

QUESTÕES ESSENCIAIS

EUFORIA, GRANDIOSIDADE OU IRRITABILIDADE PARA DEFINIR DIAGNÓSTICO DE TRANSTORNO BIPOLAR EM CRIANÇAS?

Para a maioria dos pesquisadores, humor eufórico e grandiosidade são sintomas fundamentais para o diagnóstico de mania,[3,6] sendo os elementos principais para o diagnóstico de TB na infância ou na adolescência precoce (até 14 anos). Para evitar confusão e a dificuldade na distinção entre TB e TDAH, Geller e colaboradores[14,15] valorizaram apenas os sintomas principais de (hipo)mania, como euforia, expansão do humor ou grandiosidade, para o diagnóstico de TB.

Em contrapartida, há clínicos e pesquisadores que defendem que crianças em crise de mania podem não ter sintomas de euforia ou grandiosidade e somente apresentar aumento de irritabilidade e humor instável. Nesses casos, as características seriam de irritabilidade extrema, com atitudes violentas, autoagressão e agressividade com os outros, sendo frequentes os relatos de crianças "selvagens como bichos". Elas geralmente já são hiperativas, mas, em crises de mania ou hipomania, falam muito mais e mais rápido do que o habitual e apresentam aumento ainda maior da distratibilidade.[10]

Ainda assim, irritação não é um sintoma específico de mania. O aumento da irritabilidade também é um sintoma prevalente em casos de depressão, transtorno de ansiedade generalizada (TAG), transtorno de oposição desafiante (TOD), transtorno de estresse pós-traumático (TEPT), transtorno explosivo intermitente (TEI), TOC e transtorno da conduta (TC). O aumento da irritabilidade também pode ser frequentemente associado a TC, TDAH, transtorno do espectro autista (TEA), transtorno da comunicação social e várias outras condições. Na verdade, a irritabilidade pode ser análoga à febre ou à dor: funciona como indicador sensível de que algo está errado, mas não é específica de nenhuma condição.[3,17,20,23]

Resultados de pesquisas têm indicado que o humor eufórico é bastante específico de TB, pois esses episódios com frequência, intensidade ou duração desproporcionais ou anormais para cada fase do desenvolvimento raramente ocorrem fora do contexto de um episódio maníaco. De fato, a presença de humor eufórico auxilia e respalda o diagnóstico de TB. No entanto, exigir que o diagnóstico seja feito apenas com a presença de humor eufórico pode levar a subdiagnósticos. Na prática, muitos casos com humor eufórico passam despercebidos por causarem menos dificuldades sociais do que irritabilidade.[5,24] Pode-se afirmar que a presença de irritabilidade é bastante sensível para detecção de TB em crianças e adolescentes, mas humor eufórico seria mais específico para descartar casos de falso-positivo.[10]

Grandiosidade sem euforia também tem sido considerada não suficientemente específica para o diagnóstico de TB, pois parte dos jovens com o transtorno não apresenta esse sintoma. Além da complexidade e do desafio de reconhecer a grandiosidade patológica em crianças pequenas, sintomas como grandiosidade, autoestima inflada e arrogância podem ser frequentes em crianças e adolescentes com comportamento antissocial. Adolescentes com traços de personalidade narcisista também podem apresentar esse sintoma, e não necessariamente estarem em fase de mania.

Por classificar sintomas de irritabilidade e hiperatividade social como muito inespecíficos para diferenciar o TB das demais patologias psiquiátricas da infância, os grupos de pesquisas liderados por Birmaher,[12] Carlson,[11] Findling,[13] Geller[15] e Leibenluft,[25] mesmo quando aplicavam critérios do DSM-IV[7] para definir o diagnóstico de TB, elegeram humor eufórico e grandiosidade como sintomas mais específicos de TB. A definição de diagnóstico para esses pesquisadores depende tanto de sintomas específicos quanto da somatória de sintomas associados, como aumento de energia, irritabilidade e grandiosidade, além da exigência de evolução episódica.

IMPORTÂNCIA DO AGRUPAMENTO DE SINTOMAS E SINAIS DE MANIA/HIPOMANIA EM EPISÓDIOS

Apesar da insistência de alguns pesquisadores de que episódios, isto é, períodos distintos de humor anormal e sintomas concomitantes, não são necessários para diagnosticar TB em crianças, a maioria dos investigadores e clínicos, bem como as diretrizes da AACAP, IACAPAP e ISBD, indicam que os aspectos de agrupamento de sintomas e sinais de forma episódica são necessários para o diagnóstico. De fato, sugere-se focar primeiro na determinação da presença de episódios de humor e, em seguida, verificar até que ponto os sintomas maníacos/hipomaníacos estão presentes durante um período identificável.[3,5]

ALTERAÇÃO DO PADRÃO DE SONO

Para alguns pesquisadores, a diminuição da necessidade de sono, apesar de significativa, não é essencial para o diagnóstico de mania ou hipomania em crianças. Contudo, se ocorrer de uma criança ou adolescente dormir apenas 2 ou 3 horas e não sentir cansaço, deve ser cuidadosamente avaliada a possibilidade de ela estar em mania. Pesquisadores da área de neurociência têm dado cada vez mais importância à alteração no padrão de sono e a sinais de parassonias, como falar ou gritar dormindo (solilóquio), sonambulismo, paralisia do sono, terror noturno, insônia inicial e despertar noturno, como fatores fortemente relacionados a transtornos do humor. Nos estudos de metanálise sobre sintomas e sinais clínicos de crianças com TB, a diminuição da necessidade de sono tem surgido como sinal básico de mudança de comportamento durante episódio de mania.[3,12,26]

Deve-se ressaltar que queixas subjetivas de distúrbios do sono também podem se alternar conforme a oscilação de humor. Assim como uma criança deprimida pode se queixar de cansaço por sentir que dormiu pouco após 8 horas contínuas de sono, uma em fase de mania pode afirmar que dormiu muito bem após 2 horas de descanso. As queixas espontâneas ocorrem mais frequentemente nas fases de depressão e quase nunca durante episódios de mania – nesse caso, são os pais ou familiares que ficam incomodados.[3,15,17]

PRESENÇA DE SINTOMAS PSICÓTICOS

A revisão da literatura mostra que de 30 a 60% dos casos de TB em crianças e adolescentes apresentam algum tipo de sintoma psicótico. Essa grande variação, mais uma vez, pode estar associada à heterogeneidade metodológica aplicada pelos diferentes estudos.[27,28]

Com frequência, adolescentes com TB são diagnosticados erroneamente como esquizofrênicos. Alucinações incongruentes com o humor, paranoia e desorganização do pensamento são sintomas que costumam levar a esse equívoco.[27,28] No estudo de Findling e colaboradores,[13] tanto crianças quanto adolescentes apresentaram sintomas psicóticos durante episódios de mania (16%). Tillman e colaboradores[28] encontraram 23% de crianças e adolescentes com TB com alucinações (sobretudo de comando/imperativo e religioso) e 34,6% com delírios (sobretudo de grandeza, perseguição, de referência e de culpa). Eles observaram que a ocorrência de alucinações no TB é mais constante e mais variada, não se restringindo a alucinações auditivas que apenas "chamam" pelo nome do paciente, como nos casos de depressão com sintomas psicóticos. Esses achados são preocupantes, pois, além da dificuldade de distinção em relação à esquizofrenia, há possibilidade de esses pacientes evoluírem com pior prognóstico, como nos casos de TB em adultos com sintomas psicóticos.[13,28]

TEMPERAMENTO PRÉ-MÓRBIDO E IRRITABILIDADE CRÔNICA

Alguns pesquisadores defendem a ideia de que crianças com TB de início precoce já apresentavam temperamento pré-mórbido anterior ao desenvolvimento da doença distinto do de seus pares. No estudo de Findling e colaboradores,[23] os pais descreveram os filhos com TB como sendo cronicamente perturbados e irritados nos períodos de estado misto, hipomania ou mania, mais irritados do que tristes em período de DP, bem como os consideraram irritadiços em momentos de eutimia. Não é de estranhar que metade dessas crianças e desses adolescentes também tenha preenchido critérios para TOD mesmo no período de eutimia.

Towbin e colaboradores[25] inicialmente haviam proposto um fenótipo de TB para crianças constantemente mal-humoradas, chateadas ou entristecidas e que têm explosões reativas exageradas por interpretar de forma negativa os estímulos emocionais ou ambientais com frequência aproximada de três ou mais episódios por semana, por um período de quatro semanas. Essas crianças também apresentam hiperatividade motora, distratibilidade, insônia, pensamento acelerado e pressão na fala. Elas têm problemas permanentes de relacionamento com pais, colegas e irmãos, o que contribui muito para prejuízo de socialização no lar e na escola, bem como no funcionamento global. História familiar positiva de transtorno do humor faz parte do diagnóstico. A partir de 2005, no entanto, após estudos de seguimento prospectivo, observou-se que esses pacientes não apresentaram evolução episódica, como se esperava em casos de TB clássico, nem evidências de mania ou hipomania para sustentar a proposta de ser um dos fenótipos de TB.[25] A força-tarefa da APA[1,29] decidiu denominar esse fenótipo clínico transtorno disruptivo da desregulação do humor (TDDH), incluído no capítulo sobre transtornos depressivos.[4,10] O TDDH é mais bem explicado no Capítulo 2.

MANIFESTAÇÕES SUBCLÍNICAS

Como mencionado, a maioria das pesquisas que investigaram manifestações clínicas em crianças com TB utilizou a nomenclatura TB-SOE para classificar casos de pacientes considerados subclínicos ("*subthreshold*"), com algum tipo de indício de episódio de mania ou hipomania, mas que não preencheram todos os critérios diagnósticos conforme o DSM-IV.[6] A partir de debates realizados nos primeiros anos de pesquisa sobre TB em crianças, é consenso entre especialistas que essas apresentações clínicas subliminares estão associadas a transtornos de comprometimento expressivo, que requerem tratamento intensivo. Recomenda-se atribuir diagnóstico de TB-SOE principalmente a dois grupos de pacientes: 1) crianças com sintomas de mania, mas que não atendem ao critério de duração para um episódio de mania, misto ou de hipomania; 2) crianças sem sintomas de humor de forma episódica. No entanto, não está claro se ambos os fenótipos de TB subclínico estão em um *continuum* com a doença bipolar sindrômica, ou se fatores clínicos particulares desses casos preveem a eventual progressão para TB tipo I ou tipo II.[30] Muitos pesquisadores também nomeiam as manifestações de TB subclínico de transtorno do espectro bipolar (TEB).[18]

Com o objetivo de investigar o percentual de conversão de pacientes com TB subclínico para TB tipo I ou TB tipo II, pesquisadores da University of Pittsburgh analisaram a evolução de 140 crianças e adolescentes com TB-SOE ao longo de cinco anos, concluindo que 45% deles evoluíram para TB tipo I ou tipo II, sendo 23% para TB tipo I e 22% para TB tipo II. Durante o período de seguimento, observou-se que a conversão foi associada à maior intensidade de sintomas hipomaníacos iniciais. Essa análise indica que crianças e adolescentes com sintomas de humor que atendem aos critérios operacionalizados para TB subclínico, particularmente aqueles com história familiar de TB, com frequência evoluem para TB tipo I ou TB tipo II. Esforços para identificar esses jovens e monitorá-los efetivamente podem levar à redução da progressão do transtorno nessa população de alto risco.[30]

EM BUSCA DE SINTOMAS E SINAIS PRODRÔMICOS E PREDITIVOS

Apesar de todos os sintomas relatados serem frequentes nos pacientes, até poucos anos, ainda não havia como definir fatores preditivos e qualquer sintoma que, por si só, fosse capaz de diagnosticar mania em crianças ou adolescentes. O diagnóstico depende da avaliação do quadro clínico geral e é feito somente após a ocorrência de múltiplos episódios, de depressão ou de mania, ou de transtornos do humor relacionados.[24,31] Todavia, recentemente, a partir de estudos chefiados por Birmaher[32] e Finfling,[18] com metanálise realizada por Van Meter e colaboradores[24,26] e força-tarefa da ISBD, foi possível estabelecer alguns sinais e sintomas prodrômicos e preditivos.

Hafeman e colaboradores[31] investigaram os preditores sintomáticos dimensionais do TB subclínico em filhos de pais com TB, considerados grupo de risco. A pesquisa avaliou, ao longo de oito anos, jovens de 6 a 18 anos, divididos em: 391 filhos de pais com TB e 248 sem indício clínico nem histórico familiar de TB. Desde a avaliação inicial, observou-se que crianças e adolescentes do grupo de risco apresentaram sintomas mais intensos de ansiedade e depressão, desatenção, desinibição e labilidade emocional, além de expressão de sintomas de mania ou hipomania subclínicos após o início do seguimento.

Durante o período de avaliações de seguimento, observou-se que labilidade de humor, ansiedade e depressão foram mais intensos naqueles que passaram por conversão para TB tipo I, e os sintomas de mania surgiram mais próximo do ponto de conversão e ficaram evidentes na visita anterior à conversão plena para um episódio de mania.[31] Com base nos resultados, os pesquisadores levantaram a hipótese de que a labilidade de humor no começo da avaliação previu o início de quadro de TB subclínico de base, e, em parte, o aumento de sintomas de mania indicou a proximidade do momento de conversão. Além disso, a idade de início precoce de TB nos pais de crianças do grupo de risco também aumentou significativamente o risco de conversão de quadro subclínico para TB tipo I ou TB tipo II. Seguindo essa hipótese, os jovens do grupo de risco sem sintomas de ansiedade e/ou depressão, labilidade de humor e mania (e com pelo menos um dos pais com idade avançada de início do TB) tiveram apenas 2% de chance prevista de conversão para TB subclínico em comparação com aqueles com todos os fatores de risco (49% de chance prevista de conversão).[31]

Essa pesquisa instigou o desenvolvimento de um método de análise de casos tanto de crianças e adolescentes do grupo de risco, com ou sem TB-SOE, quanto de crianças e adolescentes com TB-SOE ou TEB, independentemente de serem ou não do grupo de risco, ou para monitorar a evolução de TB-SOE ou para estimar o risco de ocorrência de TB[18,32] – esse método foi nomeado *calculador de risco para TB* (CR-TB). Os pesquisadores da University of Pittsburgh acreditam que identificar fatores de risco para um indivíduo específico é fundamental para o monitoramento e o tratamento personalizados. O método instituído para cálculo de risco baseia-se em avaliações regulares, a cada 5 ou 7 sete meses, a partir de coleta de dados com o uso de questionários padronizados sobre comportamentos e emoções, e mensuração de sintomas de ansiedade, depressão e mania. A variação de sintomas e sinais de diferentes dimensões patológicas – ansiedade, depressão, comportamento, atenção, socialização –, é verificada e comparada com avaliações anteriores. Na publicação de 2020,[32] a análise mostrou que o CR-TB foi eficiente para prever risco de recorrência em diferentes intervalos de tempo, identificando pelo menos uma recorrência sindrômica em cerca de 80% dos 363 participantes; 60% tiveram duas recorrências depressivas. Concluiu-se que o CR-TB consegue ter, ao longo de 5 anos, 70 a 80% de precisão para prever a recorrência de episódio de humor, sendo até 80% para depressão e 89% para mania ou hipomania.[32]

Van Meter e colaboradores[18] realizaram um estudo com o objetivo de adaptar o CR-TB, previamente validado na amostra do *Pittsburgh Bipolar Offspring Study* (BIOS), para alcançar a capacidade preditiva adequada em jovens tanto de alto risco familiar quanto de alto risco clínico de outras amostras. A pesquisa analisou uma amostra do Longitudinal Assessment of Manic Symptoms (LAMS) e indicou que a inclusão de histórico familiar aparentemente melhora a precisão do CR-TB, além de concluir que as circunstâncias clínicas em que ocorre a avaliação dos sintomas podem afetam sua acurácia. Os autores recomendaram focar principalmente nos sintomas relacionados ao início do TEB para melhor aplicação generalizada do CR-TB.[18]

O CR-TB tem mostrado ser uma ferramenta útil para prever o risco de recorrência de depressão e/ou hipomania em jovens com TB, bem como para desenvolver intervenções personalizadas e pesquisas informativas. Estudos de replicação são necessários, e a validação do instrumento em circunstâncias clinicamente realistas é um próximo passo importante.[18,32]

DIAGNÓSTICO DIFERENCIAL DE MANIA, HIPOMANIA E TRANSTORNO BIPOLAR EM CRIANÇAS

Distinguir TB de outros transtornos psiquiátricos geralmente é difícil. Sintomas comuns e presentes em diversos outros transtornos, como hiperatividade, agressividade e comportamentos antissociais, podem estar presentes em crianças com TB.[22] Os diagnósticos diferenciais mais importantes de TB com início na infância e na adolescência são TDAH, TC, esquizofrenia de início precoce e reação atípica ao uso de substâncias psicoativas, porém não se deve esquecer que há altos índices de comorbidade com TDAH, TOC, TC, transtornos de ansiedade, síndrome de pânico ou fobias e comportamentos secundários a uso de substâncias psicoativas (Quadro 3.2). A dificuldade de distinção diagnóstica, devido à sobreposição de sintomas, e as possibilidades comórbidas serão mais bem exploradas na Parte II.

QUADRO 3.2

Sintomas mais precocemente detectáveis em crianças e adolescentes filhos de pais com transtorno bipolar (grupo de risco)

- Oscilação espontânea do humor
  - Momentos frequentes de hipertimia
  - Disfunções psicossociais

Sintomas-chave para diagnóstico em crianças
- Humor eufórico
- Flutuação rápida do humor
- Grandiosidade/autoestima inflada
- Pressão na fala ou pensamentos acelerados
- Diminuição da necessidade de sono (diferente de insônia)
- Hipersexualidade

Fonte: Elaborado com base em Faedda e colaboradores[24] e Van Meter e colaboradores.[26]

CONSIDERAÇÕES FINAIS

O TB em crianças e adolescentes é mais comum do que se pensava anteriormente e acarreta risco considerável de prejuízo funcional em longo prazo. A gravidade da doença implica a responsabilidade dos médicos em reconhecer com precisão e o mais rápido possível esse transtorno, a fim de iniciar um tratamento seguro e eficaz. Para reconhecer o TB em crianças e adolescentes precocemente, os profissionais da área da saúde mental devem estar cientes dos primeiros sinais do transtorno e realizar uma avaliação diagnóstica completa.

REFERÊNCIAS

1. American Psychiatric Association. Diagnostic and statistical manual of mental disorders: DSM-5-TR. 5th ed. Washington: APA; 2022.
2. World Health Organization. International classification of diseases: ICD-11 [Internet]. 11th rev. Geneva: WHO; 2019 [capturado em 8 mar. 2023]. Disponível em: https://icd.who.int/en.
3. Diller RS, Birmaher B. Bipolar disorders in children and adolescents. In: Rey JM, Martin A, editors. JM Rey's IACAPAP e-textbook of child and adolescent mental health. Geneva: IACAPAP; 2019.
4. Duffy A, Carlson G, Dubicka B, Hillegers MHJ. Pre-pubertal bipolar disorder: origins and current status of the controversy. Int J Bipolar Disord. 2020;8:8.
5. Goldstein BI, Birmaher B, Carlson GA, DelBello MP, Findling RL, Fristad M, et al. The International Society for Bipolar Disorders task force report on

pediatric bipolar disorder: knowledge to date and directions for future research. Bipolar Disord. 2017;19(7):524-43.
6. Carlson GA, Findling RL, Post PM, Birmaher B, Blumberg HP, Correll C, et al. AACAP 2006 research forum: advancing research in early-onset bipolar disorder: barriers and suggestions. J Child Adoles Psychopharmacol. 2009;19(1):3-12.
7. American Psychiatric Association. Diagnostic and statistical manual of mental disorders: DSM-IV. 4th ed. Washington: APA; 1994.
8. Carlson GA, Pataki C. Understanding early age of onset: a review of the last 5 years. Curr Psychiatry Rep. 2016;18(12):114.
9. Axelson D, Birmaher B, Strober M, Gill MK, Valeri S, Chiappetta L, et al. Phenomenology of children and adolescents with bipolar spectrum disorders. Arch Gen Psychiatry. 2006;63(10):1139-48.
10. Birmaher B. Bipolar disorder in children and adolescents. Child Adolesc Ment Health. 2013;18(3):140-8.
11. Carlson GA, Meyer SE. Phenomenology and diagnosis of bipolar disorder in children, adolescents, and adults: complexities and developmental issues. Dev Psychopathol. 2006;18(4):939-69.
12. Birmaher B, Axelson D, Strober M, Gill MK, Valeri S, Chiappetta L, et al. Clinical course of children and adolescents with bipolar spectrum disorders. Arch Gen Psychiatry. 2006;63(2):175-83.
13. Findling RL, Gracious BL, McNamara NK, Youngstrom EA, Demeter CA, Branicky LA, et al. Rapid, continuous cycling and psychiatric comorbidity in pediatric bipolar I disorder. Bipolar Disord. 2001;3(4):202-10.
14. Geller B, Williams M, Zimerman MA, Frazier J, Beringer L, Warner KL. Prepubertal and early onset bipolarity differentiate from ADHD by manic symptoms, grandiose delusions, ultra-rapid or ultradian cycling. J Affec Disorders. 1998;51(2):81-91.
15. Geller B, Zimerman B, Williams M, DelBello MP, Frazier J, Beringer L. Phenomenology of prepubertal and early adolescent bipolar disorder: examples of elated mood, grandiose bahaviors, decreased need for sleep, racing thoughts and hypersexuality. J Child Adolesc Psychopharmacol. 2002;12(1):3-9.
16. Kowatch RA, Youngstrom EA, Danielyan A, Findling RL. Review and meta-analysis of the phenomenology and clinical characteristics of mania in children and adolescents. Bipolar Disord. 2005;7(6):483-96.
17. Van Meter AR, Burke C, Kowatchc RA, Findlingd RL, Youngstrom EA. Ten-year updated meta-analysis of the clinical characteristics of pediatric mania and hypomania. Bipolar Disorders. 2016;18(1):19-32.
18. Van Meter AR, Hafeman DM, Merranko J, Youngstrom EA, Birmaher BB, Fristad MA, et al. Generalizing the prediction of bipolar disorder onset across

high-risk populations. J Am Acad Child Adolesc Psychiatry. 2021;60(8):1010-9. e2.
19. Instituto de Psiquiatria do Hospital das Clínicas da Faculdade de Medicina da Universidade de São Paulo. Casos clínicos do PRATA-IPq. São Paulo: Programa de Atendimento de Transtornos Afetivos Infância e Adolescência; 2022.
20. Craney J, Geller B. A prepubertal and early adolescent bipolar disorder: I phenotype: review of phenomenology and longitudinal course. Bipolar Disord. 2003;5(4):243-56.
21. Maia APF, Boarati MA, Kleinman A, Fu-I L. Preschool bipolar disorder: Brazilian children case reports. J Affect Disord. 2007;104(1-3):237-43.
22. Singh MK, Ketter T, Chang KD. Distinguishing bipolar disorder from other psychiatric disorders in children. Curr Psychiatry Rep. 2014;16(12):516.
23. Findling RL, Stepanova E, Youngstrom EA, Young AS. Progress in diagnosis and treatment of bipolar disorder among children and adolescents: an international perspective. Evid Based Mental Health. 2018;l 21(4):177-81.
24. Faedda GL, Baldessarini RJ, Marangoni C, Bechdolf A, Berk M, Birmaher B, et al. An International Society of Bipolar Disorders task force report: precursors and prodromes of bipolar disorder. Bipolar Disord. 2019;21(8):720-40.
25. Towbin K, Axelson D, Leibenluft E, Birmaher B. Differentiating bipolar disorder-not otherwise specified and severe mood dysregulation. J Am Acad Child Adolesc Psychiatry. 2013;52(5):466-81.
26. Van Meter AR, Burke C, Youngstrom ER, Faedda GL, Correll CU. The bipolar prodrome: meta-analysis of symptom prevalence prior to initial or recurrent mood episodes. J Am Acad Child Adolesc Psychiatry. 2016;55(7):543-55.
27. Fu-I. L. Transtorno bipolar e manifestações psicóticas. In: Fu-I L, Boarati MA, organizadores. Transtorno bipolar na infância e adolescência: aspectos clínicos e comorbidades. Porto Alegre: Artmed; 2009.
28. Tillman R, Geller B, Klages T, Corrigan M, Bolhofner K, Zimerman B. Psychotic phenomena in 257 young children and adolescents with bipolar I disorder: delusions and hallucinations (benign and pathological). Bipolar Disord. 2008;10(1):45-55.
29. American Psychiatric Association. Diagnostic and statistical manual of mental disorders: DSM-5. 5th ed. Washington: APA; 2013.
30. Axelson A, Birmaher B, Strober MA, Goldstein MI, Ha W, Gill MK, et al. Course of subthreshold bipolar disorder in youth: diagnostic progression from bipolar disorder not otherwise specified. J Am Acad Child Adolesc Psychiatry. 2011;50(10):1001-16.e3.
31. Hafeman DM, Merranko J, Axelson D, Goldstein BI, Goldstein T, Monk K, et al. Toward the definition of a bipolar prodrome: dimensional

predictors of bipolar spectrum disorder in at-risk youths. Am J Psychiatry. 2016;173(7):695-704.
32. Birmaher B, Merranko JA, Gill MK, Hafeman D, Goldstein T, Goldstein B, et al. Predicting personalized risk of mood recurrences in youths and young adults with bipolar spectrum disorder. J Am Acad Child Adolesc Psychiatry. 2020;59(10):1156-64.

4

Aspectos da linguagem e da aprendizagem nos transtornos do humor de início precoce

Telma Pantano

As relações entre linguagem, aprendizagem e transtornos mentais têm sido cada vez mais estudadas e estreitadas em razão de revisões constantes que envolvem o funcionamento cerebral e as inter-relações entre esses processos. Atualmente, os estudos que envolvem as neuroimagens definem a linguagem como um processamento extremamente complexo, que envolve a capacidade de construir símbolos que representem o mundo interno e externo para, assim, poder entrar em contato com o processamento cerebral e suas relações com o ambiente externo. A linguagem é o meio de integração da informação entre vários sistemas cerebrais especializados.[1,2]

A aprendizagem, por sua vez, envolve a capacidade cerebral de integrar memórias em redes neuronais.[3] Prejuízos nesse processo alteram o funcionamento cerebral global, ocasionando dificuldades na aquisição, na compreensão e na elaboração de estímulos a serem processados e elaborados pelo sujeito.

Diante dessas definições que partem dos processos cerebrais, os diagnósticos dos transtornos relacionados à linguagem e à aprendizagem ainda são motivo de controvérsia. Os processos que são observados no funcionamento cerebral dependem da relação direta com o ambiente para o seu desenvolvimento, de modo que diversidades ambientais tendem a produzir processamentos cerebrais distintos e, portanto, comportamentos diversificados. No caso da linguagem, o contato com relações horizontais e verticais em diversos ambientes e contextos desde muito cedo é fundamental para a sua aquisição ampla; já para a aprendizagem, a idade de aquisição e estimulação de conceitos fundamentais determina os comportamentos resultantes e é completamente dependente de estímulos advindos do ambiente.

Em uma tentativa de minimizar as diferenças culturais e ambientais associadas aos diagnósticos, diversos autores propuseram um consenso[4] em 2017, na cidade de Delhi, diferenciando as questões de fala e linguagem e o impacto dessas alterações nos ambientes educacional e socioemocional. A linguagem envolve um conceito muito mais amplo do que a fala, e comumente profissionais da saúde e da educação tendem a utilizá-las erroneamente como sinônimos.

A linguagem envolve diversas formas de expressão verbal e não verbal nas modalidades expressiva e compreensiva, assim como o seu uso e adequação a diversas situações e ambientes comunicativos. Dessa forma, os transtornos da linguagem devem ser utilizados para descrever crianças que provavelmente terão problemas de linguagem durante a infância e além, com impacto significativo nas interações sociais cotidianas ou no progresso educacional.[4]

Os transtornos da linguagem dependem de um diagnóstico específico e preciso, ao contrário dos transtornos da fala, que são facilmente perceptíveis. Nos transtornos da linguagem, a fala pode ser completamente inteligível, e a interação pode acontecer por meio de palavras e/ou frases; no entanto, a compreensão e/ou expressão de elementos discursivos e unidades maiores de significado, bem como de elementos mais abstratos da comunicação (como metáforas e atos de fala indiretos), podem não ocorrer e/ou não ser utilizados no contexto comunicativo. O resultado natural é a dificuldade de compreensão e expressão nos ambientes educacional e socioemocional. As consequências dos transtornos da linguagem estão fortemente associadas à saúde mental e aos transtornos neuropsiquiátricos, já que eles estão relacionados a comportamentos externalizantes e internalizantes.

Com relação à aprendizagem, os problemas ou dificuldades de aprendizagem que são resultantes de metodologias pedagógicas discordantes, assim como estímulos ambientais discordantes, devem ser separados dos transtornos e/ou dificuldades de aprendizagem quando a dificuldade é inerente ao indivíduos e ao processamento cerebral da informação.[5]

LINGUAGEM, APRENDIZAGEM E TRANSTORNOS DO HUMOR

Estudos importantes têm estreitado cada vez mais esses conceitos com a saúde mental. Le e colaboradores[6] acompanharam longitudinalmente diversas crianças enquanto pesquisavam as relações entre linguagem, aprendizagem e habilidades escolares e sociais. Os autores concluíram que pontuações mais altas de linguagem foram associadas a melhores índices de desempenho nos domínios escolar e social; já o baixo desempenho em linguagem estava diretamente relacionado ao declínio dessas habilidades.

A linguagem também está diretamente relacionada a riscos no desempenho acadêmico. De acordo com o estudo de Le e colaboradores,[6] as alterações em linguagem aumentam em seis vezes as chances de transtornos de leitura e ortografia, em quatro vezes as chances de transtornos da matemática e em até 12 vezes a possibilidade de apresentar essas três dificuldades no contexto educacional.

As relações entre a linguagem e a saúde mental também foram estudadas por McGregor;[7] ele observou que crianças com alterações de linguagem apresentam seis vezes mais chances de apresentar níveis clínicos de ansiedade, assim como estão três vezes mais propensas a terem depressão clínica. As meninas têm três vezes mais chances de sofrerem abuso sexual; os meninos eram quatro vezes mais propensos a se envolverem em comportamento antissocial; e os adultos tinham duas vezes mais chances de passarem mais de um ano sem emprego do que outros adultos. Apesar desses riscos, os transtornos da linguagem permanecem pouco pesquisados e mal atendidos.

Como citado por McGregor,[7] as relações entre transtorno do humor, linguagem e aprendizagem têm sido observadas em uma tentativa de minimizar os prejuízos no desenvolvimento de crianças e adolescentes e na vida adulta. Embora o autor cite a depressão como uma consequência dos transtornos da linguagem, é inegável que as alterações de humor provocam alterações no funcionamento neuronal – que se torna disfuncional. Dessa forma, mais estudos são necessários para verificar as interações entre essas disfunções.

A linguagem é um marcador importante que deve ser observado no contexto educacional. Cerca de 50% das crianças e dos adolescentes com atraso de linguagem tendem a apresentar prejuízos importantes na vida adulta, principalmente em habilidades que envolvam a aprendizagem, as habilidades sociais e a regulação emocional.[8] Os prejuízos sociais e ambientais acometidos pela linguagem são relacionados diretamente com sintomas e patologias emocionais e comportamentais.[9]

Para o cérebro de uma criança pequena, a rotina e a continência emocional e cognitiva fornecem as bases fundamentais para a seleção de sinapses e para a organização cerebral necessária ao longo de sua vida, facilitando a inserção social, educacional e familiar posterior.[10] Quanto mais jovem for a criança, maiores serão os prejuízos associados ao desenvolvimento dos transtornos do humor, já que muitas estruturas cognitivas e emocionais ainda não se encontram plenamente estruturadas. Há, então, sintomatologias distintas de acordo com a faixa etária em que o sujeito se encontra.

De forma precoce, as alterações relacionadas aos transtornos do humor vão desde atrasos e falhas na aquisição da linguagem oral e de aspectos suprassegmentares da fala (falhas entonacionais e melódicas, alterações nos padrões de voz e fala) até dificuldades no processo de escolarização, aquisição e desenvolvimento da linguagem escrita.

Com relação à linguagem, comumente são observadas características como vocabulário limitado, uma vez que as crianças e os adolescentes têm dificuldades em expressar sentimentos, afetos e emoções. Podem ter um vocabulário mais restrito e, predominantemente, de cunho negativo. Como uma consequência comum desses quadros, há uma expressão emocional reduzida por parte dessas crianças e adolescentes.[11]

Associadas diretamente ao quadro e com consequências diretas na aprendizagem, há as dificuldades em processos frontais, como a atenção e a memória operacional. Na linguagem, essas limitações resultam em capacidade de compreensão e de expressão de linguagem restritas. Assim, o discurso pode ser reduzido e bastante limitado nos quadros de depressão ou mesmo prolongado e com pouca significação nos quadros de bipolaridade (episódio mania/hipomania).[12]

Mudanças nos padrões de fala também são comumente observadas, levando a alterações de ritmo, que pode ficar aumentado ou reduzido. Essas crianças podem ter dificuldades em manter um ritmo regular de fala ou podem experimentar mudanças súbitas no volume, no tom ou na melodia da voz.[13]

Com falhas nos padrões de compreensão e produção da fala e da linguagem, uma consequência natural são as dificuldades de interação social. As falhas pragmáticas tendem a ser uma constante, com dificuldades evidentes em iniciar ou manter uma conversação, interpretar adequadamente as dicas e/ou o ambiente social, assim como integrar no processo de compreensão social as nuances da comunicação não verbal.

As linguagens verbal, vocal, gestual, facial, entonacional e melódica da linguagem tendem a refletir diretamente o padrão de pensamento. No caso de episódios depressivos, observa-se um padrão negativo de apresentação, com poucos recursos de linguagem sendo utilizados para a compreensão ambiental, assim como para a expressão. O discurso pode ser predominantemente pessimista, e referências à própria pessoa tendem a vir com uma visão negativa sobre si. Nos episódios hipomaníacos/maníacos, o oposto pode ser observado.

Essas relações são completamente compatíveis com os estudos cerebrais mais atuais, uma vez que a linguagem é descrita[14] como um organizador da atividade cerebral. Por meio das funções simbólicas, a linguagem permite estruturar e, dessa forma, tornar conscientes as expressões de processos cognitivos e emocionais complexos. Normalmente, as alterações cognitivas relatadas são baseadas em pesquisas que procuram verificar aspectos relacionados aos processamentos verbal e não verbal de palavras que carregam consigo processos linguísticos bastante complexos.

Entre os processamentos estudados, destacam-se os estudos que procuram verificar a memória de indivíduos diagnosticados com transtornos do humor e referem-se, em sua maioria, à visão de mundo, ao pensamento, ao processamento de informações e à memorização, levando em consideração aspectos relacionados ao humor.

Catts[15] descreveu nesses pacientes déficits importantes relacionados à compreensão e à produção da linguagem. Pantano,[16] em seu trabalho com indivíduos depressivos, também verificou alterações importantes quanto à compreensão oral e escrita e à repetição, de modo diretamente proporcional à complexidade sintática e silábica e à extensão do material a ser compreendido. Na leitura, evidenciou-se a predominância de processamento perilexical e leitura silábica nesses indivíduos. Dessa forma, a autora concluiu que, nessa população, o processamento de informações lexicais, sintáticas e semânticas complexas produz uma sobrecarga na memória operacional e, consequentemente, baixo desempenho.

Nos pacientes com transtornos do humor, de forma geral, não são observadas falhas significativas relacionadas aos aspectos fonéticos e fonológicos; no entanto, a velocidade de fala desses pacientes parece estar comprometida, o que se verifica por meio de um aumento principalmente nos episódios maníacos.[17] A velocidade e o aumento do fluxo de pensamento (taquipsiquismo) nos episódios maníacos desses pacientes tornam sua fala difícil de interromper. Essa característica é descrita pelas crianças de forma bastante concreta pela própria dificuldade de elaboração simbólica associada ao quadro.

O aumento do fluxo de fala e de pensamento faz pequenos distratores do ambiente acentuarem características de desorganização do pensamento, como a fuga de ideias (mudanças rápidas de tópico discursivo sem que se observe o elo entre os temas). Transtornos específicos de fala, linguagem e aprendizagem precisam ser diferenciados da fuga de ideias, uma vez que ela é decorrente do transtorno primário e observada como característica dele. Em geral, com o tratamento medicamentoso e a estabilidade do quadro, essas características relativas à fala e à aprendizagem também tendem a desaparecer e retomar o curso normal.

Pantano[16] constatou, em 30 sujeitos com diagnóstico de depressão e idade entre 10 e 12 anos, dificuldades de compreensão bastantes significativas relacionadas principalmente à complexidade sintática, à extensão do material apresentando e à leitura silábica (processamento perilexical). Esses resultados mostram defasagens importantes no processamento e na compreensão da linguagem, provavelmente ocasionadas por sobrecarga na memória de trabalho. Pacientes com transtorno bipolar (TB) também apresentam esse mesmo perfil de linguagem e aprendizagem, principalmente nos períodos de depressão e eutimia.

Falhas na memória episódica verbal são apontadas como as principais responsáveis pelas dificuldades no uso de estratégias organizacionais durante o armazenamento e o resgate de informações. Essas dificuldades são descritas como importantes para o funcionamento e a estruturação do processo de ensino e aprendizagem e podem ser responsáveis por muitas das queixas de não aprendizagem observadas nesses pacientes após o início dos primeiros sintomas relacionados à patologia.[18]

São relatadas também outras alterações na memória que causam impacto no processo de estruturação e utilização da linguagem e da aprendizagem, por exemplo, dificuldades no acesso e na recordação da memória explícita semântica[19] e na organização e na recordação de elementos textuais.[20]

Outro mecanismo cognitivo que tem sido utilizado para compreender a cronicidade e a recorrência dos casos de transtornos do humor foi estudado por Pantano[16] e relaciona-se ao mecanismo de processamento das informações ambientais e de organização do pensamento. A "memória relacionada com o humor" é um mecanismo cognitivo de facilitação para a instalação de (ou para a manutenção de) um quadro depressivo por meio de pensamentos e processamentos condizentes com o estado de humor do indivíduo. Esse processamento alterado seria capaz de provocar prejuízos importantes no processamento e na compreensão da linguagem.

Quanto ao discurso de indivíduos depressivos, Cavalcanti e colaboradores[21] observaram que, nos quadros de transtornos do humor, a recordação e a produção de material predominantemente negativo trazem consequências importantes para a compreensão e o processamento de informações. Nesse estudo, nos indivíduos com transtorno depressivo, o discurso mostrou-se mais estruturado quanto à coesão e à coerência, porém o conteúdo foi predominantemente negativo.

Mais recentemente, Al-Mosaiwi e Johnstone[22] estudaram a tendência de pensamentos absolutistas e o uso dessas palavras no discurso de pacientes deprimidos. Palavras como *absolutamente*, *totalmente*, *sempre*, *completamente*, *constantemente*, *definitivamente*, *sempre*, *nunca*, *tudo e todos* têm sido analisadas nas produções discursivas de adultos com transtornos do humor e parecem representar mais esses sujeitos do que as palavras de cunho negativo. O uso dessas palavras, de acordo com os autores, mostra-se mais sensível a diferenciar pacientes com transtornos do humor e risco de suicídio do que aqueles com outras patologias, como ansiedade e esquizofrenia.

O pensamento e o discurso absolutistas deveriam, dessa forma, ser bastante trabalhados, já que trazem consigo dificuldades de flexibilidade mental, não permitindo novas e diferentes formas de resolver problemas e enxergar o mundo ao redor.

APRENDIZAGEM E TRANSTORNOS DO HUMOR

De forma mais específica para a aprendizagem, as questões relacionadas à concentração e à atenção já foram citadas. É importante lembrar que uma criança que se distrai com facilidade e tem dificuldades evidentes na manutenção do foco atencional pode ter um quadro associado aos transtornos do humor. Desse modo, as aprendizagens escolar e socioemocional ficam comprometidas, resultando em problemas para absorver e processar informações. Nos quadros de TB, são comuns alterações decorrentes de falhas no processo atencional em razão da caracterização cíclica ou instável da apresentação do humor.

Como discutido anteriormente com relação à depressão, o humor afeta intensamente o processamento cognitivo dos indivíduos. No episódio maníaco, os processos atencionais apresentam-se superficiais e dispersos, e a manutenção do tempo atencional encontra-se bastante reduzida. Já no episódio depressivo, a atenção também se encontra dispersa e reduzida, porém ocorre o aumento e a melhora atencional sobre os próprios pensamentos de teor negativo, com dificuldades de mudanças de foco. De forma geral, nos quadros de TB, a atenção seletiva está bastante prejudicada e relacionada com o estado de humor no momento da avaliação.[23,24]

Com relação aos processos envolvidos na memória operacional, no episódio maníaco, observa-se exaltação de elementos armazenados, porém a ligação entre as ideias é fraca e fragmentada. Há o retorno frequente a lembranças agradáveis e pensamentos otimistas. Já no episódio depressivo, a memória observacional também se encontra reduzida e dificilmente se consegue obter motivações para uma melhora no processamento. Em ambos os episódios, ocorre o mecanismo conhecido como "memória condizente com o humor", ou seja, o registro das informações é facilitado quando a informação vem ao encontro do estado de humor do sujeito.[23,25]

As dificuldades na memória operacional[14] trazem prejuízos à expressão e à recordação de elementos fundamentais para o contexto da aprendizagem. A organização também tende a ficar comprometida, tornando muito difícil o estabelecimento de uma rotina de estudo eficaz, assim como o desenvolvimento da metacognição e do automonitoramento.

A falta de motivação e interesse[26] tende a ser uma constante no processo de aprendizagem. Tanto em quadros de depressão quanto no TB, pode-se observar a falta de energia (ou a energia excessiva e não focalizada) para a aprendizagem. Essas crianças e esses adolescentes podem ter dificuldades em encontrar propósito para a aprendizagem, o que pode levar a um desinteresse geral.

Uma das queixas mais comuns apresentadas pelos pais desses pacientes se refere à imaturidade social e à autorregulação do próprio comportamento, resultando em falta de comprometimento em situação escolar e social. As alterações citadas anteriormente parecem esclarecer e justificar essas queixas, trazendo um alerta aos profissionais que trabalham com a aprendizagem sobre a necessidade de focar tanto na aprendizagem informal como na formal. A aprendizagem informal (que acontece na maioria das vezes fora do ambiente escolar) interfere de forma preponderante na situação escolar e na aprendizagem formal.

Os transtornos do humor estão diretamente relacionados às emoções, de modo que a regulação emocional tende a ficar comprometida. Essas dificuldades podem afetar a capacidade de lidar com o estresse e as frustrações durante a aprendizagem. As respostas a essas situações tendem a resultar em respostas emocionais intensas ou em dificuldades para se recuperar das situações de estresse, principalmente no contexto educacional.

Comumente, essas crianças tendem a ter muitas abstenções devido a queixas físicas e/ou emocionais, resultando em lacunas acadêmicas e nas relações interpessoais. O comprometimento com a aprendizagem por meio da motivação e do desenvolvimento de situações que levem à curiosidade e à vontade de aprender de maneira formal e informal deve ser estimulado e considerado de extrema urgência na proposta terapêutica desde o início do tratamento das alterações de aprendizagem e do processo diagnóstico.

A ansiedade e a preocupação excessiva também podem estar presentes e interferir na capacidade de se concentrar e gerir situações que envolvam estresse emocional, gerando ainda mais inquietação. Assim, a linguagem e a aprendizagem apresentam lacunas importantes nos períodos de euforia e depressão, devido a alterações na seleção, no armazenamento e na recuperação das informações. As alterações tendem a prejudicar os processamentos mais estáveis e o armazenamento de informações relacionadas à linguagem e à aprendizagem. Os períodos de humor eutímico devem ser aproveitados para a estimulação e a recuperação das lacunas adquiridas e exaltadas durante os períodos de instabilidade emocional.

De forma geral, o desempenho escolar e a produção pedagógica de crianças com transtorno do humor são considerados oscilantes ao longo do dia e entre os dias, sendo isso atribuído ao estado de humor no qual o indivíduo se encontra. O estado de humor é considerado por diversos autores como facilitador ou dificultador da forma de percepção e de como as informações são armazenadas por essas crianças, o que gera um impacto direto no desempenho escolar. Weinberg e colaboradores[27] observaram que, para esses indivíduos, a escola tende a tornar-se um ambiente altamente frustrante, já que os déficits atencionais, o sono excessivo durante o dia, a baixa tolerância a frustrações, a irritabilidade e as dificuldades de memória trazem frequentemente consigo o fracasso escolar.

Nesse contexto, a aprendizagem de pacientes com transtornos do humor encontra-se bastante comprometida, tanto nos aspectos relacionados à aprendizagem formal (escolarização) quanto naqueles da aprendizagem de comportamentos e controles sociais e comportamentais. Atualmente, no Brasil, não há nenhuma lei específica que apoie o suporte pedagógico necessário para a inclusão escolar desses transtornos, porém as dificuldades de aprendizagem que ficam evidentes nessa população podem se enquadrar na Lei nº 14.254/2021,[28] que permite o suporte específico a crianças e adolescentes com dislexia, transtorno de déficit de atenção/hiperatividade (TDAH) e/ou outros transtornos de aprendizagem.

O suporte escolar envolve sobretudo o contexto socioemocional e a atenção para situações avaliativas e pode ser estruturado pela escola em comum acordo com a equipe de saúde e a família. O objetivo desse suporte é antecipar as dificuldades que podem provocar prejuízos nos contextos de aprendizagem e permitir o desenvolvimento da autorregulação e do automonitoramento, tornando o ambiente escolar acolhedor e emocionalmente estável.

REFERÊNCIAS

1. Hermer-Vazquez L, Spelke ES, Katsnelson AS. Sources of flexibility in human cognition: dual-task studies of space and language. Cogn Psychol. 1999;39(1):3-36.
2. Carruthers P. Distinctively human thinking: modular precursors and components. In: Carruthers P, Laurence S, Stitch S, editors. The innate mind: structure and contents. Oxford: Oxford University; 2005. p. 69-88.
3. Pantano T, Rocca CCA. Linguagem, cérebro e aprendizagem: ênfase nas funções executivas. In: Borges KK, organizador. Neuropsicologia Infantil. São Carlos: Pedro & João editores; 2020.
4. Bishop DVM, Snowling MJ, Thompson PA, Greenhalgh T; CATALISE-2 consortium. Phase 2 of CATALISE: a multinational and multidisciplinary Delphi consensus study of problems with language development: terminology. J Child Psychol Psychiatry. 2017;58(10):1068-80.
5. Pantano T. Desenvolvimento da Linguagem. Rev Aprendizagem. 2010:52-54.
6. Le HND, Mensah F, Eadie P, McKean C, Sciberras E, Bavin EL, et al. Health-related quality of life of children with low language from early childhood to adolescence: results from an Australian longitudinal population-based study. J Child Psychol Psychiatry. 2021;62(3):349-56.
7. McGregor KK. How we fail children with developmental language disorder. Lang Speech Hear Serv Sch. 2020;51(4):981-92.
8. Snowling M, Bishop D, Stotghard S, Chipchase B, Kaplan C. Psychosocial outcomes at 15 years of children with preschool history of speech-language impairment. J Child Psychol Psychiatry. 2006;47(8):759-65.

9. Maughan B, Collishaw S, Stringaris A. Depression in childhood and adolescence. J Can Acad Child Adolesc Psychiatry. 2013;22(1):35-40.
10. Garner AS, Shonkoff JP; Committee on Psychosocial Aspects of Child and Family Health; Committee on Early Childhood, Adoption, and Dependent Care; Section on Developmental and Behavioral Pediatrics. Early childhood adversity, toxic stress, and the role of the pediatrician: translating developmental science into lifelong health. Pediatrics. 2012;129(1):e224-31.
11. Bernard JD, Baddeley JL, Rodriguez BF, Burke P A. Depression, language, and affect: an examination of the influence of baseline depression and affect induction on language. J Lang Soc Psychol. 2016;35(3):317-26.
12. Roca M, Vives M, López-Navarro E, García-Campayo J, Gili M. Cognitive impairments and depression: a critical review. Actas Esp Psiquiatr. 2015;43(5):187-93.
13. Zhao Q, Fan HZ, Li YL, Liu L, Wu YX, Zhao YL, et al. Vocal acoustic features as potential biomarkers for identifying/diagnosing depression: a cross-sectional study. Front Psychiatry. 2022;13:815678.
14. Pantano T, Rocca C. Como se estuda? Como se aprende? São José dos Campos: Pulso Editorial; 2016.
15. Catts HW. The Relationship between speech-language impairments and reading disabilities. J Speech Hear Res. 1993;36(5):948-58.
16. Pantano T. Linguagem em depressão infantil [dissertação]. São Paulo: Universidade de São Paulo; 2001.
17. Kowatch RA, Youngstrom EA, Danielyan A, Findling RL. Review and meta-analysis of the phenomenology and clinical characteristics of mania in children and adolescents. Bipolar Disord. 2005;7(6):483-96.
18. Kumar CTS, Frangou S. Clinical implications of cognitive function in bipolar disorder. Ther Adv Chronic Dis. 2010;1(3):85-93.
19. Altshuler LL, Ventura J, van Gorp WG, Green MF, Theberge DC, Mintz J. Neurocognitive function in clinically stable men with bipolar I disorder or schizophrenia and normal control subjects. Biol Psychiatry. 2004;56(8):560-9.
20. Thomas P, Leudar I, Newby D, Johnston M. Syntactic processing and written language output in first onset psychosis. J Commun Disord. 1993;26(4):209-30.
21. Cavalcanti ARS, Pantano T, Fu IL. Aspectos clínicos e linguísticos da TH maior unipolar e do transtorno bipolar em duas crianças de 7 anos. In: Anais do XVII Congresso da Associação Brasileira de Neurologia e Psiquiatria infantil ABENEPI; 2004. Vitória, Brasil.
22. Al-Mosaiwi M, Johsntone T. In an absolute state: elevated use of absolutist Word is a marker specific to anxiety, depression, and suicidal ideation. Clin Psyhcol Sci. 2018;6(4):529-42.

23. Doyle AE, Wilens TE, Kwon A, Seidman LJ, Faraone SV, Fried R, et al. Neuropsychological functioning in youth with bipolar disorder. Biol Psychiatry. 2005;58(7):540-8.
24. Gruber S, Rathgeber K, Braunig P, Gauggel S. Stability and course of neuropsychological deficits in manic and depressed bipolar patients compared to patients with major depression. J Affect Disord. 2007;104(1-3):61-71.
25. Gray J, Venn H, Mortagne B, Murray L, Burt M, Frigerio E, et al. Bipolar patients show mood-congruent biases in sensitivity to facial expressions of emotion when exhibiting depressed symptoms, but not when exhibiting manic symptoms. Cogn Neuropsychiatry. 2006;11(6):505-20.
26. Calabrese R, Fava M, Garibaldi G, Grunze H, Krystal AD, Laghren T, et al. Methodological approaches and magnitude of the clinical unmet need associated with amotivation in mood disorders. J Affect Disord. 2014;168(15):439-51.
27. Weinberg NA, Weinberg WA, Harper CR, Emslie GJ, Brumback RA. A depression and other affective illnesses as a cause of school failure and maladaptation in learning disabled children, adolescents, and young adults. In: Secondary education and beyond: providing opportunities for students with learning disabilities. Pittsburgh: Learning Disabilities Association of America; 1995.
28. Brasil. Lei nº 14.254, de 30 de novembro de 2021. Dispõe sobre o acompanhamento integral para educandos com dislexia ou transtorno do déficit de atenção com hiperatividade (TDAH) ou outro transtorno de aprendizagem. Brasília: Presidência da República; 2021.

5

Distúrbios de ritmos biológicos e transtornos do sono associados a depressão e transtorno bipolar com início na infância e adolescência

Maria Cecilia Lopes

Transtornos do humor são frequentes e afetam mais de 120 milhões de pessoas ao redor do mundo, com comprometimentos físico, mental, social e econômico.[1] Seu impacto na sociedade envolve desde a tendência ao suicídio até a influência na morbidade e na mortalidade associadas às diversas patologias crônicas.[1] Assim, perceber condições de vulnerabilidade também se torna fundamental para uma abordagem eficaz da saúde mental. Estima-se que milhões de crianças sejam afetadas mundialmente por condições múltiplas e complexas de violência.[2]

O sono tem um papel fundamental no desenvolvimento neuropsicomotor e é considerado um marcador de saúde mental e um fator protetor do comportamento e da função cognitiva. Tem interação multidimensional com transtornos psiquiátricos, aumentando a sintomatologia de quadros de humor, ansiosos e compulsivos e dos comportamentos disruptivos nos transtornos do neurodesenvolvimento, incluindo transtorno do espectro autista (TEA), transtorno de aprendizagem e transtorno de déficit de atenção/hiperatividade (TDAH).[3,4] Integrando o conceito de multimorbidade, o tratamento dos transtornos do sono deve ser indicado para intervenção precoce e melhora de sintomas em pacientes com transtornos psiquiátricos. De acordo com estudos epidemiológicos longitudinais,[5] os pacientes com transtornos do sono apresentam maior risco para quadros psiquiátricos e ideação suicida, assim como *clusters* de comportamentos suicidas em crianças e adolescentes com queixas de sono.[6] Intervenções precoces nesses transtornos podem reduzir sintomas residuais da depressão e prevenir quadros depressivos recorrentes.

A principal queixa de sono é a dificuldade de iniciar e manter o sono nos pacientes deprimidos. A insônia é uma queixa populacional prevalente, variando em um percentual de 10 a 48%,[7,8] a depender da metodologia estudada. No Brasil, essa prevalência é de 32%, também verificada por polissonografia – que foi o padrão-ouro para a avaliação do sono e da insônia na coorte brasileira do Estudo Epidemiológico do Sono de São Paulo (Episono), com 1.101 adultos entre 20 e 80 anos.[9] Além disso, um estudo transversal com dados do Episono recrutou 574 homens e 468 mulheres acima de 18 anos e demonstrou uma prevalência maior de insônia nas mulheres, com redução da qualidade de vida.[10] A insônia pode cursar com manifestações clínicas e neurocomportamentais e aumentar a prevalência de transtornos psiquiátricos.[7]

Na pintura surrealista "O Sono" (1937), Salvador Dali desenhou o sonho no formato de uma cabeça disforme como um balão sobre estacas finas, as quais representam o estado emocional, como uma dimensão sutil, fina, instável, mostrando, assim, a relação do sono com nosso estado de humor. Falar sobre o sono é falar sobre a vigília, na qual, de forma cíclica, interagimos com o ciclo de luminosidade, que depende de atenção dos diversos fatores ambientais, determinando a importância da coexistência entre os ciclos claro e escuro, ciclo sono e vigília, emoção e comportamento. O sono demonstra ser um modulador do sistema de preparação e reparação diária. Para a avaliação do sono, existem medidas subjetivas por instrumentos nacionais e internacionais validados; e medidas objetivas, com estudos neurofisiológicos durante o sono por polissonografia e, durante a vigília, por medidas de movimento e testes comportamentais, em que todas as baterias diagnósticas integram a perspectiva do sono para um diagnóstico individualizado e personalizado. Nesse contexto, a interação para discutir sobre o sono entre diversos profissionais da saúde que buscam uma melhora da qualidade de vida para seus pacientes se torna necessária – psiquiatras, neurologistas, otorrinolaringologistas, pneumologistas, pediatras, neuropsicólogos, fonoaudiólogos, pedagogos, fisioterapeutas, educadores físicos e terapeutas.

Kleitman,[11] um professor de fisiologia da Universidade de Chicago fascinado pelo sono de lactentes nos períodos de atividade e inatividade, em *Sleep and Wakefulness*, descreveu:

> Despertar – a reversão do dormir – é gradual quando espontâneo, mas pode ser súbito quando desencadeado por um poderoso estímulo externo e interno... Despertares parciais ou completos ocorrem muitas vezes durante a noite, e não são lembrados; eles ocorrem mais frequentemente no final do período do sono; finalmente, porque existe uma

dificuldade em retornar a dormir, o sono termina, sendo os despertares capazes de nos reconectar, todo dia, com este mundo.[11]

Despertamos para nos alimentar, realizar movimentos corpóreos e interagir socioculturalmente; em consequência, obteremos nossos melhores sonhos ao dormir. Logo, quando dormimos uma boa quantidade de horas e com qualidade, somos preparados para a vigília, e uma vez renovados, realizamos acordados nossos melhores sonhos.

Os ritmos biológicos são processos naturais dos hormônios e neurotransmissores, compatíveis com sincronizadores fisiológicos. O ritmo circadiano gira em torno do ciclo de 24 horas, que inclui ritmos fisiológicos e comportamentais, como sono e vigília, e o ritmo diurno, que apresenta o ritmo circadiano sincronizado com dia e noite. Os ritmos ultradianos são ritmos biológicos com períodos mais curtos e com maior frequência do que os ritmos circadianos, como a expressão do sono NREM (do inglês *non rapid eye moviment* – sem movimentos oculares rápidos) e do sono REM (do inglês *rapid eye moviment*) ao longo da noite, durante a qual dormimos de três a cinco ciclos de sono. Por fim, os ritmos infradianos representam os ritmos biológicos que duram mais de 24 horas, como um ciclo menstrual. Existem cronotipos determinados geneticamente e facilmente acessados por questionário de cronotipagem. A preferência vespertina predomina, estimulada por padrões sociais notívagos, assim como por pouco controle da luminosidade noturna. Neste capítulo, falaremos dos efeitos de ritmicidade biológica em indivíduos saudáveis, dos transtornos do ritmo circadiano e dos transtornos do sono associados aos transtornos do humor.

FISIOLOGIA DO SONO

O sono é um reflexo de fenômenos homeostáticos, circadianos e de conectividade. É resultado da interação entre inibições e ativações, de forma recíproca, sendo tão importante para a vigília como a diástole para a sístole nos batimentos cardíacos. A relação entre sono NREM e sono REM define a arquitetura do sono, e as frequências de ondas do eletroencefalograma (EEG) definem a microarquitetura do sono.

Existem três subdivisões hipotalâmicas no ciclo sono-vigília: o hipotálamo anterior (núcleos gabaérgicos e núcleos supraquiasmáticos), o hipotálamo posterior (núcleo túbero-mamilar histaminérgico) e o hipotálamo lateral (sistema hipocretinas). O sistema gabaérgico inibitório do núcleo pré-óptico ventrolateral (VLPO) do hipotálamo anterior é responsável pelo início e pela manutenção do sono NREM. Os neurônios supraquiasmáticos (NSQs) do hipotálamo anterior são responsáveis pelo ritmo circadiano do ciclo sono-vigília.[12] Os núcleos aminérgicos e histaminérgicos, as hipocretinas e os núcleos colinérgicos do prosencéfalo basal apresentam-se ativos durante a vigília, inibindo o VLPO e promovendo a vigília.

O processo de inibição-estimulação é a base do modelo da interação recíproca entre os grupos reguladores do ciclo sono-vigília (Figura 5.1).[12] O sistema reticular ascendente (SRA) envia projeções do tronco encefálico e do hipotálamo posterior (HP). Neurônios dos núcleos laterodorsal tegmental (LDT) e pedunculopontino tegmental (PPT) enviam fibras colinérgicas (Ach) para alvos, incluindo tálamo e córtex cerebral. Os núcleos aminérgicos (círculos com retícula cinza) projetam-se de maneira difusa, regulando a atividade do córtex e do hipotálamo diretamente. Neurônios do núcleo tuberomamilar (NTM) contêm histamina (HIST); neurônios do núcleo dorsal da rafe (DR) contêm serotonina (5-HT); neurônios do *locus ceruleus* (LC) contêm noradrenalina (NA); neurônios da área do tegmento ventral (VTA) contêm dopamina; e neurônios promotores de sono VLPO contêm GABA.

O modelo da interação recíproca também se aplica aos núcleos colinérgicos e aminérgicos do tronco encefálico no controle temporal do sono REM-NREM. Uma excelente revisão dos núcleos promotores do sono pode ser encontrada no artigo de Alóe e colaboradores[13] de 2005 sobre mecanismos do ciclo sono-vigília.

A macroarquitetura do sono corresponde à distribuição de estágios do sono NREM descritos em N1, N2 e N3, e ao sono REM. No sono NREM, há o sono de ondas lentas, também conhecido como sono reparador, associado à plasticidade sináptica. O sono REM é associado à atividade onírica, com sonhos coloridos e por vezes vívidos.

A avaliação objetiva do sono por meio da polissonografia possibilita o registro de múltiplos sistemas fisiológicos. Em geral, são monitoradas simultaneamente diversas variáveis fisiológicas durante as noites inteiras, obtendo-se parâmetros descritos como arquitetura do sono, também denominada macroestrutura do sono. As análises convencionais são submetidas aos critérios internacionais de classificação dos estágios do sono. Todos os registros polissonográficos são realizados e estagiados de acordo com os critérios padronizados para estudos do sono,[12] cujos parâmetros geralmente avaliados são:

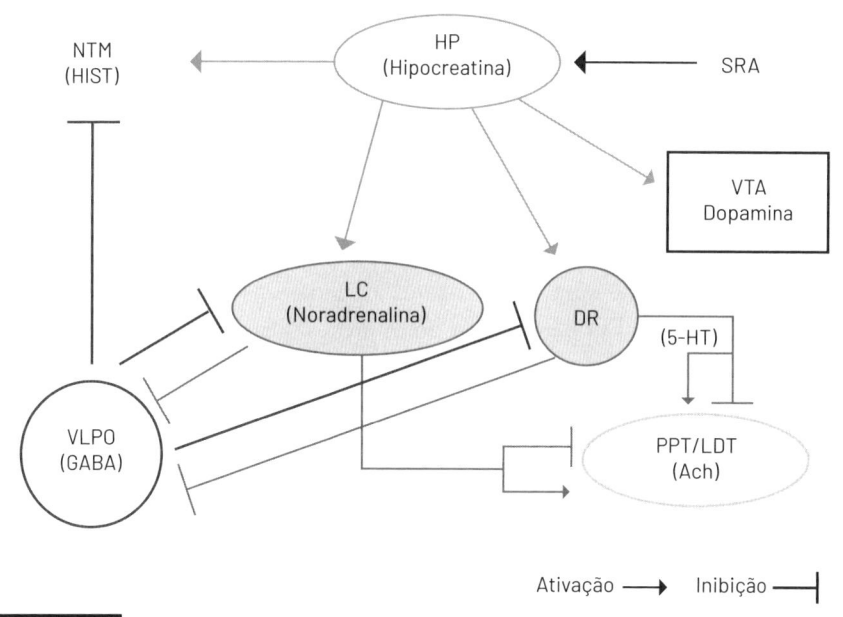

FIGURA 5.1
Modelo da interação recíproca entre os grupos reguladores do ciclo sono-vigília.
Fonte: Elaborada com base em Alóe e colaboradores.[13]

- latência para o sono em minutos;
- latência para o REM em minutos;
- tempo total de registro em minutos (TTR);
- tempo total de sono em minutos (TTS);
- eficiência do sono em porcentagem;
- tempo em vigília após o início do sono em porcentagem;
- estágios do sono (N1, N2, N3 e sono REM) calculados em percentagem do TTS;
- índice de despertares breves por hora de sono;
- índice de eventos respiratórios (obstrutivos, centrais e mistos) por hora de sono;
- índice de movimentos periódicos de pernas por hora de sono;
- saturação da oxi-hemoglobina (basal, média e mínima).

A análise espectral por eletroencefalograma (EEG) em sono pode ser considerada uma nova forma de leitura do EEG, só tornada possível pelo sistema digital computadorizado, devido ao grande número de cálculos necessários em curto tempo – em torno de 2 segundos. Depois de gravado, o exame passa para as fases de leitura, seleção de épocas e análise espectral, que consiste na configuração das bandas de frequências do EEG (delta, teta, alfa e beta). As análises espectrais são realizadas em dois domínios: tempo e frequência. O domínio do tempo por meio da análise visual é a forma clássica de registro e leitura do EEG, permanecendo como base indispensável para qualquer investigação. O domínio da frequência permite uma análise quantitativa do espectro de frequências de ondas cerebrais no EEG durante o sono. A análise quantitativa do EEG, também denominada análise espectral em sono, possibilita acesso ao ritmo cerebral por um estudo de bandas de frequências em cada estágio de sono, de acordo com cada protocolo científico. Os dados espectrais do EEG têm sido estudados nos transtornos psiquiátricos, particularmente no transtorno do humor unipolar durante o sono. Têm sido observadas diferenças (entre pacientes e controles e entre gêneros) de ritmos inter-hemisféricos e de coerência intra-hemisférica.[4]

Há quase um século, Constantin von Economo previu uma área promotora de vigília no hipotálamo posterior e uma região promotora do sono na área pré-óptica.[14] O VLPO contém neurônios gabaérgicos e galaninérgicos que estão ativos durante o sono e são necessários para o sono normal. O hipotálamo lateral posterior contém neurônios com hipocretina que são cruciais para manter a vigília normal. É proposto um modelo em que os neurônios promotores da vigília e do sono se inibem mutuamente, o que resulta em vigília e sono estáveis. A interrupção das vias de vigília ou de promoção do sono resulta em instabilidade do estado comportamental.[15] O sistema glinfático do sono tem sido amplamente estudado; além de fazer a eliminação de resíduos, esse sistema facilita a distribuição cerebral de vários compostos, incluindo glicose, lipídeos, aminoácidos, fatores de crescimento e neuromoduladores. O sistema glinfático funciona principalmente durante o sono e é amplamente desacoplado durante a vigília.[16] Esse processo de restauração por meio do sistema glinfático tem sido apontado em diversos processos neurológicos.[17] Os mecanismos subjacentes à depuração de solutos do espaço extracelular do cérebro têm intrigado os neurologistas há séculos. Os agregados proteicos são uma característica comum em pacientes com doença de Alzheimer, doença de Parkinson, esclerose lateral amiotrófica e outras doenças neurodegenerativas.[17-19] Isso implica que a redução da depuração cerebral pode ser um fenômeno compartilhado na neurodegeneração. O trabalho em turnos e a vida social intensa e noturna podem interferir nos ritmos biológicos e no sistema glinfático e prejudicar os sistemas de temporização, com consequente alteração de humor e aumento de risco para transtornos psiquiátricos.

TRANSTORNOS DE RITMOS CRONOBIOLÓGICOS

Os ritmos biológicos são objeto de estudo da cronobiologia desde 1960.[4] Entre as inúmeras aplicações da cronobiologia para diversas áreas do conhecimento, destaca-se sua contribuição para o estudo dos transtornos do humor; depressões sazonais e endógenas são reconhecidas como exemplos de "doenças temporais ou dos relógios biológicos".[4] Existe uma demanda para realizarmos o alinhamento das nossas atividades cotidianas com nossos relógios biológicos. A cronobiologia ganhou relevância na atualidade, e, desde a Antiguidade, nos relatos de Hipócrates e Galeno, encontram-se descrições fenomenológicas de ritmos na melancolia, assim como de seu tratamento pela exposição à luz. Os ritmos de vigília/sono ou de atividade/repouso são os mais estudados em pacientes com transtornos do humor, devido à sua importância clínica e à facilidade de sua abordagem. A técnica para estudo da atividade/repouso (actimetria) é de fácil aplicação, não oferece riscos aos pacientes e não interfere na variável a ser estudada.[4]

O SISTEMA DE TEMPORIZAÇÃO "RELÓGIOS BIOLÓGICOS"

Os ritmos endógenos são reconhecidos pela permanência de ritmicidade nos organismos vivos mantidos em condições constantes (isolados do meio ambiente). A ritmicidade endógena é decorrente de um complexo sistema de temporização envolvendo mecanismos hormonais, neuronais e metabólicos. Um sistema de temporização circadiana é responsável pela sincronização de oscilações geradas em diferentes órgãos e células do organismo. Diversas funções do organismo tendem a se encadear temporalmente, acoplando diferentes ritmos fisiológicos e comportamentais e caracterizando uma organização temporal interna. A endogenicidade dos ritmos proporciona aos organismos uma capacidade antecipatória, que lhe permite organizar recursos e atividades antes que sejam necessários. Por exemplo, em seres humanos, a elevação da temperatura e a secreção de cortisol no início do dia preparam o organismo para a vigília ou a atividade, e a diminuição da temperatura e a secreção de melatonina, também denominada "hormônio da noite", liberada no final do dia pela redução de luz, preparam o organismo para o sono-repouso.

Existem preferências individuais por atividades cedo, pela manhã – uma tendência social para a matutinidade –, ou por atividades em horários mais tardios – uma tendência para a vespertinidade. Essas tendências determinam os cronotipos matutinos ou vespertinos, e parte da população apresenta-se entre esses dois extremos – os cronotipos intermediários ou indivíduos sem uma preferência determinada. Tendências para a matutinidade ou para a vespertinidade têm sido associadas a alterações dos genes ligados ao funcionamento do sistema de temporização circadiano. Enquanto adolescentes apresentam uma tendência para a vespertinidade, os idosos tendem à matutinidade, o que é atribuído às modificações dos ritmos biológicos que ocorrem ao longo da vida em função do estágio de maturação do organismo. Os cronotipos também influenciam o desempenho de atletas em atividades esportivas de alta *performance* e o desempenho intelectual em atividades que exigem bastante atenção.

RELAÇÕES TEMPORAIS DOS RITMOS BIOLÓGICOS CIRCADIANOS COM O MEIO AMBIENTE

Os ritmos circadianos do organismo com períodos de cerca de 24 horas (20 a 28 horas) se ajustam diariamente tanto ao seu meio ambiente interno como ao meio ambiente externo. O sinal do marca-passo central localizado nos núcleos supraquiasmáticos do hipotálamo é traduzido para os órgãos periféricos por meio de sinais autonômicos e hormonais. Por sua vez, o marca-passo central recebe informações viscerais e sensoriais periféricas, produzindo um ajuste fino entre os ritmos do organismo e as mudanças no ciclo ambiental. Os ritmos endógenos são sincronizados com as mudanças ambientais por pistas temporais, também denominadas *"zeitgebers"* (doadores de tempo). O ciclo claro-escuro e os horários de atividades sociais (horários de sono e de alimentação) têm sido considerados as principais pistas temporais para o ajuste dos ritmos do organismo diante das variações do meio ambiente.[4] A plasticidade do sistema temporal permite o ajuste dos ritmos internos aos momentos mais propícios do meio ambiente, isto é, uma adaptação temporal que consiste na harmonização entre a ritmicidade biológica e os ciclos ambientais. A plasticidade do sistema de temporização circadiano, interpretada como uma característica adaptativa, é, portanto, fundamental para a saúde do organismo e para a preservação das espécies.

O ritmo biológico circadiano é determinado por *clock genes*; os indivíduos têm polimorfismos genéticos para resposta à privação de sono – por exemplo, o PER3 dos tipos PER3$^{4/4}$ ou PER3$^{5/5}$, que são respectivamente associados à matutinidade e à vespertinidade, com alterações de ativação cortical da área pré-frontal posterior associada às funções executivas nos processos de execução de tarefas pela manhã ou no final da tarde. Alguns pesquisadores têm sugerido que alterações genéticas dos *clock genes* possam ter um papel fundamental para a gênese dos transtornos do humor, e, consequentemente, há pacientes com maior suscetibilidade para depressão sazonal para distúrbios do ritmo de sono bipolar. Alterações genéticas ou de estruturas envolvidas no sistema de temporização parecem ser importantes fatores de vulnerabilidade tanto para alterações rítmicas como para transtornos do humor.[4]

Vários estudos de associação e expressão gênica têm sugerido que os genes circadianos podem ser a base do desenvolvimento de transtornos do humor, incluindo o transtorno bipolar (TB), e das alterações de ritmos vistas nesses pacientes.[20] Existem evidências sobre o papel dos *clock genes* nos processos emocionais e motivacionais, e há estudos genéticos buscando polimorfismo nesses genes. Já a presença de polimorfismos no *clock gene* PER3 parece estar associada a um número de fatores nos transtornos do humor. Mansour e colaboradores[21] encontraram uma associação sugestiva entre polimorfismos nos genes ARNTL, PER3 e TIMELESS e TB do tipo I. Já Nievergelt e colaboradores[22] relataram uma associação haplotípica nos genes ARNTL e PER3 e TB. Um polimorfismo (T3111C; rs1801260) na região 3' flanqueadora do *clock gene* foi relatado como associado à alteração do sono em pacientes com TB e depressão maior, bem como a uma elevada taxa de recorrência do TB.

Pacientes com alterações no gene HOMER 1 podem estar mais suscetíveis aos transtornos psiquiátricos, pois modificações na expressão desse gene têm sido associadas às condições de estresse crônico. Estressores ambientais e farmacológicos fazem uma regulação no RNA mensageiro HOMER1 em várias estruturas cerebrais, e a expressão do HOMER1 parece estar *"up-regulated"* também depois da privação do sono e tem relação com a melhora da depressão observada após a privação de sono. Tem sido proposto que HOMER1 pode ser um marcador de suscetibilidade genética à perda de sono. Já a proteína CREB1 (do inglês *cyclic--AMP response element binding protein*) promove a transcrição de vários genes, incluindo o fator de crescimento neuronal BDNF (do inglês *brain derived neurotrofic factor*). O papel da CREB1 na memória de armazenamento e na plasticidade sináptica tem sido apontado, e evidências sugerem que possa desempenhar um papel na regulação sono-vigília em mamíferos, e a presença de mutações na proteína CREB1 pode apresentar interferência no tempo de sono REM.

O BDNF está representado no alelo Val66Met, cujo polimorfismo tem sido amplamente estudado em vários transtornos psiquiátricos – com achados positivos e negativos. A presença de polimorfismo no BDNF foi observada em crianças com TB.[23] O BDNF participa da cascata bioquímica de memória de consolidação e de persistência, e alterações no BDNF interrompem a sinalização dos processos de memória em vários níveis de processamento de informação. A presença do polimorfismo no BDNF val66met na genética hipocampal parece influenciar o desenvolvimento de déficits em vários setores do sistema nervoso central, com alterações do aprendizado e memória decorrentes de estresse contínuo. No Quadro 5.1, apresenta-se um resumo das principais referências gênicas descritas neste capítulo.

QUADRO 5.1
Genes associados aos transtornos psiquiátricos

Alguns genes estudados	Exemplos de associações diagnósticas e prognósticas
Homozigose no *clock gene* no alelo 3111C	Associação entre transtornos do sono e do humor
Polimorfismo no *clock gene* PER3	Fatores correlacionados nos transtornos do humor Resposta à privação do sono
Polimorfismo em ARNTL, PER3 e TIMELESS	Associação com TB tipo I
Associação haplotípica em ARNTL e PER3	Associação com TB
Polimorfismo na região 3' flanqueadora do *clock gene*	Alteração do sono em pacientes com TB e depressão maior Maior taxa de recorrência do TB
Alterações no gene HOMER 1	Marcador de suscetibilidade a transtornos psiquiátricos, à perda de sono, às respostas às condições de estresse crônico e a estressores ambientais
Proteína CREB1	Promove a transcrição de vários genes, incluindo o fator de crescimento neuronal BDNF. Atua na memória de armazenamento e plasticidade sináptica. Tem papel na regulação sono-vigília
BDNF com polimorfismo no alelo Val66Met	Associado ao TB de início precoce. Estudado em vários outros transtornos psiquiátricos. Associado à resposta de experiências sociais aversivas

VULNERABILIDADE SOCIAL E SÍNDROME DE SONO INSUFICIENTE

As intensas e bruscas mudanças biológicas e psicossociais e as situações de estresse associadas às alterações dos ritmos e às alterações do humor podem ser consideradas fatores de risco para a gênese de transtornos psiquiátricos em indivíduos vulneráveis. No modelo dos ritmos sociais, essas mudanças levariam a alterações da ritmicidade circadiana. A associação entre as irregularidades dos ritmos sociais e as alterações do humor tem sido também considerada no âmbito da formação de determinados traços de personalidade. Alterações precoces dos ritmos circadianos poderiam levar à formação de determinados traços temperamentais e à maior vulnerabilidade para transtornos do humor. Traços temperamentais têm sido considerados não apenas em relação a determinados subtipos clínicos, como também na avaliação da evolução, do prognóstico e da resposta terapêutica de pacientes com transtornos do humor. Outro importante fator de risco observado é o conflito temporal entre os horários de melhor disponibilidade do organismo para atividades e os horários de exigências sociais.

Uma das principais consequências do conflito temporal é a síndrome do sono insuficiente, com consequente sonolência diurna. Nos dias da semana, observa-se um padrão de restrição do sono; nos fins de semana, um padrão de extensão do sono pela ausência de exigências sociais cedo pela manhã. Atividades sociais em horários mais noturnos, mais frequentes nos fins de semana e para adolescentes urbanos, podem aumentar a duração do sono nos fins de semana ou, ainda, a restrição do sono nos dias de semana. O quadro de sintomas decorrente desse padrão foi denominado *jet lag* social, devido à sua semelhança com o padrão de restrição-extensão do sono observado em indivíduos que realizam viagens transmeridionais.

Persiste a controversa questão: as alterações de sono levam aos transtornos do humor ou essas alterações são sintomas decorrentes desses transtornos? A relação entre alterações de sono e transtornos do humor é bidirecional; pacientes com transtornos do sono apresentam importantes alterações de humor, ao passo que as alterações do ritmo de sono são sintomas altamente prevalentes nos episódios de humor. As alterações do sono foram um dos primeiros sintomas de TB descritos tanto para adultos como para crianças e adolescentes. Hipersonia e lentificação psicomotora, características frequentes da depressão bipolar, estão também associadas a distúrbios da ritmicidade circadiana. Alterações do sono, principalmente insônia, observadas em 72,7% dos adolescentes deprimidos[24] também podem ser a expressão de uma tendência para a vespertinidade e a hipersonia, uma expressão de sonolência diurna decorrente da privação de sono causada por hábitos noturnos desajustados. Horários de atividade mais noturnos e o isolamento social podem contribuir para a menor exposição à luz observada em adolescentes deprimidos. Sintomas depressivos, como isolamento social, e sintomas maníacos, como excesso de atividades, podem também influenciar a ritmicidade circadiana, levando a um possível mascaramento dos ritmos.

DEPRESSÃO E SONO

Os estudos do sono na depressão têm sido realizados por diversos autores em todos os grupos etários. Um fator intrigante é a presença de redução no sono REM associada às ideias suicidas em adolescentes com depressão.[25] A regulação do sono REM é modificada pela fisiopatologia da depressão, e existem duas hipóteses para explicar as alterações no sono REM: uma associada à presença de catecolaminas e a outra associada aos receptores de acetilcolina. Há evidências de que os transtornos de ansiedade podem aumentar a produção de catecolaminas e alterar a evolução da depressão associada à ansiedade. Existe um fato bem estabelecido de que a privação do sono aguda pode melhorar os sintomas depressivos, com uma ação limitada, como, por exemplo, após uma noite de privação por aumento nos níveis de serotonina. Como o transtorno de ansiedade pode gerar privação do sono, pode haver um processo natural compensatório em cada organismo para melhorar os sintomas de depressão por meio desse mecanismo. Já a insônia inicial crônica tem sido descrita como a queixa do sono mais associada à depressão de início precoce.

Depressão e fatores associados, como ansiedade, podem alterar gradualmente a regulação do sono. O aumento da latência do sono na infância pode ser considerado um marcador de curso de transtorno unipolar recorrente. Em geral, o sono em crianças e adolescentes apresenta-se protegido, com aumento do tempo do sono de ondas lentas.[6] O padrão bidirecional de sintomas é marcante entre sono e depressão. Os episódios de depressão recorrente são geralmente precedidos de queixas subjetivas de alterações do sono, sobretudo em crianças e adolescentes. Tais observações favorecem a teoria de que o transtorno da fisiologia do sono pode preceder o desenvolvimento do transtorno do humor, bem como a evidência da importância do sono. Uma vez dentro dos critérios diagnósticos para depressão bipolar, torna-se imperativo o estudo da coexistência de transtorno do humor e transtorno do sono. O transtorno depressivo maior engloba um conjunto de sintomas emocionais e cognitivos. A maioria dos pacientes deprimidos apresenta queixas de sono frequentes, que se comportam como fatores de risco para o início e o desenvolvimento da depressão, por vezes refratária e desafiadora para os especialistas assistentes.

Estudos polissonográficos por EEG demonstram alterações características na depressão, como: redução da latência para o sono REM, interrupções da continuidade do sono e desinibição do sono REM e aumento da duração do sono REM e da densidade de REM.[26] O distúrbios dos sistemas de noradrenalina e serotonina podem contribuir para anormalidades do sono REM na depressão. As alterações de padrões neurofisiológicos dos pacientes deprimidos, com redução de atenção, sonolência e queixas de sono, tornam-se o objetivo ideal no tratamento da medicina do sono dos transtornos do humor, com a busca da remissão completa dos sintomas e o retorno ao mesmo nível de funcionalidade experimentado antes do episódio depressivo. No entanto, sabe-se que aproximadamente um terço dos pacientes apresenta apenas remissão parcial, mostrando melhora insuficiente e sintomas residuais persistentes. A persistência de sintomas residuais pode aumentar a sintomatologia álgica e gerar um círculo vicioso, com manutenção do quadro depressivo e recaídas mais frequentes quando tais sintomas estão presentes.[26] A medicina do sono tem como objetivo abordar as queixas de sono com sintomas residuais para atingir melhores resultados terapêuticos.

TRANSTORNO BIPOLAR E SONO

O TB na infância tende a ser uma entidade de difícil acesso, em razão do polimorfismo clínico. A identificação precoce do TB tende a mudar o curso natural da doença. Queixas relacionadas ao sono parecem não fazer parte dos sintomas entre crianças de 1 a 6 anos, o que indica uma mudança das características dos sintomas por meio da maturação cerebral.[4] A diminuição da necessidade de sono tem surgido como sinal básico de mudança de comportamento durante um episódio de mania nas crianças com TB. Tem se investigado também de que maneira os subtipos podem ter características de sono específicas. Um diagnóstico diferencial que pode ser considerado imprescindível é a hiperatividade, sendo um dos sintomas diferenciais a presença de diminuição do sono, que pode estar ausente no TDAH. A busca de um marcador neurofisiológico no sono para identificar o TB persiste, e ainda não está claro, no TB, como alterações de sono podem ser preditoras de recorrência de sintomas, bem como de tentativa de suicídio. Já alterações na melatonina e em outros hormônios têm sido exploradas como fatores de agudização de sintomas, podendo-se questionar se as alterações hormonais da puberdade podem também influenciar os sintomas de TB na adolescência.[4]

A importância do sono na modulação das emoções de crianças com depressão bipolar também tem sido estudada. O sono de má qualidade pode estar presente antes de o transtorno ser diagnosticado e durante o processo de franca mania. Durante o episódio de mania aguda, os pacientes apresentam redução do tempo total de sono e redução da necessidade de sono. Mesmo durante o período eutímico, o transtorno de sono é comum. As queixas frequentes de sono no TB são dificuldade de iniciar o sono, sono não reparador, pesadelos, sonolência excessiva diurna e cefaleia matinal. A polissonografia demonstrou que crianças com TB (com subtipo de ciclagem ultradiana rápida) apresentaram redução da eficiência do sono e frequentes despertares noturnos, sendo observados, também, redução do sono REM e aumento do período do sono delta. Os dados espectrais do EEG têm sido mais explorados na população pediátrica com depressão unipolar; no entanto, não há dados na população bipolar. A qualidade do sono em termos de ritmos das ondas cerebrais, bem como as alterações autonômicas durante o sono e seus estágios, não foram estudadas no TB. A pesquisa dos ritmos cerebrais durante o sono de TB de início precoce pode contribuir para a elucidação de um padrão endofenotípico do TB. O sono não reparador pode estar presente antes de o transtorno do sono ser diagnosticado e/ou durante o processo de franca mania. Durante a mania aguda, os pacientes geralmente apresentam redução do tempo total de sono e redução da necessidade de sono. Encontramos padrões diferentes no sono em pacientes com TB durante o episódio de mania e o depressivo.[27]

A instabilidade do ritmo circadiano tem sido apontada como um fator endofenotípico importante no TB. Adolescentes filhos de pacientes com TB foram comparados com indivíduos controles por meio de estudos com monitorização dos movimentos corpóreos e apresentaram alteração do ritmo circadiano. A relação entre uma predisposição genética ao TB e os transtornos do sono ainda está para ser esclarecida. Em relação ao TB de início precoce, os dados neurofisiológicos sugerem maior fragmentação do sono, assim como tem sido descrito na população adulta.

TRATAMENTO POR MEIO DE CRONOTERAPIA

Essa terapia baseada na manipulação de pistas temporais e do ritmo do sono pode ser combinada entre si, com outros tratamentos ou, ainda, aplicada de forma isolada. Por ser de baixo custo e de fácil aplicação, a cronoterapia vem sendo indicada como promissora para o tratamento dos transtornos do humor.

FOTOTERAPIA E TERAPIA DO ESCURO

A fototerapia, indicada inicialmente para a depressão sazonal, vem sendo preconizada para a depressão endógena e a depressão bipolar. Um novo procedimento, denominado "terapia do escuro", que consiste em manter pacientes em mania ou em ciclagem rápida em ambientes escuros, pode reverter os sintomas com a mesma eficácia que o tratamento com neurolépticos.

MANIPULAÇÕES DO RITMO VIGÍLIA-SONO

A higiene do sono, a restrição de tempo de sono e técnicas para a consolidação do sono têm sido amplamente utilizadas na medicina do sono. A privação do sono pode ser total ou parcial, na segunda metade do sono. Já a manipulação do ritmo do sono é feita por um avanço de fase – acordar por volta de 1h ou 2h, permanecendo acordado durante o resto da noite por alguns dias até a melhora dos sintomas, aumentando, assim, a consolidação do sono.

AGONISTAS DE RECEPTORES MELATONINÉRGICOS

O estudo de novos fármacos que atuam no sistema de temporização com potencial para sincronizar os ritmos circadianos pode contribuir para o arsenal terapêutico dos transtornos do humor. Recentemente, a agomelatina, um potente agonista de receptores melatoninérgicos (MT1 e MT2), vem sendo testada para o tratamento da depressão uni e bipolar. A pesquisa com agomelatina fundamenta-se na sua atuação sincronizadora dos ritmos biológicos, tendo ainda uma atuação como antagonista dos receptores 5HT2C, outro alvo do tratamento da depressão e do transtorno do sono.[28]

TERAPIA COGNITIVO-COMPORTAMENTAL E TERAPIA INTERPESSOAL E DOS RITMOS SOCIAIS

As terapias têm papel fundamental na mudança de hábitos inadequados para os ritmos biológicos. A terapia cognitivo-comportamental e a terapia interpessoal e dos ritmos sociais podem atingir os maiores focos de recorrência do TB e não adesão ao tratamento, acompanhando eventos de vida estressantes e rupturas dos ritmos sociais.

CONSIDERAÇÕES FINAIS

Um sono reparador gera qualidade de vida para atividades diárias habituais. Existe uma associação bilateral entre queixas de sono e transtornos do humor, sendo importante a investigação de transtorno do humor nos transtornos do sono, e vice-versa. O sono pode permanecer como sintoma residual na remissão do quadro de transtorno do humor, e a piora dos sintomas de sono pode predizer uma recaída desse transtorno. Entre os diversos fatores de risco para os transtornos do humor na adolescência, as alterações da ritmicidade circadiana merecem um papel de destaque. O sono como marcador endofenotípico no TB com transtornos de sono é apontado como um dos fatores cardinais para TB.

Existem dados evolucionais que sugerem a existência de conexões biológicas possíveis entre variantes dos genes circadianos e comportamento e/ou humor, que podem influenciar a adaptação e a seleção genética. Aqueles polimorfismos de DNA em genes associados ao padrão de sono podem estar correlacionados com a suscetibilidade de desenvolvimento do TB e determinar a evolução para a expressão do TB. Ou seja, esse modelo de estudo sobre sono e genética no TB pode ajudar na compreensão da interação dos fatores genéticos com as alterações do sono presentes nesses pacientes, o que estabelece o sono como um marcador endofenotípico fundamental no estudo da neurobiologia do TB. Além disso, existe uma possibilidade de as implicações cardiovasculares nos transtornos psiquiátricos serem moduladas pelo padrão de sono. Os transtornos do sono podem alterar a fisiologia do sono e aumentar os sintomas de humor e ansiedade, causando despertares noturnos por vezes prolongados, com diminuição de tempo total de sono e redução da sua qualidade. Já a adequação temporal de atividades com a melhor disponibilidade biológica individual para a matutinidade ou a vespertinidade pode ser considerada uma importante medida profilática para alterações dos ritmos biológicos e para a gênese de episódios de humor. Entre elas, destaca-se a mudança dos horários escolares, que visa a diminuir o risco de problemas de saúde mental em adolescentes.

Finalmente, a evolução de processos neurodegenerativos passa por qualidade do sono e estabilidade do humor. A interface de fatores protetores para a cognição gera uma necessidade de mudanças no estilo de vida e de uma medicina mais personalizada e individualizada. Estamos cientes de que a ruptura circadiana é inevitável na nossa sociedade e caminhamos nas neurociências em busca do "cronotipo ideal". Vespertinidade é o fenótipo do ritmo circadiano mais frequente; ficamos, então, com a principal mensagem final: como usar o cronotipo a favor de um melhor desempenho emocional, físico e cognitivo? A avaliação da exposição à luz, o estudo de movimentos por actimetria digital, a avaliação de cronobiotipos e os estudos genéticos para análise de padrões de ritmos circadianos tornam-se elementos poderosos nos seguimentos dos nossos pacientes. Em relação aos cronotipos individuais, estes podem determinar capacidade de aprendizagem, desempenho esportivo e recuperação em trabalhos de turnos. A medicina do sono tem como objetivo apoiar as estratégias terapêuticas não farmacológicas e farmacológicas para o tratamento de quadros psiquiátricos, sendo a intervenção conjunta necessária com maior chance de êxito nos planos e metas terapêuticos, com o objetivo de dormirmos bem para termos uma melhor interação social e emocional.

REFERÊNCIAS

1. Kessler RC, Angermeyer M, Anthony JC, DE Graaf R, Demyttenaere K, Gasquet I, et al. Lifetime prevalence and age-of-onset distributions of mental disorders in the World Health Organization's World Mental Health Survey Initiative. World Psychiatry. 2007;6(3):168-76.
2. Hillis S, Mercy J, Amobi A, Kress H. Global prevalence of past-year violence against children: a systematic review and minimum estimates. Pediatrics. 2016;137(3):e20154079.
3. Fu-I, L. Transtorno bipolar na infância e adolescência. São Paulo: Segmento Ferma; 2007.
4. Fu-I L, Boarati MA, Maia APF, organizadores. Transtornos afetivos na infância e adolescência: diagnóstico e tratamento. Porto Alegre: Artmed; 2012.
5. Kryger MH, Roth T, Dement WC. Principles and practice of sleep medicine. 5th ed. St. Louis: Elsevier Saunders; 2011.

6. Lopes MC, Boronat AC, Wang YP, Fu-I L. Sleep complaints as risk factor for suicidal behavior in severely depressed children and adolescents. CNS Neurosci Ther. 2016;22(11):915-20.
7. Ohayon MM, Caulet M, Priest RG, Guilleminault C. DSM-IV and ICSD-90 insomnia symptoms and sleep dissatisfaction. Br J Psychiatry. 1997;171:382-8.
8. Ohayon MM. Interlacing sleep, pain, mental disorders and organic diseases. J Psychiatr Res. 2006;40:677-9.
9. Castro LS, Poyares D, Leger D, Bittencourt L, Tufik S. Objective prevalence of insomnia in the São Paulo, Brazil epidemiologic sleep study. Ann Neurol. 2013;74(4):537-46.
10. Lucena L, Polesel DN, Poyares D, Bittencourt L, Andersen ML, Tufik S, et al. The association of insomnia and quality of life: Sao Paulo epidemiologic sleep study (EPISONO). Sleep Health. 2020;6(5):629-35.
11. Kleitman N. *Sleep and wakefulness.* Chicago: University of Chicago; 1963.
12. Conceição MCL. Padrão alternante cíclico em crianças e adolescentes: saudáveis, com artrite idiopática juvenil, e com transtornos respiratórios do sono de grau leve. São Paulo; 2005.
13. Alóe F, Azevedo AP, Hasan R. Mecanismos do ciclo sono-vigília. Braz J Psychiatry. 2005;27(suppl1):33-9.
14. Vyas A, Jesus O. Von economo encephalitis. In: StatPearls [Internet]. Treasure Island: StatPearls Publishing; 2023 [capturado de 22 jun. 2023]. Disponível em: https://www.ncbi.nlm.nih.gov/books/NBK567791/.
15. Saper CB, Chou TC, Scammell TE. The sleep switch: hypothalamic control of sleep and wakefulness. Trends Neurosci. 2001;24(12):726-31.
16. Jessen NA, Munk AS, Lundgaard I, Nedergaard M. The glymphatic system: a beginner's guide. Neurochem Res. 2015;40(12):2583-99.
17. Rasmussen MK, Mestre H, Nedergaard M. The glymphatic pathway in neurological disorders. Lancet Neurol. 2018;17(11):1016-24.
18. Sevigny J, Chiao P, Bussière T, Weinreb PH, Williams L, Maier M, et al. The antibody aducanumab reduces Abeta plaques in Alzheimer's disease. Nature. 2016;537(7618):50-618.
19. Peng C, Gathagan RJ, Covell DJ, Medellin C, Stieber A, Robinson JL, et al. Cellular milieu imparts distinct pathological α-Synuclein Strains in α-synucleinopathies. Nature. 2018;557(7706):558-63.
20. Mitterauer B. Clock genes, feedback loops and their possible role in the etiology of bipolar disorders: an integrative model. Med Hypotheses. 2000;55(2):155-9.
21. Mansour HA, Wood J, Logue T, Chowdari KV, Dayal M, Kupfer DJ, et al. Association study of eight circadian genes with bipolar I disorder, schizoaffective disorder and schizophrenia. Genes Brain Behav. 2006;5(2):150-7.

22. Nievergelt CM, Kripke DF, Barrett TB, Burg E, Remick RA, Sadovnick AD, et al. Suggestive evidence for association of the circadian genes PERIOD3 and ARNTL with bipolar disorder. Am J Med Genet B Neuropsychiatr Genet. 2006;141B(3):234-41.
23. Egan MF, Kojima M, Callicott JH, Goldberg TE, Kolachana BS, Bertolino A, et al. The BDNF val66met polymorphism affects activity-dependent secretion of BDNF and human memory and hippocampal function. Cell. 2003;112(2):257-69.
24. Liu X, Buysse D, Gentzler AL, Kiss E, Mayer L. Imnsonia and hypersomnia associated with depressive phenomenology and comorbidity in childhood depression. Sleep. 2007;30(1):83-90.
25. Wang YQ, Li R, Zhang MQ, Zhang Z, Qu WM, Huang ZL. The Neurobiological mechanisms and treatments of REM sleep disturbances in depression. Curr Neuropharmacol. 2015;13(4):543-53.
26. Harada E, Satoi Y, Kikuchi T, Watanabe K, Alev L, Mimura M. Residual symptoms in patients with partial versus complete remission of a major depressive disorder episode: patterns of painful physical symptoms in depression. Neuropsychiatr Dis Treat. 2016;30(12):1599-607.
27. Lopes MC, Boarati MA, Fu-I L. Sleep and daytime complaints during manic and depressive episodes in children and adolescents with bipolar disorder. Front Psychiatry. 2020;10:1021.
28. Lopes MC, Quera-Salva MA, Guilleminault C. Non-REM sleep instability in patients with major depressive disorder: subjective improvement and improvement of non-REM sleep instability with treatment (Agomelatine). Sleep Med. 2007;9(1):33-41.

LEITURA RECOMENDADA

Brown RH, Al-Chalabi A. Amyotrophic lateral sclerosis. N Engl J Med. 2017;377(2):162-72.

6

Ideação e tentativa de suicídio e autolesão nos transtornos do humor com início na infância e adolescência

Miguel Angelo Boarati

O suicídio (ideação e tentativa), a autolesão não suicida (ANS) e a automutilação são comportamentos bastante frequentes em adolescentes com transtornos mentais, como o transtorno do humor e, em especial, a depressão maior e o transtorno bipolar (TB) nas fases depressivas e mistas. Esses comportamentos são considerados autolesivos (ou autodestrutivos) e indicadores de gravidade clínica, estando associados a baixa resposta terapêutica, maiores taxas de refratariedade e má aderência, bem como a um prognóstico ruim.

O comportamento suicida (CS), ou suicibilidade, é definido como um espectro que vai desde ter ideias sobre a morte, pensar se a vida vale a pena ser vivida ou ter o desejo de estar morto, passando pelo planejamento de como se matar (decisão de como se matar), chegando à tentativa e ao suicídio consumado.[1] Há um aumento na gravidade que vai do pensamento para a ação, e no caso de adolescentes, esse intervalo pode ser bem curto. O suicídio é a segunda principal causa de mortes entre jovens de 15 a 24 anos em todo o mundo,[2] tendo ocorrido um aumento de três vezes na taxa de tentativas de suicídio em adolescentes nos Estados Unidos, sendo 40% maior nas meninas em comparação com os meninos.[3] De acordo com dados recentes do Center for Disease Control and Prevention (CDC), a taxa de suicídio nessa faixa etária é de 10,7/100.000 pessoas, comparada com 6,8/100.000 em 2007.[4]

A ANS é definida como a produção intencional de ferimentos e lesões no corpo, por diferentes motivações e métodos,[5] mas que não tem a real intenção de causar morte. Com frequência, inicia-se na adolescência e atinge seu pico por volta dos 15 a 16 anos, apresentando declínio a partir do início da vida adulta.[6] O Quadro 6.1 define as diferenças entre os tipos de comportamento autolesivos (CS, ANS e comportamento autodestrutivo [CAD]).

As principais motivações relacionadas à ANS são reduzir sentimentos e pensamentos negativos, gerar sensação de prazer e controle, autopunir-se e reduzir o sentimento de dissociação ou anestesia emocional. No passado, todo as formas não fatais e deliberadas de automutilação eram vistas como tentativas de suicídio; no entanto, essa afirmação não se mostra correta, visto que muitos pacientes que produzem a lesão de maneira intencional no corpo não manifestam o desejo de morrer, mas têm a intenção de gerar alívio, sem produzir lesões com grau elevado de risco. Durante a avaliação clínica, principalmente com sintomas de algum transtorno do humor presente, é fundamental investigar se o paciente apresenta pensamentos mórbidos relacionados ao desejo de estar morto ou de deixar de existir ou se pensa em se machucar como forma de lidar com uma situação ou sentimento ruim.

Tanto o CS como a ANS são fenômenos mais raros em crianças pequenas; a entrada na adolescência, com seus conflitos e desafios, associada a estressores (conflitos familiares e sociais, dificuldades escolares e interpessoais) e a presença de transtornos mentais (especialmente os transtornos do humor) são os principais fatores de risco para o aumento da incidência entre os adolescentes. Estudos de suicídios em adolescentes a partir da avaliação da "autópsia psicológica" dos casos indicam que um terço a metade dos casos estavam relacionados à presença do diagnóstico de transtorno do humor.[2]

Os fatores de risco e sinais clínicos para o CS e a ANS estão listados no Quadro 6.2.

QUADRO 6.1

Definições de tipos de comportamentos autolesivos

Termo	Definição
Comportamento suicida	Comportamentos autolesivos que acontecem de forma deliberada com a clara intenção de produzir a morte como resultado
Autolesão não suicida	Comportamentos autolesivos realizados deliberadamente sem qualquer intenção de morrer. Os métodos comuns incluem arranhar, cortar ou queimar a pele, bater a cabeça e autoagredir-se
Comportamento autodestrutivo	Categoria mais ampla, que engloba toda a forma de produzir deliberadamente lesão a si (incluiria o CS e a ANS)

Fonte: Clarke e colaboradores.[7]

QUADRO 6.2

Fatores de risco para o comportamento suicida e a automutilação não suicida

1. Tentativas prévias de suicídio e comportamento de automutilação
2. Transtorno psiquiátrico, em particular os transtornos do humor (depressão e TB), transtorno psicótico, transtorno de estresse pós-traumático (TEPT), transtornos alimentares (bulimia e anorexia nervosa), transtorno de déficit de atenção/hiperatividade (TDAH), traços da personalidade antissocial e *borderline*
3. Uso e abuso de álcool e outras substâncias psicoativas
4. Histórico familiar de suicídio e automutilação
5. Características de temperamento e personalidade (impulsividade, neuroticismo, perfeccionismo, pensamentos autorreferentes negativos, etc.)
6. Histórico familiar de maus-tratos e abuso físico, psicológico e sexual
7. Conflitos familiares – divórcio, perda ou ausência da figura parental
8. Doenças crônicas com tratamentos longos e dolorosos
9. Padrão de sono ruim
10. Influência da internet e das mídias sociais
11. Fraco desempenho escolar e vivência de *bullying* na escola
12. Baixa habilidade social
13. Baixo nível socioeconômico
14. Condições psicossociais desfavoráveis (minorias étnicas, sexuais, etc.)
15. "Contágio"

Fonte: Elaborado com base em Becker e Correll.[1]

O CS e a ANS são condições distintas, mas que apresentam muitos pontos em comum. A existência de um aumenta a chance do desenvolvimento do outro, pois é frequente que o adolescente se engaje em ambos os comportamentos simultaneamente, sobretudo quando eles estiverem associados a um transtorno do humor. Os sintomas desse transtorno aumentam a chance de um desfecho desfavorável, que pode requerer intervenções mais incisivas, como a internação psiquiátrica.

No Quadro 6.3, são apresentadas as principais diferenças observadas entre o CS e a ANS.

QUADRO 6.3

Diferenças entre comportamento suicida e autolesão não suicida

Comportamento suicida	Autolesão não suicida
• Há clara intenção de morrer • Desejo de cessar a consciência • Dano clínico maior e maior letalidade	• Não há intenção de morrer • Alívio dos sentimentos dolorosos, sem perda de consciência (anestesiar a dor) • Ocorre com maior frequência

É importante que o clínico, na prática diária, identifique a presença do CS ou da ANS, mesmo que os sinais sejam leves e sutis, porque a evolução para situações mais graves pode ser muito rápida, especialmente quando o transtorno do humor apresenta sintomas ativos ou está clinicamente descompensado.

Neste capítulo, serão discutidas as características do CS e da ANS em crianças e adolescentes com transtorno depressivo maior (TDM) ou TB, que são os diagnósticos clínicos dentro dos transtornos do humor com maior risco para a sua ocorrência. Também serão detalhadas formas de identificação e intervenção com maior nível de evidência. Por fim, será discutido o risco de suicídio associado ao uso de antidepressivos e como se deve realizar o manejo seguro dessas medicações.

O COMPORTAMENTO SUICIDA E A AUTOMUTILAÇÃO NOS TRANSTORNOS DO HUMOR NA INFÂNCIA E ADOLESCÊNCIA

Pensamentos sobre a morte, o planejamento e a tentativa de suicídio estão entre os critérios diagnósticos do TDM no episódio grave (com ou sem sintomas psicóticos). Dessa forma, é importante que se pesquise atividade a presença do CS sempre que se está avaliando uma criança ou adolescente com o diagnóstico de TDM, especialmente para se determinar a gravidade desse episódio.

Em comparação, o risco de CS é superior no TB, especialmente nas fases depressivas e nos episódios mistos. Mesmo em filhos de pais com TB que eventualmente ainda não desenvolveram o TB, o CS é superior ao observado na amostra-controle. Um estudo realizado por Goldstein e colaboradores[8] verificou um risco aumentado para CS de 33% ao longo da vida, comparado com 20% dos controles. Entre os fatores que determinam esse risco aumentado estariam fatores biológicos e psicossociais – entre eles, a presença de transtorno do humor nesses filhos, a hostilidade, o abuso sexual recente e os conflitos familiares.

A ANS, apesar de ocorrer com muita frequência dentro de um episódio depressivo, não está diretamente relacionada a ele, podendo ocorrer em outras situações, como momentos de desregulação emocional, reação aguda ao estresse ou quadros de ansiedade. No entanto, quanto maior for a intensidade do sintoma de desconforto psíquico em um episódio depressivo maior, maior será a chance de um paciente lançar mão da ANS como forma de alívio ou redirecionamento desse estado emocional. Dessa forma, torna-se muito frequente a ocorrência da ANS em episódios depressivos ou fases mistas. A sua taxa de ocorrência é relativamente alta e com crescimento expressivo, ocorrendo em cerca de 18% dos alunos do ensino médio, sendo que até 24% das meninas do ensino médio nos Estados Unidos relataram ter apresentado pelo menos um episódio de ANS nos últimos 12 meses.[7]

Apesar de a morte por suicídio ser considerada um evento raro em crianças e adolescentes (p. ex., 212 casos em crianças e adolescentes entre 10 e 20 anos na Alemanha em 2017), quando comparados com a população adulta,[1] o relato de ideação suicida e de tentativas nessa população é bastante significativo (36,4 a 39,4% e 6,5 a 9%, respectivamente). A ideação suicida é, portanto, um importante problema de saúde pública, que não deve ser ignorado e que requer mais compreensão para que se possa desenvolver estratégias de prevenção e cuidados. Mesmo em casos que não se configurem como um quadro de emergência psiquiátrica que exigiria intervenções mais contundentes, como a internação psiquiátrica ou o tratamento farmacológico, é necessário que a família, adultos próximos (como outros familiares e professores) e profissionais da saúde se mostrem atentos a todo sinal de CS.

Definir a gravidade do CS é necessário para que se possa realizar um primeiro passo de triagem para a escolha da estratégia a ser utilizada. O Quadro 6.4 resume alguns dos fatores relacionados ao CS que poderão ser utilizados como primeiros parâmetros para avaliação de risco e gravidade desse comportamento em crianças e adolescentes.

QUADRO 6.4
Parâmetros para avaliação do risco de suicídio em crianças e adolescentes

Parâmetro	Alto risco	Baixo risco
Circunstâncias do comportamento suicida	Sozinho Planejado Métodos letais	Próximo a alguém Não planejado Métodos de baixa letalidade
Intenção de morrer	Alta	Baixa
Psicopatologia	Presente e grave	Ausente ou leve
Mecanismos de enfretamento	Fraco julgamento Fraco controle de impulsos Alta desesperança Alta impotência	Bom julgamento Bom controle de impulsos Baixa desesperança Baixa impotência
Comunicação	Fraca ou ambivalente	Boa, clara
Apoio familiar	Inconsistente	Consistente
Estresse ambiental	Alto	Baixo

Fonte: Adaptado de Scivoletto e colaboradores.[9]

Mesmo que haja aspectos de menor gravidade dentro da tentativa atual, é importante que seja observado o risco para tentativas futuras, principalmente quando a criança ou o adolescente se mantiver dentro de situações ou estados que aumentem esse risco, pois cerca de 7% dos adolescentes que são encaminhados para tratamento psiquiátrico após uma tentativa de suicídio voltam a tentar se matar e, entre os que já tiveram duas ou mais tentativas de suicídio, 24% tentarão novamente.[10]

A tentativa suicida planejada em detalhes é menos frequente entre os adolescentes do que entre os adultos. Muitas vezes, ela ocorre a partir de uma situação estressante aguda que funciona como gatilho, sendo impulsiva e por vezes executada de maneira pouco estruturada, podendo dar a falsa impressão de um comportamento de manipulação. Isso não deve ser considerado uma tentativa de menor gravidade, pois o componente de impulsividade frequentemente presente nessas tentativas pode impedir ações de socorro a tempo.

A ocorrência da ANS é em maior frequência, estando fortemente relacionada a situações de estresse agudas ou crônicas, sofrimento psíquico, sentimento de culpa e de anestesia emocional. Ocorre inicialmente na entrada da adolescência e pode durar por anos.

Um estudo de coorte de desenvolvimento longitudinal em larga escala de jovens em todo o Reino Unido[11] identificou dois padrões de adolescentes que apresentam as características de ANS – 70% deles apresentavam riscos diversos, associados a estressores ambientais, características comportamentais e de desregulação emocional relacionadas diretamente à adolescência; portanto, há maior dificuldade para se realizar um trabalho de prevenção e intervenções diretivas; os outros 30% da amostra apresentavam um padrão relacionado a uma psicopatologia estabelecida (ou seja, um diagnóstico psiquiátrico de base) com sintomas emocionais, comportamentais e de hiperatividade e impulsividade, o que permite a prevenção e ações terapêuticas direcionadas ao tratamento dessas condições de base.

A correlação entre o CS e a ANS é importante, pois um favorece a ocorrência do outro, especialmente quando fatores de risco estão presentes. Além disso, quando ocorre histórico de ANS com episódios anteriores de tentativa de suicídio, maiores são as chances de o paciente realizar novas tentativas de suicídio na sequência. Muitos estudos demonstraram que adolescentes podem desenvolver o comportamento de ANS para conseguirem lidar com pensamentos suicidas, ou seja, a ANS funcionaria como uma forma de "autorregulação" para lidarem com pensamentos e intenções suicidas.[12]

Entre os principais fatores de risco para o CS e ANS, está o TDM com atual episódio grave. No caso da ANS, é possível que ela ocorra em quadros depressivos de menor gravidade, e a sua ocorrência nesses episódios poderá predizer o risco de agravamento da depressão.

Crianças e adolescentes deprimidos apresentam distorções da autoimagem, pensamentos disfuncionais negativos sobre suas competências, baixo repertório para enfrentamento dos problemas, pouca energia e motivação para atividades reforçadoras e isolamento social com afastamento da rede de apoio. O estado depressivo agudo com sintomas ativos favorece a persistência do CS e da ANS como recurso para mudança do estado presente e como solução dos problemas. É importante que tanto durante o processo de avaliação inicial de crianças e adolescentes com depressão quanto no período de acompanhamento, o clínico investigue ativamente CS e ANS, pois eles frequentemente estarão presentes, podendo indicar quadros graves, piora dos sintomas e características de cronificação. É possível obter essa informação por meio de abordagem direta (perguntando ao paciente se ele pensa em morrer ou se machucar) ou indiretamente (avaliando se há foco e interesse em temas mórbidos, como pessoas famosas que se cortam ou que se suicidaram, músicas de conteúdo melancólico, ou se descrevem a desesperança e o desejo de encontrar a morte, etc.).

Uma revisão sistemática e metanálise realizada por Serra e colaboradores[13] avaliou o risco de suicídio em crianças e adolescentes com o diagnóstico de transtorno do humor (TDM e TB) em 41 estudos, publicados entre 1995 e 2020, de 15 diferentes países. O número total foi de 104.801 crianças e adolescentes, com a média de idade de 14,2 anos. Do total, 102.519 apresentavam o diagnóstico de TDM, sendo que a prevalência dos que tentaram suicídio era de 12,5%, com a taxa anual de 6,27%. No caso de pacientes com TB, era de 7,44%, observando-se uma razão de risco de 1,59 vezes maior de CS em crianças e adolescentes com TB em comparação aos com TDM. Em adultos, essa razão é 2,4 vezes maior nos pacientes com TB quando comparados com pacientes com TDM.

Esse estudo[13] levanta uma questão importante quando faz essa comparação: por que essa razão de risco é muito maior em adultos do que em crianças e adolescentes (2,4 × 1,59)? Uma das possíveis explicações é que o diagnóstico de TB estaria em processo de evolução durante o desenvolvimento, e muitas das crianças e adolescentes que inicialmente apresentam critérios para o diagnóstico de TDM na verdade seriam bipolares que ainda não apresentam todos os critérios para o diagnóstico. A taxa de mudança de diagnóstico de TDM para TB é grande, cerca de 20 para 40%, ocorrendo assim que o paciente apresenta sintomas de mania, hipomania ou estados mistos, muitas vezes em razão do tratamento da depressão com o uso de antidepressivos. Crianças e adolescentes com quadros depressivos graves, com sintomas maníacos subsindrômicos, como labilidade emocional, irritabilidade intensa e pensamentos rápidos, representariam uma parcela de pacientes que possivelmente evoluiriam para o TB até chegarem na idade adulta.

Assim, torna-se fundamental o cuidado com o uso de medicações antidepressivas em crianças e adolescentes com TDM, mas que apresentam risco para o desenvolvimento do TB.

RISCO DE SUICÍDIO ASSOCIADO AO USO DE ANTIDEPRESSIVOS

No início da década de 2000, diferentes ensaios clínicos randomizados foram realizados em crianças e adolescentes a fim de se possibilitar a aprovação do uso de diferentes classes de psicofármacos nessa população, visto que até então o uso era praticamente *off-label*. Foi durante um ensaio clínico com a paroxetina que se observou o aumento do risco de CS em adolescentes, e, em junho de 2003, a Food and Drug Administration (FDA) emitiu um alerta a respeito desse risco. No ano seguinte, esse alerta se estendeu para os demais antidepressivos, e, ao final do ano (outubro de 2004), a FDA determinou que fosse colocado um aviso em "tarja preta" alertando sobre o risco de CS em crianças e adolescentes em uso de antidepressivo. Esse alerta teve como consequência imediata importante a queda no uso dessa classe medicamentosa nos anos seguintes.[14]

No Capítulo 16, é amplamente discutido que o efeito de resposta do antidepressivo nessa população com quadros depressivos é pequeno, sendo muitas vezes comparado ao placebo, e que a primeira escolha para casos leves e moderados deve ser o tratamento psicoterápico. No entanto, para pacientes com quadros graves ou com características de refratariedade e que já estejam em tratamento psicológico, o tratamento medicamentoso torna-se necessário. Além disso, outras condições clínicas, como o transtorno obsessivo-compulsivo e o transtorno de ansiedade, também são tratadas com antidepressivos. Dessa forma, seria necessário investigar em profundidade o real risco de CS em crianças e adolescentes em uso de antidepressivos e avaliar fatores que aumentem esse risco e se o benefício poderia suplantá-los.

Estudos posteriores puderam observar que a correlação entre CS e uso de antidepressivos estaria mais relacionada à gravidade da depressão e à persistência dos sintomas do que à ação direta do antidepressivo.

Vitiello e colaboradores[15] avaliaram o evento suicida dentro do estudo *Treatment for Adolescents with Depression Study* (TADS), um ensaio clínico de 36 semanas que avaliou diferentes abordagens terapêuticas (psicofarmacológicas e psicoterápicas) e incluiu 439 pacientes ambulatoriais com TDM moderado a grave, excluindo, no entanto, pacientes com CS prévio e comorbidade com transtorno de uso de substâncias e transtorno de conduta. Nesse estudo, 10% (44) dos pacientes apresentaram evento suicida durante o ensaio clínico (sem nenhum caso de suicídio consumado), não havendo diferença estatística entre os adolescentes que receberam tratamento com antidepressivo, psicoterápico ou combinado. O estudo concluiu que o CS estaria relacionado à melhora insuficiente ou à persistência dos sintomas depressivos após iniciado o tratamento, e não ao tipo de tratamento realizado e que não havia evidência de que a medicação ativaria o CS no início do tratamento.

É importante lembrar que o risco de suicídio associado à depressão não se reduz no primeiro mês de tratamento, de forma que é necessário o acompanhamento clínico do paciente de perto no início do tratamento.

TRATAMENTO

Tanto a ANS como o CS, especialmente quando associados ao transtorno de humor com sintomas ativos, se configuram em uma emergência psiquiátrica que necessita de intervenção médica e psicológica imediata, além da atuação de outros profissionais, como assistente social, e de intervenções jurídicas, pois, com frequência, estressores psicossociais (violência, abuso e negligência) são os principais gatilhos.

O trabalho de psicoeducação é o primeiro passo a ser realizado dentro do processo terapêutico. O aprendizado a respeito de no que consistem o CS e a ANS tanto para o paciente como para a família permite que se consiga explorar os padrões relacionados a esses comportamentos e identificar gatilhos no ambiente que possam ser o foco de uma intervenção mais específica.

O tratamento medicamentoso para quadros agudos e graves principalmente de depressão (unipolar ou bipolar) e estados mistos pode ser necessário. Dessa forma, além do atendimento no setor de emergência psiquiátrica, é necessário que a criança ou o adolescente consiga iniciar o seguimento clínico regular o mais breve possível. Isso levanta um importante problema da desassistência à saúde mental, principalmente no serviço público, em que a capacidade de absorção da demanda é inferior à necessidade.

É imprescindível desenvolver estratégias de ação, e elas seguramente se configuram de forma individualizada para cada caso ou situação. Por vezes, uma estratégia adotada em determinado paciente em uma situação específica precisará ser modificada em um segundo momento, pois existem variáveis (p. ex., a existência de suporte familiar ou surgimento de outro transtorno psiquiátrico associado) que se modificam ao longo do tempo.

Entre as principais estratégias de ação, há algumas a serem estruturadas que deverão ser incorporadas a um plano mais específico.[7]

1. **Plano de segurança por escrito** – considerando que pacientes com CS ou ANS apresentam dificuldades de implementar estratégias de ação mais funcionais em situações de estresse quando estão dominados pelas emoções negativas, é importante deixar por escrito formas mais adequadas para enfrentamento da crise.
2. **Restrição a meios lesivos** – remover ou dificultar o acesso a meios letais ou graves que possam promover qualquer forma de autolesão é importante. Não permitir o acesso a arma de fogo, medicamentos ou objetos cortantes, nem mesmo a mudança de ambiente, para que o paciente não fique em locais altos sem proteção. Muitas tentativas de suicídio obtêm êxito porque o paciente teve acesso fácil a métodos letais e agiu de maneira impulsiva.
3. **Monitorização e supervisão constante** – em situações cuja gravidade está bem estabelecida e não existe a clara indicação de internação psiquiátrica (ou essa intervenção não está disponível pela ausência de serviços apropriados ou vagas em clínicas especializadas), é fundamental que o paciente tenha supervisão de familiares ou pessoas de confiança que se revezem nessa tarefa, a fim de evitar que o jovem se machuque ou tente suicídio até que o risco seja reduzido.
4. **Controle dos fatores de risco** – diferentes situações ambientais se constituem em fatores de risco que aumentam de maneira exponencial as chances

de uma ou mais tentativas de suicídio ou de ANS. Entre elas, estão os conflitos familiares, problemas do sono, *bullying* e situação de vitimização com os pares. É fundamental identificar e intervir sobre esses fatores de risco, sendo necessário incluir os pais e a escola nesse processo.

5. **Trabalhando diretamente com os pais** – o CS e a ANS geram muito desgaste emocional entre os membros da família, em especial os pais, que apresentam um misto de sentimentos conflitantes, como raiva, impotência, medo e culpa. É necessário trabalhar com os pais no sentido de melhorar a comunicação e a resolução de conflitos. Não é incomum que, dentro das famílias, não haja diálogo sobre emoções e dificuldades, ou, quando isso ocorre, a conversa não é assertiva e o manejo é inadequado, exacerbando as situações de conflito. No Capítulo 19, a discussão sobre como deve ser o manejo parental será aprofundada.

Entre as intervenções com maior nível de evidência, as abordagens terapêuticas, em especial a terapia comportamental dialética (DBT, do inglês *dialectical behavior therapy*), são as que têm mostrado melhores resultados. Uma metanálise de 19 estudos avaliados realizada por Ougrin e colaboradores[16] verificou que intervenções terapêuticas se mostraram superiores ao placebo, sendo que a DBT, a terapia baseada na mentalização e a terapia cognitivo-comportamental (TCC)[17] se mostraram as mais eficientes. Esse estudo observou que o efeito de resposta era maior quando o tratamento incluía os familiares, já que grande parte dos fatores de risco para o CS e ANS está relacionada a estressores presentes no ambiente doméstico. Dessa forma, é importante que situações familiares sejam abordadas e trabalhadas, pois os pais são os principais cuidadores dos jovens com comportamentos autodestrutivos e desempenham um papel fundamental nas estratégias de cuidado.

A DBT é considerada a primeira e única abordagem bem estabelecida no tratamento de adolescentes com CS e ANS. A DBT foca na identificação dos comportamentos disfuncionais presentes tanto no CS como na ANS (p. ex., alívio de sentimentos negativos e do estresse emocional), possibilitando ao paciente encontrar maneiras mais efetivas e seguras para lidar com situações difíceis, além de desenvolver habilidades específicas (como regulação emocional e tolerância ao sofrimento).

Os componentes da DBT para adolescentes são os mesmos utilizados para adultos, com a inclusão de sessões para pais, com terapeuta individual, conforme a necessidade, e treino de habilidades para adolescentes e pais.

Um estudo randomizado multicêntrico realizado por McCauley e colaboradores[18] com 173 adolescentes de 12 a 18 anos com antecedentes de tentativas de suicídio e ANS avaliou a DBT em comparação com a terapia de suporte em grupo (TSG). A intervenção durou seis meses, mas os pacientes permaneceram em seguimento durante um ano. Os resultados mostraram resultados positivos com redução tanto do CS como da ANS.

CONSIDERAÇÕES FINAIS

O CS e a ANS são condições de alta gravidade clínica, constituindo-se em emergências médicas e estando fortemente associados a transtornos do humor na infância e adolescência. A presença desses comportamentos no curso da depressão ou do TB é preditora de mau prognóstico, taxas de recaídas e menor resposta às terapêuticas, seja por inefetividade do tratamento ou por má adesão.

Apesar de serem condições distintas, elas correm em paralelo, e uma se torna fator de risco para a outra. Além disso, ambas estão fortemente associadas a fatores socioambientais, como conflito familiar, abuso físico, psicológico e sexual, *bullying*, fraco desempenho escolar, entre outros.

Identificar a presença de CS e ANS, especialmente na vigência de sintomas ativos, é essencial para que medidas de intervenção precoce e prevenção possam ser instituídas.

Entre os tratamentos que apresentam maior nível de evidência, estão as terapias psicológicas, em especial a DBT.

Abordagens farmacológicas se fazem necessárias sempre que se necessitar de estabilização do humor e controle dos sintomas depressivos, estados mistos e estabilização do humor. São fundamentais o trabalho em equipe e a inclusão da família e da escola dentro do processo de prevenção e intervenção.

REFERÊNCIAS

1. Becker M, Correll CU. Suicidality in childhood and adolescence. Dtsch Arztebl Int. 2020;117(15):261-7.
2. Fazel S, Runeson B. Suicide. New Engl J Med. 2020;382(3):266-74.

3. Plemmons G, Hall M, Doupnik S, Gay J, Brown C, Browning W, et al. Hospitalization for suicidal ideation or attempt: 2008-2015. Pediatrics. 2018;141(6):e20172426.
4. Curtin SC. State suicide rates among adolescents and young adults aged 10–24: United States, 2000-2018. Natl Vital Stat Rep. 2020;69(11):1-10.
5. Nock MK. Self-injury. Annu Rev Clin Psychol. 2010;6(1):339-63.
6. Brown RC, Plener PL. Non-suicidal self-injury in adolescence. Curr Psychiatry Rep. 2017;19(3):20.
7. Clarke S, Allerhand LA, Berk MS. Recent advances in understanding and managing self-harm in adolescents. F1000Res. 2019;8:F1000 Faculty Rev-1794.
8. Goldstein TR, Obreja M, Shamseddeen W, Iyengar S, Axelson DA, Goldstein BI, et al. Risk for suicidal ideation among the offspring of bipolar parents: results from the bipolar offspring study (BIOS). Arch Suicide Res. 2011;15(3):207-22.
9. Scivoletto S, Boarati MA, Turkiewicz G. Emergências psiquiátricas na infância e adolescência. Rev Bras Psiquiatr. 2010;32(Supl II):S112-20.
10. Hultén A, Jiang GX, Wasserman D, Hawton K, Hjelmeland H, De Leo D, et al. Repetition of attempted suicide among teenagers in Europe: frequency, timing and risk factors. Eur Child Adolesc Psychiatry. 2001;10(3):161-9.
11. Uh S, Dalmaijer ES, Siugzdaite R, Ford TJ, Astle DE. Two pathways to self-harm in adolescence. J Am Acad Child Adolesc Psychiatry. 2021;60(12):1491-500.
12. Hooley JM, Fox KR, Boccagno C. Nonsuicidal self-injury: diagnostic challenges and current perspectives. Neuropsychiatr Dis Treat. 2020;16:101-12.
13. Serra G, De Crescenzo F, Maisto F, Galante JR, Iannoni ME, Trasolini M, el al. Suicidal behavior in juvenile bipolar disorder and major depressive disorder patients: Systematic review and meta-analysis. J Affect Disord. 2022;311:572-81.
14. Libby AM, Brent DA, Morrato EH, Orton HD, Allen R, Valuck RJ. Decline in treatment of pediatric depression after FDA advisory on risk of suicidality with SSRI's. Am J Psychiatry. 2007;164(6):884-91.
15. Vitiello B, Silva S, Rohde P. Suicidal events in the treatment for adolescents with depression study (TADS). J Clin Psychiatry. 2009;70(5):741-7.
16. Ougrin D, Tranah T, Stahl D, Moran P, Asarnow JR. Therapeutic interventions for suicide attempts and self-harm in adolescents: systematic review and meta-analysis. J Am Acad Child Adolesc Psychiatry. 2015;54(2):97-107.e2.
17. Brañas MJAA, Croci MS, Muray GE, Choi-Kain LW. The relationship between self-harm and suicide in adolescents and young adults. Psychiatric Ann. 2022;52(8):311-17.

18. McCauley E, Berk MS, Asarnow JR, Adrian M, Cohen J, Korslund K, et al. Efficacy of dialectical behavior therapy for adolescents at high risk for suicide. JAMA Psychiatry. 2018;75(8):777-85.

PARTE II

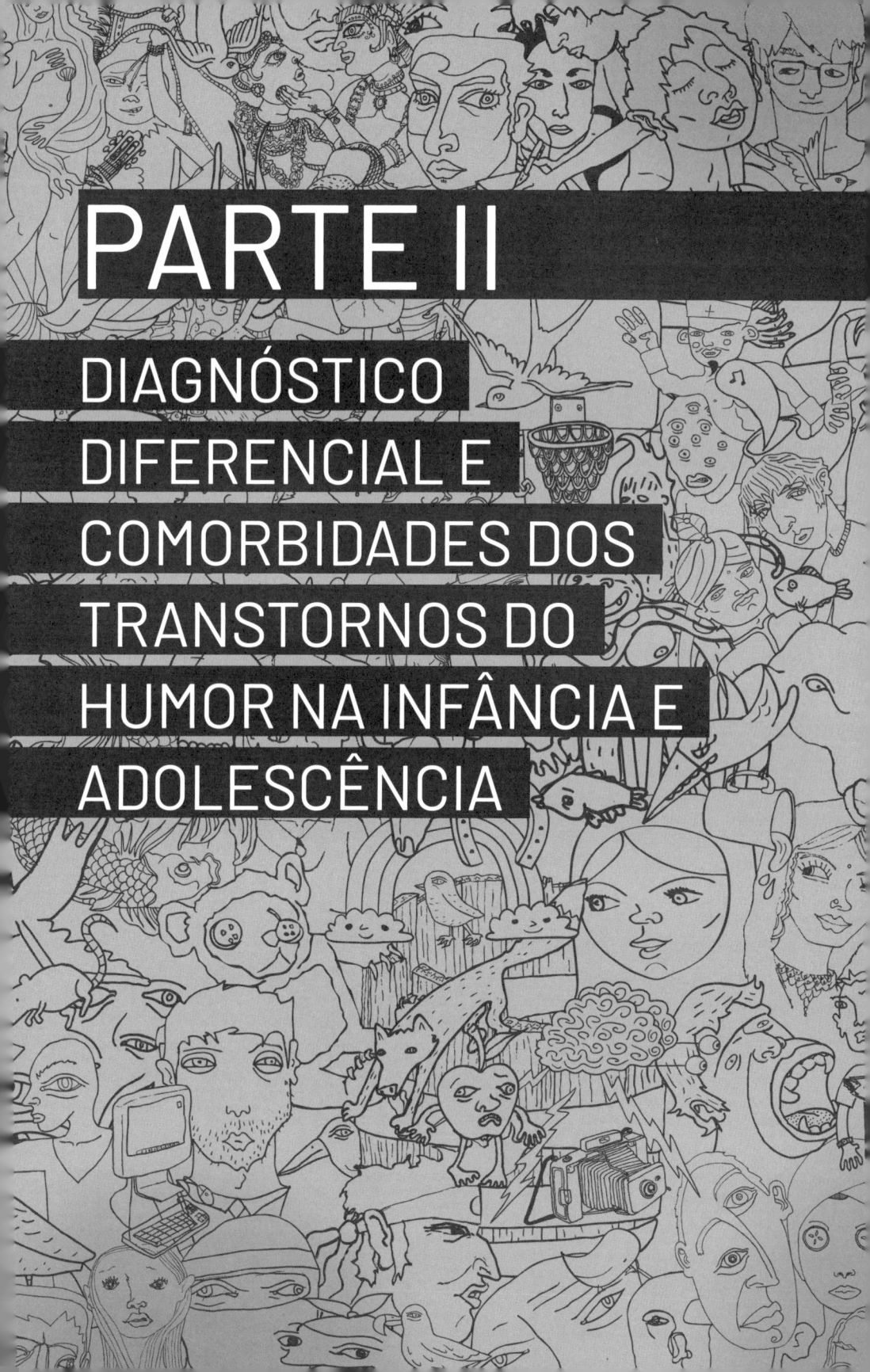

DIAGNÓSTICO DIFERENCIAL E COMORBIDADES DOS TRANSTORNOS DO HUMOR NA INFÂNCIA E ADOLESCÊNCIA

7

Diagnóstico diferencial ou comorbidade?

Miguel Angelo Boarati

Comorbidade é a existência simultânea de duas ou mais doenças na mesma pessoa, em uma taxa maior do que o esperado ao acaso. Essa é uma condição que pode ocorrer com patologias próximas, como diabetes e obesidade, ou em condições totalmente distintas, como doenças infectocontagiosas e doenças metabólicas.[1] A comorbidade está presente em todas as áreas da medicina e torna os quadros clínicos menos evidentes para o diagnóstico definitivo, além de tornar o tratamento mais complexo e a evolução menos favorável.[1]

Em geral, as patologias médicas compartilham sintomas comuns, sendo necessário realizar o diagnóstico diferencial entre as condições para que o tratamento específico seja implementado. Trata-se de um processo complexo, no qual os profissionais da saúde desenvolvem uma série de hipóteses ou diagnósticos a partir de um conjunto de pistas fornecidas após a avaliação do paciente. Para que sejam bem-sucedidos no diagnóstico diferencial, os profissionais precisam utilizar um processo multidimensional complexo, envolvendo processos cognitivos e raciocínio clínico que demandam conhecimento, reflexão e atenção a possíveis erros.[2]

Na psiquiatria, mais particularmente em relação aos transtornos do humor, a presença de sintomas compartilhados é muito frequente. Um episódio depressivo pode cursar com sintomas ansiosos, por exemplo, sendo necessário realizar o diagnóstico diferencial entre ambas as condições, visto que o curso clínico de cada uma delas é distinto e exige tratamentos específicos.

Na psiquiatria da infância e da adolescência, por se tratar de um período da vida de intenso desenvolvimento e de mudanças constantes ocorrendo durante a formação da personalidade, das maturações física, cognitiva e emocional, a presença de sintomas inespecíficos em diferentes diagnósticos psiquiátricos torna a avaliação clínica mais desafiadora. Ela precisa ser feita de maneira cuidadosa, com o maior número de informações possível e tempo de observação da evolução do quadro. Não é infrequente que psiquiatras da infância e da adolescência necessitem de várias entrevistas com o paciente e obtenham dados de diferentes fontes para desenvolver um raciocínio clínico mais adequado e próximo ao diagnóstico definitivo.[3]

Os transtornos do humor na infância e na adolescência também se mesclam com características da própria imaturidade cognitiva e emocional do paciente, pois a capacidade de reconhecer e regular as emoções, compreender contextos sociais e responder de forma adequada aos estressores varia conforme a idade e o nível de desenvolvimento do indivíduo. Na adolescência, a instabilidade emocional é decorrente do processo de desenvolvimento de identidade, bem como da ação dos hormônios sexuais e da confusão de papéis, descrita por Erik Erikson, que contribui para que o período seja atribulado e marcado por crises.[4] As características típicas dessa fase do desenvolvimento muitas vezes levam os pais a interpretarem estados emocionais alterados como parte do desenvolvimento e, consequentemente, a não buscarem ajuda quando necessário.

Dificuldades escolares e sociais, problemas de comportamento, baixa tolerância à frustração ou dificuldades de regular o humor são características marcantes dos transtornos do humor na infância e na adolescência que também podem estar presentes em outras condições psiquiátricas, como transtornos do neurodesenvolvimento e transtornos psicóticos ou do comportamento, além de serem aspectos frequentemente observados nesses períodos do desenvolvimento. Outro ponto importante a ressaltar é a alta frequência de condições comórbidas aos transtornos do humor, como o transtorno de déficit de atenção/hiperatividade (TDAH), os transtornos de ansiedade e o transtorno obsessivo-compulsivo (TOC).

Por essa razão, compreender a existência das comorbidades psiquiátricas como condição frequente nos transtornos do humor, sobretudo em crianças e adolescentes, e saber quais são os sintomas comuns a outras condições psiquiátricas comumente observadas nesses períodos auxiliam o clínico a realizar o diagnóstico diferencial levando em consideração todo o processo de desenvolvimento, bem como a tornar a avaliação clínica de crianças e jovens um processo bastante cuidadoso, a fim de que seja possível realizar um diagnóstico mais adequado e desenvolver um planejamento terapêutico que contemple essas características.

OS TRANSTORNOS DO HUMOR NA INFÂNCIA E SUAS PRINCIPAIS COMORBIDADES

Tanto o transtorno depressivo maior (TDM) como o transtorno bipolar (TB), quando surgem durante a infância ou a adolescência, apresentam algumas comorbidades mais frequentes e outras mais raras. Isso está relacionado ao quanto uma patologia é mais observada na infância e na adolescência ou ao quanto essa patologia é mais grave.

O TDAH, os transtornos disruptivos e os transtornos de ansiedade são muito prevalentes na infância e adolescência[5,6] quando comparados com os quadros de TOC ou esquizofrenia. Isso faz com que prejuízos associados a essas patologias de base possam contribuir para uma maior taxa de casos de depressão como condição comórbida. Em contrapartida, a anorexia nervosa, mesmo sendo uma condição mais rara, apresenta gravidade clínica, e o risco de cronificação com frequência leva à depressão comórbida.

Já o TB, que é uma condição menos frequente, principalmente durante a infância – exceto em pacientes com fatores de risco mais acentuados, como história familiar positiva –, pode surgir associado a diferentes comorbidades clínicas, como quadros prodrômicos, como o transtorno de ansiedade, o TDAH ou o transtorno de oposição desafiante (TOD).[7] Na adolescência, o risco maior está associado ao uso de substâncias psicoativas.[8]

É importante que o clínico conheça a prevalência das diferentes comorbidades psiquiátricas presentes em crianças e adolescentes para que possa investigar a existência de sintomas correspondentes às comorbidades durante os episódios de humor.

Conhecer as comorbidades psiquiátricas também é essencial para o planejamento terapêutico, pois o tratamento clínico de uma condição comórbida pode piorar significativamente o transtorno do humor primário, sobretudo no caso de TB. Pacientes com TOC e TB, ou TDAH e TB, apresentam limitações no uso de fármacos, pois antidepressivos e psicoestimulantes podem causar instabilidades do humor, quadros mistos ou viradas maníacas. Por sua vez, quando um indivíduo tem TOC ou TDAH, é possível que seu funcionamento global não seja satisfatório, comprometendo a estabilização do humor. O compartilhamento de sintomas entre as diferentes condições comórbidas, como humor irritado ou ansioso, pode confundir tanto o diagnóstico da comorbidade como o diagnóstico diferencial entre uma condição e o transtorno do humor.

O transtorno disruptivo da desregulação do humor (TDDH), incluído na 5ª edição do *Manual diagnóstico e estatístico de transtornos mentais* (DSM),[9,10] e que não possui correspondente na 11ª edição da *Classificação internacional de doenças* (CID),[11] é um transtorno do humor que se encontra classificado entre os transtornos depressivos. Seu diagnóstico é exclusivo do período de desenvolvimento (dos 6 aos 18 anos), e o humor irritado crônico é seu principal sintoma. O TDDH foi estabelecido como principal diagnóstico diferencial do TB, cuja irritabilidade, quando presente, é cíclica e envolve outros sintomas, como elação do humor.

A irritabilidade é critério diagnóstico para diferentes condições psiquiátricas, como o TOD, e está presente em outras patologias frequentes em crianças e adolescentes, como transtorno do espectro autista (TEA), TDAH e deficiência intelectual. Assim, é importante que, além da descrição dos sintomas e da evolução dos diferentes quadros, seja avaliado o grau de comprometimento clínico que cada condição gera, pois dessa maneira será possível que se estabeleça o diagnóstico e uma adequada estratégia terapêutica. Nesse sentido, o diagnóstico do TDDH é de exclusão em relação a outras condições.[9]

O DIAGNÓSTICO DIFERENCIAL DOS TRANSTORNOS DO HUMOR

Como já vem sendo discutido neste capítulo e ao longo deste livro, o diagnóstico diferencial é essencial para que se realize o tratamento adequado, para que se defina o prognóstico do caso e para que se confirme ou não a existência de uma ou mais comorbidades. É fundamental a presença de um clínico experiente que consiga diferenciar estados de humor alterado compatíveis com um transtorno do humor específico (TDM, TB ou TDDH) de alterações do humor presentes em outras psicopatologias ou como estados próprios do neurodesenvolvimento, pois a maioria dos diagnósticos clínicos apresentará sintomas de humor.

Os sintomas específicos de cada um dos transtornos do humor em crianças e adolescentes precisam ser investigados e separados de sintomas inespecíficos, como a irritabilidade. No caso do TDM, é importante verificar a presença de um episódio de humor depressivo ou irritado, anedonia e mudanças no padrão do ritmo circadiano e da cognição. Sintomas depressivos, sem a caracterização de um episódio mais bem definido, podem estar presentes em uma criança com fobia social ou transtorno de ansiedade generalizada (TAG) que se percebe incapaz de lidar com as dificuldades decorrentes da ansiedade e que ainda não tenha desenvolvido um episódio depressivo. No caso do TB e do TDDH, a situação é mais difícil, principalmente quando os sintomas presentes são menos específicos.

No TB, é necessário que se observe mudança do estado de humor com a presença de humor elado, grandioso, com aumento da atividade e diminuição da crítica. Entretanto, esses sintomas também podem estar presentes em crianças com transtornos relacionados a traumas e a estressores (transtorno do apego, transtorno de estresse agudo ou transtorno de estresse pós-traumático [TEPT]). A presença de eventos estressores não exclui a existência do TB, porém, quando as alterações de humor surgem exclusivamente na vigência da situação traumática, não se mantendo a estabilidade dos sintomas uma vez que ela tenha se resolvido, pode-se considerar que o diagnóstico de TB será menos provável, estando a instabilidade do humor ligada a transtornos relacionados ao estresse.[9-11]

Já para o TDDH, cujo sintoma cardinal é a irritabilidade crônica grave com explosões de raiva frequentes, o diagnóstico diferencial torna-se um grande desafio, sobretudo para clínicos pouco habituados ao atendimento de crianças e adolescentes ou que tenham pouca experiência na avaliação de transtornos do humor nessa faixa etária. Entre os principais diagnósticos diferenciais do TDDH, está o TOD, no qual irritabilidade e explosões estão diretamente relacionadas ao padrão opositor. O TDDH também pode apresentar comportamento opositor, mas este não é central no diagnóstico e surge a partir do humor cronicamente irritado e da dificuldade na regulação do humor. O TDDH e o TOD são diagnósticos diferenciais, mas excludentes, não podendo haver comorbidade entre eles. O mesmo acontece com o TDDH e o transtorno da conduta (TC), o qual apresenta um padrão frequente de quebra de regras associado à raiva e à baixa empatia.[9,10]

O TDAH é um importante diagnóstico diferencial do TDDH,[9,10] uma vez que crianças hiperativas e impulsivas podem se mostrar mais irritadas, em especial quando precisam se engajar em atividades pouco motivadoras ou que exijam concentração e atenção aos detalhes. Diferentemente do TOD e do TC, o TDAH pode ocorrer em comorbidade com o TDDH,[9,10] tornando esse diagnóstico mais grave e menos responsivo a abordagens terapêuticas padrão, como o uso de psicoestimulantes.

O principal diagnóstico diferencial do TDDH, no entanto, é o TB. O diagnóstico de TDDH foi criado para diferenciar a irritabilidade de padrão crônico da irritabilidade cíclica do TB, que também apresenta outros sintomas de alteração do humor, da atividade psicomotora e do ritmo biológico. Diferentemente do que ocorre no TB, a irritabilidade crônica grave do TDDH não responde ao tratamento com estabilizadores do humor, como o lítio e o divalproato, mas melhora com intervenções psicossociais.[12]

Dessa forma, diante da suspeita de um transtorno do humor em crianças e adolescentes, faz-se necessário que outras condições clínicas sejam excluídas para que se possa fazer o planejamento terapêutico de forma assertiva, considerando os riscos e os benefícios de determinadas abordagens, bem como o estabelecimento do prognóstico em curto, médio e longo prazos, podendo-se prever o risco de evoluções menos favoráveis.

DIAGNÓSTICO DIFERENCIAL *VERSUS* COMORBIDADE

Para que se possa configurar um quadro de comorbidade com um transtorno do humor, é preciso que todos os critérios do transtorno do humor estejam presentes – sintomas, tempo de evolução e curso clínico –, e que a outra condição surja em dado momento e apresente curso distinto. Do contrário, pode-se estar diante de uma complicação do transtorno do humor ou de um diagnóstico diferencial. Para o processo de avaliação, é necessário que o clínico conheça todos os possíveis diagnósticos relacionados a uma queixa ou a um conjunto de sintomas presentes. Somente ter a *expertise* sobre determinada patologia psiquiátrica não dá ao clínico a capacidade de interpretar os achados de maneira clara, podendo levá-lo ao viés da experiência específica.

Todos os casos clínicos que apresentem desregulação emocional, alteração do comportamento e prejuízos social, acadêmico e do desenvolvimento precisam ser pensados em um contexto amplo, levando-se em consideração os históricos pessoal e familiar (principalmente a existência de determinado transtorno psiquiátrico que seja mais frequente na família), a aquisição de competências e repertórios, as falhas ou lacunas no desenvolvimento e os sintomas prevalentes por tempo suficiente para o diagnóstico.

Como os transtornos do humor na infância e na adolescência apresentam altas taxas de comorbidades psiquiátricas, e como outros quadros também podem evoluir para um transtorno do humor, faz-se necessário definir na linha do tempo qual é o sintoma de humor principal e se os sintomas secundários, ou que surgiram posteriormente, são consequências diretas, indiretas ou independentes daquele que surgiu inicialmente.

No Quadro 7.1, há o resumo dos principais diagnósticos diferenciais de cada um dos transtornos do humor de início na infância e na adolescência, considerando o TDDH, o TDM, a depressão persistente e o TB. Também estão relacionadas as principais comorbidades, considerando as taxas de prevalência.

Como descrito anteriormente, existem condições que são diagnósticos diferenciais com algum transtorno do humor na infância e na adolescência e que também podem ocorrer em comorbidade, como é o caso do TB e do TDAH, ou do TDM e dos transtornos de ansiedade. No entanto, outras condições que são diagnósticos diferenciais de algum transtorno do humor não podem ocorrer em comorbidade, como é o caso do TDDH e do TOD e do TDDH e do transtorno explosivo intermitente (TEI).[9,10]

QUADRO 7.1

Principais diagnósticos diferenciais relacionados com os transtornos do humor na infância e na adolescência

Diagnóstico	Principais diagnósticos diferenciais	Principais comorbidades
TDDH	TOD, TDAH, TDM e depressão persistente, TC, TEI, TEA, transtorno da comunicação social (pragmática), deficiência intelectual, TB	TDAH e transtorno de ansiedade
TDM (unipolar)	Depressão bipolar, TDAH, transtorno de ansiedade, doenças físicas (hipotireoidismo, anemia, etc.)	Transtorno de ansiedade, transtornos disruptivos, transtorno por uso de substâncias (TUS) e transtornos do neurodesenvolvimento, anorexia nervosa, TOC, transtornos da personalidade, transtornos relacionados a traumas e a estressores
Transtorno depressivo persistente (distimia)	Traços esquizoides, TDM	TDM, transtornos de ansiedade
TB	TDAH, TDDH, traços *borderline*, transtorno de ansiedade, transtorno esquizoafetivo, esquizofrenia, vítimas de abuso sexual, transtorno do engajamento social desinibido, TUS	TDAH, transtorno de ansiedade, TUS

A IMPORTÂNCIA DO DIAGNÓSTICO DIFERENCIAL E DAS COMORBIDADES PRESENTES

Definir o diagnóstico clínico, separando-o de outras condições semelhantes e determinando se há ou não uma ou mais comorbidades psiquiátricas (ou mesmo clínicas) associadas ao transtorno do humor, é essencial para o planejamento terapêutico, para prever complicações ao longo do desenvolvimento e para estabelecer o prognóstico. Por exemplo, um adolescente com TB e que apresenta o diagnóstico de transtorno da personalidade *borderline* (TPB) terá uma evolução menos favorável, com maiores taxas de recaída e de baixa adesão ao tratamento, além de demandar intervenções específicas, especialmente psicoterápicas.[13]

A não identificação de uma comorbidade psiquiátrica associada ao transtorno do humor pode atrasar o diagnóstico clínico e comprometer a resposta ao tratamento, principalmente quando se trata de uma comorbidade menos frequente, como é o caso do TB e do TOC, em que a terapêutica farmacológica do TOC (altas doses de antidepressivos) pode piorar a evolução clínica do TB, aumentando o risco de virada maníaca e de estados mistos. Nesse caso, é possível que a descoberta da comorbidade do TB ocorra no momento em que se inicia o tratamento clínico para o TOC.

Assim, este capítulo inaugura esta seção com foco na descrição pormenorizada de todas as possíveis comorbidades associadas aos transtornos do humor em crianças e adolescentes, desde as mais frequentes, como o TDAH, os transtornos disruptivos e os transtornos de ansiedade, até as menos frequentes, como o transtorno de Tourette, o TOC e o TEA.

O entendimento de que as comorbidades nos transtornos do humor são muito frequentes e que o diagnóstico diferencial é mais difícil, especialmente na infância e na adolescência, tendo em vista a presença de sintomas inespecíficos e a confusão entre aspectos do desenvolvimento não observados em adultos, reforça a necessidade de se ter um maior nível de atenção no processo de avaliação clínica.

Por vezes, a família e a escola cobram um diagnóstico definitivo e a intervenção farmacológica logo nas primeiras entrevistas. O clínico, no entanto, precisa se pautar na avaliação cuidadosa da criança ou do adolescente, considerando o desenvolvimento até o momento da entrevista, a investigação detalhada da história familiar e a resposta a tratamentos anteriores, sobretudo os que não tiveram sucesso, pois eles poderão definir novas condutas a serem adotadas na condução do caso. Somente após a avaliação clínica, realizando o diagnóstico diferencial de outras condições psiquiátricas, médicas gerais e psicossociais e definindo possíveis comorbidades, é que o tratamento farmacológico poderá ser realizado com segurança e com maior chance de boa resposta.

Os capítulos a seguir, que compõem a Parte II, irão tratar em maior profundidade cada uma das comorbidades presentes nos transtornos do humor na infância e na adolescência, desde as mais frequentes até as mais raras, passando pelo diagnóstico diferencial entre as condições e incluindo o planejamento terapêutico para cada uma delas. É importante ressaltar que somente após uma boa avaliação clínica é que o tratamento estabelecido terá maiores chances de bons resultados, com melhor adesão e engajamento do paciente e da família, definindo um prognóstico mais satisfatório.

CONSIDERAÇÕES FINAIS

Os transtornos do humor na infância e na adolescência apresentam sintomas comuns a outros quadros clínicos. Além disso, é frequente que comorbidades estejam presentes na depressão ou no TB de início precoce, além de quadros prodrômicos (p. ex., sintomas ansiosos) surgirem no início do desenvolvimento do TB ou no episódio depressivo. É necessário que o clínico aja com prudência durante o processo de avaliação, a fim de fazer o diagnóstico diferencial e estabelecer a existência de comorbidades associadas aos transtornos do humor. Essa conduta determinará a terapêutica, os cuidados a serem tomados e o prognóstico de cada caso.

Os próximos capítulos apresentarão as principais comorbidades psiquiátricas existentes nos transtornos do humor de início na infância e na adolescência.

REFERÊNCIAS

1. Bonavita V, Simone R. Towards a definition of comorbidity in the light of clinical complexity. Neurol Sci. 2008;29 Suppl 1:S99-102.
2. Scordo KA. Differential diagnosis: correctly putting the pieces of the puzzle together. AACN Adv Crit Care. 2014;25(3):230-6.
3. Boarati MA, Andrade ER, Fondello MA. Anamnese psiquiátrica na infância e adolescência. In: Guimarães-Fernandes F, Humes EC, Cardoso F, Hortêncio LOS, Miguel EC, editores. Clínica psiquiátrica. 2. ed. Barueri: Manole; 2021. p. 308-15.

4. Côté JE. Identity crisis modality: a technique for assessing the structure of the identity crisis. J Adolesc. 1986;9(4):321-35.
5. Sayal K, Prasad V, Daley D, Ford T, Coghill D. ADHD in children and young people: prevalence, care pathways, and service provision. Lancet Psychiatry. 2018;5(2):175-86.
6. Cummings CM, Caporino NE, Kendall PC. Comorbidity of anxiety and depression in children and adolescents: 20 years after. Psychol Bull. 2014;140(3):816-45.
7. Marangoni C, Chiara L, Faedda GL. Bipolar disorder and ADHD: comorbidity and diagnostic distinctions. Curr Psychiatry Rep. 2015;17(8):604.
8. Cardoso TA, Jansen K, Zeni CP, Quevedo J, Zunta-Soares G, Soares JC. Clinical outcomes in children and adolescents with bipolar disorder and substance use disorder comorbidity. J Clin Psychiatry. 2017;78(3):e230-3.
9. American Psychiatric Association. Diagnostic and statistical manual of mental disorders: DSM-5. 5th ed. Washington: APA; 2013.
10. American Psychiatric Association. Diagnostic and statistical manual of mental disorders: DSM-5-TR. 5th ed. Washington: APA; 2022.
11. World Health Organization. ICD-11: International classification of diseases. 11th rev. Geneva: WHO; 2019.
12. Hendrickson B, Girma M, Miller L. Review of the clinical approach to the treatment of disruptive mood dysregulation disorder. Int Rev Psychiatry. 2020;32(3):202-11.
13. Fonseka TM, Swampillai B, Timmins V, Scavone A, Mitchell R, Collinger KA, et al. Significance of borderline personality-spectrum symptoms among adolescents with bipolar disorder. J Affect Disord. 2015;170:39-45.

8

Transtornos do humor com início na infância e adolescência e transtorno de déficit de atenção/hiperatividade comórbido

Wagner de Sousa Gurgel

O transtorno de déficit de atenção/hiperatividade (TDAH) é uma das comorbidades mais comuns e incapacitantes, mas também uma das mais ocultas entre indivíduos com transtornos do humor. O TDAH comórbido é capaz de aumentar substancialmente os prejuízos causados pelo transtorno bipolar (TB) e pelo transtorno depressivo maior (TDM), levando a um grande impacto em vários aspectos da vida de uma criança ou adolescente, incluindo desempenho acadêmico, interações sociais e bem-estar geral.[1] Compreender as complexidades desses transtornos é crucial para um diagnóstico preciso e um tratamento eficaz.

O TDAH é um transtorno do neurodesenvolvimento caracterizado por padrões persistentes de desatenção, hiperatividade e impulsividade.[2] Crianças e adolescentes com TDAH geralmente lutam para manter a atenção, seguir instruções, organizar tarefas e controlar comportamentos impulsivos. Quando o TDAH ocorre em comorbidade com um transtorno do humor, o processo diagnóstico torna-se ainda mais complexo, visto que pode existir uma grande sobreposição da psicopatologia entre os transtornos. Além disso, os sintomas de TDAH costumam ser descritos entre os sintomas prodrômicos mais comuns do TB.[3,4]

Ao examinar a epidemiologia, a etiologia, o diagnóstico diferencial e as estratégias de tratamento para transtornos do humor na infância e na adolescência em comorbidade com TDAH, este capítulo visa a fornecer uma compreensão abrangente dessas condições complexas.

EPIDEMIOLOGIA

O TDAH é um dos transtornos do neurodesenvolvimento mais comuns na infância e na adolescência. Uma metanálise abrangente indicou que a prevalência global de TDAH em crianças e adolescentes é estimada em cerca de 5,3%.[5] No entanto, as taxas de prevalência podem diferir significativamente com base nos métodos de avaliação, nos critérios diagnósticos e nos fatores culturais. Por exemplo, um estudo de grande escala nos Estados Unidos usando relatórios de pais e professores encontrou uma taxa de prevalência de 9,4% entre crianças de 2 a 17 anos.[6]

A prevalência relatada de TDAH entre pacientes com TB ou TDM varia amplamente, com alguns estudos encontrando taxas comparáveis às da população em geral[7,8] e outros sugerindo que o TDAH pode ser muito mais comum em indivíduos com transtornos do humor.[9] Essa grande variação na prevalência estimada de TDAH em indivíduos com transtornos do humor (variando de 1 a 93% no TB e de 1 a 76% no TDM) pode ser atribuída em boa parte às pequenas amostras analisadas.[10]

A metanálise mais recente no tema, incluindo 92 estudos e 17.089 indivíduos, indicou a prevalência de TDAH em pacientes com TB de 73% na infância, 43% na adolescência e 17% na idade adulta. Dados de 52 estudos, totalizando 16.897 indivíduos, indicaram prevalência de TDAH em indivíduos com TDM de 28% na infância, 17% na adolescência e 7% na idade adulta. O TDAH foi três vezes mais comum em pessoas com transtornos do humor em comparação com aquelas sem e 1,7 vezes mais comum em TB em comparação com TDM.[10]

Jovens com transtornos do humor comórbidos e TDAH correm maior risco de abandono escolar, abuso de substâncias e dificuldades em formar e manter relacionamentos interpessoais.[11] Além disso, a presença de TDAH comórbido em indivíduos com transtornos do humor pode estar associada a um curso clínico mais grave, a taxas mais altas de ideação suicida e à maior resistência ao tratamento.[12]

Diferenças de gênero também foram identificadas na epidemiologia desses distúrbios. Embora os transtornos do humor e o TDAH afetem ambos os sexos, há variações na prevalência e na apresentação clínica. O TDM é mais comum em mulheres, com uma proporção de mulheres para homens de aproximadamente 2:1 durante a adolescência.[13] O TB mostra uma distribuição de gênero semelhante, com algumas evidências sugerindo uma idade mais precoce de início em mulheres.[4] Por outro lado, o TDAH é mais prevalente em homens, com uma proporção de homens para mulheres de cerca de 3:1.[14] O TDAH comórbido também é observado com mais frequência em homens com transtornos do humor.[10,15]

Essas altas taxas de comorbidade, principalmente entre TDAH e TB, sugerem tanto a possibilidade de fatores de risco compartilhados como a sobreposição de sintomatologia e critérios diagnósticos em idades mais precoces.[16,17] Além disso, reconhecer as altas taxas de comorbidade entre TDAH e depressão maior ou TB ressalta a necessidade de uma avaliação abrangente e de uma abordagem de tratamento integrado para tratar das apresentações clínicas complexas e otimizar os resultados para os indivíduos afetados.

ETIOLOGIA

Existem várias ligações possíveis do ponto de vista etiológico entre o TDAH e os transtornos do humor. Primeiro, estudos recentes de associação genômica ampla (Genome Wide Association Studies [GWAS]) indicaram fatores genéticos compartilhados em TDAH, TB e TDM.[17] Além disso, estudos de risco familiar sugerem que o diagnóstico de TDAH e a ocorrência de dificuldades atencionais subsindrômicas são mais frequentes em filhos de pais com transtornos do humor.[18] Assim, a comorbidade entre TDAH e transtornos do humor pode ser explicada pela vulnerabilidade genética comum.

Além disso, podem existir fatores ambientais compartilhados que contribuem para a alta taxa de comorbidade do TDAH em pacientes com TB e TDM. Por exemplo, maus-tratos na infância, pobreza e baixas condições socioeconômicas estão associados a um risco aumentado para quase todos os transtornos psiquiátricos, incluindo TDAH e transtornos do humor.[11] Em terceiro lugar, o TDAH pode influenciar indiretamente o risco de transtornos do humor – por exemplo, pode contribuir para diminuir a autoestima, que é um fator de risco para transtornos do humor.[19]

Alterações na função dopaminérgica, incluindo anormalidades na densidade do transportador de dopamina e na sinalização do receptor de dopamina, foram observadas em indivíduos com TDAH e TDM.[20] Variações genéticas em genes envolvidos nas vias de sinalização de dopamina e norepinefrina contribuem para a vulnerabilidade tanto para o TDAH quanto para o TB.[21] Estudos de neuroimagem estrutural e funcional também identificaram semelhanças em regiões cerebrais implicadas no TDAH, no TDM e no TB, como o córtex pré-frontal, o córtex cingulado anterior e as estruturas límbicas.[22,23]

DIAGNÓSTICO DIFERENCIAL

O diagnóstico de transtornos do humor na infância e na adolescência, como TDM e TB, na presença de TDAH comórbido, tende a ser complexo e desafiador. Um diagnóstico preciso é essencial para o planejamento adequado do tratamento e das estratégias de intervenção. O diagnóstico deve ser feito por um profissional de saúde qualificado por meio de uma avaliação abrangente que inclua informações de várias fontes, como pais, professores e observação direta do comportamento da criança. O Quadro 8.1 detalha os critérios diagnósticos segundo a *Classificação internacional de doenças* (CID-11).[24]

A sobreposição de sintomas entre TDAH e TDM pode suscitar erros de diagnóstico. Alguns dos critérios do DSM-5 e da CID-11 para o diagnóstico de TDM podem estar associados ao TDAH em algum grau, como falta de concentração, insônia, agitação psicomotora ou retardo e fadiga. Por outro lado, sintomas de desatenção do TDAH, como distração e dificuldade em manter a

QUADRO 8.1
Critérios diagnósticos de transtorno de déficit de atenção/hiperatividade

- O diagnóstico de TDAH em crianças e adolescentes requer a presença de sintomas persistentes (pelo menos seis meses) de desatenção e/ou hiperatividade-impulsividade que provoquem prejuízo direto no funcionamento acadêmico, ocupacional ou social. Existem evidências de sintomas significativos antes dos 12 anos, embora os indivíduos possam procurar atendimento clínico mais tardiamente.
- O grau de desatenção e hiperatividade-impulsividade é inadequado ao nível de desenvolvimento e inconsistente com a idade cronológica e o nível de funcionamento intelectual do indivíduo.
- As manifestações específicas dos sintomas variam entre os indivíduos e podem mudar ao longo do desenvolvimento. Para que um diagnóstico seja feito, as manifestações de desatenção e/ou hiperatividade-impulsividade devem ser evidentes em múltiplas situações ou ambientes (p. ex., casa, escola, trabalho, com amigos ou familiares), mas podem variar de acordo com a estrutura e as demandas de cada cenário.
- Os sintomas não são mais bem explicados por outro transtorno mental, comportamental ou do neurodesenvolvimento e não são secundários ao efeito de uma substância ou medicamento.

Codificação: CID-10, F90.0/CID-11, 6A05.

Fonte: Elaborado com base em World Health Organization.[24]

atenção, ou sintomas de hiperatividade, como dificuldade em ficar parado, podem imitar sintomas de depressão. É importante fazer a distinção entre baixa autoestima, uma consequência negativa comum do TDAH, e um diagnóstico clínico de depressão maior que tem caráter episódico.[25]

O TDM é caracterizado por humor depressivo generalizado e persistente, anedonia, sentimentos de inutilidade e pensamentos recorrentes de morte ou suicídio que costumam estar acompanhados por prejuízos significativos em vários domínios de funcionamento.[24] Em contrapartida, o TDAH envolve principalmente dificuldades de atenção, hiperatividade e impulsividade, com menos ênfase no humor depressivo generalizado e persistente. O padrão temporal dos sintomas e o comprometimento associado devem ser cuidadosamente avaliados para diferenciar entre TDM e TDAH.

A distinção entre TB e TDAH na infância e na adolescência requer uma avaliação cuidadosa das características e dos padrões de sintomas de cada transtorno. Embora possa haver alguma sobreposição de sintomas, há diferenças importantes a serem consideradas. O TB é caracterizado por períodos distintos de humor anormalmente elevado, aumento de energia, grandiosidade, diminuição da necessidade de sono, pensamentos acelerados e impulsividade.[26] Ele geralmente se manifesta com desregulação do humor mais grave e persistente em comparação com o TDAH.[27] Os médicos devem avaliar cuidadosamente a duração, a intensidade e a qualidade dos sintomas de humor, bem como a presença de outras características relacionadas ao TB, para diferenciar os dois transtornos.

O TDAH está associado a um risco aumentado de tentativas de suicídio e suicídios consumados. Embora o TDAH possa ser visto como um fator de risco independente para suicídio, alguns autores sugerem que a associação de TDAH e suicídio seja mediada pelos sintomas de comorbidades como transtornos do humor ou ansiedade.[28]

O diagnóstico de comorbidade de TDAH com transtornos do humor com início na infância e na adolescência deve ser considerado quando há evidência de prejuízo significativo e sintomatologia além do que seria esperado para cada transtorno isoladamente. Avaliação abrangente, incluindo entrevistas clínicas, informações colaterais de pais e professores, observações comportamentais e escalas de classificação validadas, podem ajudar a determinar a presença de comorbidade. A colaboração entre profissionais de saúde mental, pediatras e educadores é crucial para garantir uma avaliação abrangente e um diagnóstico preciso.

TRATAMENTO

TRANSTORNO DEPRESSIVO MAIOR EM COMORBIDADE COM TRANSTORNO DE DÉFICIT DE ATENÇÃO/HIPERATIVIDADE

A abordagem de tratamento para TDM na infância e adolescência em comorbidade com TDAH deve envolver, sempre que possível, a combinação de psicoterapia e farmacoterapia.

Algumas evidências sugerem que os tratamentos para TDAH podem ser menos eficazes em pacientes com sintomas depressivos ativos e podem levar à exacerbação da disforia, à falta de sono e à diminuição do apetite.[29] Em pacientes com depressão moderada a grave e TDAH, algumas diretrizes clínicas recomendam começar avaliando o risco de suicídio e tratando a depressão primeiro. Em pacientes com depressão leve e TDAH, as recomendações sugerem continuar a avaliar o risco de suicídio, iniciar o tratamento do TDAH e adicionar um antidepressivo, quando indicado.[30]

A terapia cognitivo-comportamental (TCC) demonstrou ser eficaz no tratamento de sintomas de TDM e TDAH em adolescentes e, muitas vezes, em conjunto com medicamentos.[31,32] Outros tratamentos psicossociais para o TDAH também podem ser empregados, como treino de habilidades organizacionais, de controle da raiva, habilidades sociais e psicoeducação sobre a doença e a medicação.[31]

Nos casos em que a intervenção farmacológica é necessária, os inibidores seletivos da recaptação de serotonina (ISRSs) são frequentemente considerados como tratamento de primeira linha para o TDM na população pediátrica,[33] mas tiveram benefícios limitados para os sintomas do TDAH.[34] Esses medicamentos podem ajudar a aliviar os sintomas depressivos e melhorar o funcionamento geral. No entanto, o uso de ISRSs em crianças e adolescentes deve ser cuidadosamente monitorado, devido ao risco potencial de aumento da ideação ou do comportamento suicida em alguns indivíduos. A supervisão rigorosa e o acompanhamento regular de um profissional de saúde são essenciais durante o tratamento com ISRSs. Semelhante ao tratamento do TB em faixa etária pediátrica, o uso de medicamentos estimulantes para os sintomas do TDAH deve ser cuidadosamente considerado e monitorado em indivíduos com TDM e TDAH comórbidos.

A atomoxetina, um inibidor da recaptação noradrenérgica, demonstra eficácia para os sintomas de TDAH na infância e na adolescência com tamanho de efeito moderado (cerca de 0,63),[14] mas apresenta resultados limitados para o tratamento da depressão.[35] Evidências recentes indicam que o tratamento com metilfenidato ou atomoxetina não aumenta o risco de tentativas de suicídio entre pacientes com TDAH; o tratamento prolongado com metilfenidato foi, inclusive, associado a um menor risco de tentativas repetidas de suicídio.[36,37] Uma coorte longitudinal usando os registros nacionais suecos identificou que entre mais de 38 mil indivíduos com TDAH, o uso de medicação para TDAH foi associada a uma redução de mais de 40% no risco de receber um diagnóstico de depressão três anos depois.[38]

TRANSTORNO BIPOLAR EM COMORBIDADE COM TRANSTORNO DE DÉFICIT DE ATENÇÃO/HIPERATIVIDADE

O tratamento do TB em comorbidade com TDAH na infância e na adolescência requer uma abordagem abrangente e individualizada. O manejo idealmente deve envolver uma combinação de farmacoterapia, psicoeducação, psicoterapia e intervenções psicossociais. Os estabilizadores do humor, como o lítio e certos antipsicóticos atípicos, são considerados tratamentos de primeira linha para o TB pediátrico.[39] O National Institute for Health and Care Excellence (NICE) no Reino Unido recomenda que, ao oferecer tratamento a meninas ou mulheres jovens em idade fértil com TB, se evite o uso de valproato, em função do risco elevado de teratogênese.[40]

Quando sintomas de TDAH comórbidos estão presentes, deve-se considerar cuidadosamente o uso dos psicoestimulantes, pois há preocupações de segurança devido ao risco potencial de induzir ou exacerbar episódios maníacos ou hipomaníacos. No entanto, um estudo de coorte realizado em Taiwan com 144.920 pacientes recém-diagnosticados com TDAH (idade média de 7,7 anos) mostrou que o uso em longo prazo de metilfenidato ou atomoxetina não foi associado ao aumento do risco de TB.[41] Um estudo longitudinal na Suécia mostrou que o uso de metilfenidato por pacientes adultos com TB que já tomavam um estabilizador de humor era seguro e eficaz no controle dos sintomas do TDAH sem desestabilização significativa do humor.[42] Uma revisão recente da literatura também não indicou associação entre a presença de TDAH comórbido e a indução de sintomas maniformes por medicamentos estimulantes ou antidepressivos.[21]

No entanto, adolescentes com TB e TDAH ainda podem reagir a psicoestimulantes ou atomoxetina com desenvolvimento ou exacerbação de sintomas maníacos.[43,44] Dessa forma, é recomendado o monitoramento regular; se os sintomas maniformes se desenvolverem, os psicoestimulantes devem ser interrompidos.

CONSIDERAÇÕES FINAIS

Os transtornos do humor com início na infância e na adolescência em comorbidade com TDAH apresentam desafios significativos para pacientes, famílias e profissionais de saúde. A interação entre esses transtornos pode gerar apresentações clínicas complexas que prejudicam os processos de diagnóstico e tratamento. No entanto, com uma avaliação adequada e um tratamento abrangente, resultados positivos podem ser alcançados. Embora tenha ocorrido um significativo progresso na compreensão e na abordagem desses transtornos, mais pesquisas são necessárias para avançar nosso conhecimento de sua etiologia, melhorar a precisão do diagnóstico e refinar as abordagens de tratamento.

REFERÊNCIAS

1. Biederman J, Petty CR, Woodworth KY, Lomedico A, Hyder LL, Faraone SV. Adult outcome of attention-deficit/hyperactivity disorder: a controlled 16-year follow-up study. J Clin Psychiatry. 2012;73(7):941-50.
2. Faraone SV, Asherson P, Banaschewski T, Biederman J, Buitelaar JK, Ramos-Quiroga JA, et al. Attention-deficit/hyperactivity disorder. Nat Rev Dis Primers. 2015;1:15020.
3. Skirrow C, Hosang GM, Farmer AE, Asherson P. An update on the debated association between ADHD and bipolar disorder across the lifespan. J Affect Disord. 2012;141(2-3):143-59.
4. Goldstein BI, Birmaher B, Carlson GA, DelBello MP, Findling RL, Fristad M, et al. The International Society for Bipolar Disorders Task Force report on pediatric bipolar disorder: knowledge to date and directions for future research. Bipolar Disord. 2017;19(7):524-43.
5. Polanczyk GV, Willcutt EG, Salum GA, Kieling C, Rohde LA. ADHD prevalence estimates across three decades: an updated systematic review and meta-regression analysis. Int J Epidemiol. 2014;43(2):434-42.
6. Danielson ML, Bitsko RH, Ghandour RM, Holbrook JR, Kogan MD, Blumberg SJ. Prevalence of parent-reported ADHD diagnosis and associated treatment among U.S. children and adolescents, 2016. J Clin Child Adolesc Psychol. 2018;47(2):199-212.

7. Yorbik O, Birmaher B, Axelson D, Williamson DE, Ryan ND. Clinical characteristics of depressive symptoms in children and adolescents with major depressive disorder. J Clin Psychiatry. 2004;65(12):1654-9.
8. Vannucchi G, Medda P, Pallucchini A, Bertelli M, Angst J, Azorin JM, et al. The relationship between attention deficit hyperactivity disorder, bipolarity and mixed features in major depressive patients: evidence from the BRIDGE-II-Mix Study. J Affect Disord. 2019;246:346-54.
9. Gorlin EI, Dalrymple K, Chelminski I, Zimmerman M. Diagnostic profiles of adult psychiatric outpatients with and without attention deficit hyperactivity disorder. Compr Psychiatry. 2016;70:90-7.
10. Sandstrom A, Perroud N, Alda M, Uher R, Pavlova B. Prevalence of attention-deficit/hyperactivity disorder in people with mood disorders: a systematic review and meta-analysis. Acta Psychiatr Scand. 2021;143(5):380-91.
11. Dvir Y, Ford JD, Hill M, Frazier JA. Childhood maltreatment, emotional dysregulation, and psychiatric comorbidities. Harv Rev Psychiatry. 2014;22(3):149-61.
12. Sun S, Kuja-Halkola R, Faraone SV, D'Onofrio BM, Dalsgaard S, Chang Z, et al. Association of psychiatric comorbidity with the risk of premature death among children and adults with attention-deficit/hyperactivity disorder. JAMA Psychiatry. 2019;76(11):1141-9.
13. Hankin BL, Young JF, Abela JRZ, Smolen A, Jenness JL, Gulley LD, et al. Depression from childhood into late adolescence: Influence of gender, development, genetic susceptibility, and peer stress. J Abnorm Psychol. 2015;124(4):803-16.
14. Faraone SV, Banaschewski T, Coghill D, Zheng Y, Biederman J, Bellgrove MA, et al. The World Federation of ADHD International consensus statement: 208 evidence-based conclusions about the disorder. Neurosci Biobehav Rev. 2021;128:789-818.
15. Geller B, Zimerman B, Williams M, DelBello MP, Bolhofner K, Craney JL, et al. DSM-IV mania symptoms in a prepubertal and early adolescent bipolar disorder phenotype compared to attention-deficit hyperactive and normal controls. FOC. 2004;2(4):586-95.
16. Post RM, Altshuler LL, Kupka R, McElroy SL, Frye MA, Rowe M, et al. More childhood onset bipolar disorder in the United States than Canada or Europe: implications for treatment and prevention. Neurosci Biobehav Rev. 2017;74(Pt A):204-13.
17. Lee PH, Anttila V, Won H, Feng YA, Rosenthal J, Zhu Z, et al. Genome wide meta-analysis identifies genomic relationships, novel loci, and pleiotropic mechanisms across eight psychiatric disorders. BioRxiv. 2019 Jan 26.

18. Sandstrom A, Sahiti Q, Pavlova B, Uher R. Offspring of parents with schizophrenia, bipolar disorder, and depression: a review of familial high-risk and molecular genetics studies. Psychiatr Genet. 2019;29(5):160-9.
19. Newark PE, Elsässer M, Stieglitz RD. Self-esteem, self-efficacy, and resources in adults with ADHD. J Atten Disord. 2016;20(3):279-90.
20. Sonuga-Barke EJS, Becker SP, Bölte S, Castellanos FX, Franke B, Newcorn JH, et al. Annual research review: perspectives on progress in ADHD science: from characterization to cause. J Child Psychol Psychiatry. 2023;64(4):506-32.
21. Edinoff AN, Apgar TL, Rogers JJ, Harper JD, Cornett EM, Kaye AM, et al. Attention deficit hyperactivity disorder and bipolar disorder: diagnosis, treatments, and clinical considerations: a narrative review. Psychiatry International. 2021;3(1):17-28.
22. Li CT, Lin CP, Chou KH, Chen IY, Hsieh JC, Wu CL, et al. Structural and cognitive deficits in remitting and non-remitting recurrent depression: a voxel-based morphometric study. Neuroimage. 2010;50(1):347-56.
23. Gogtay N, Ordonez A, Herman DH, Hayashi KM, Greenstein D, Vaituzis C, et al. Dynamic mapping of cortical development before and after the onset of pediatric bipolar illness. J Child Psychol Psychiatry. 2007;48(9):852-62.
24. World Health Organization. ICD-11 implementation or transition guide. Geneva: WHO; 2019.
25. Goodman G, Gerstadt C, Pfeffer CR, Stroh M, Valdez A. ADHD and aggression as correlates of suicidal behavior in assaultive prepubertal psychiatric inpatients. Suicide Life Threat Behav. 2008;38(1):46-59.
26. Youngstrom EA, Birmaher B, Findling RL. Pediatric bipolar disorder: validity, phenomenology, and recommendations for diagnosis. Bipolar Disord. 2008;10(1 Pt 2):194-214.
27. Bertschy G, Martz E, Weibel S, Weiner L. Psychopathological dissection of bipolar disorder and adhd: focussing on racing thoughts and verbal fluency. Neuropsychiatr Dis Treat. 2023;19:1153-68.
28. Balazs J, Miklósi M, Keresztény A, Dallos G, Gádoros J. Attention-deficit hyperactivity disorder and suicidality in a treatment naïve sample of children and adolescents. J Affect Disord. 2014;152-154:282-7.
29. Weiss M, Hechtman L; Adult ADHD Research Group. A randomized double-blind trial of paroxetine and/or dextroamphetamine and problem-focused therapy for attention-deficit/hyperactivity disorder in adults. J Clin Psychiatry. 2006;67(4):611-9.
30. Canadian ADHD Resource Alliance. Canadian ADHD practice guidelines. 4th ed. Ontario: CADDRA; 2018.

31. Lambez B, Harwood-Gross A, Golumbic EZ, Rassovsky Y. Non-pharmacological interventions for cognitive difficulties in ADHD: a systematic review and meta-analysis. J Psychiatr Res. 2020;120:40-55.
32. Zhou X, Teng T, Zhang Y, Del Giovane C, Furukawa TA, Weisz JR, et al. Comparative efficacy and acceptability of antidepressants, psychotherapies, and their combination for acute treatment of children and adolescents with depressive disorder: a systematic review and network meta-analysis. Lancet Psychiatry. 2020;7(7):581-601.
33. Strawn JR, Mills JA, Suresh V, Peris TS, Walkup JT, Croarkin PE. Combining selective serotonin reuptake inhibitors and cognitive behavioral therapy in youth with depression and anxiety. J Affect Disord. 2022;298(Pt A):292-300.
34. Daviss WB, Birmaher B, Diler RS, Mintz J. Does pharmacotherapy for attention-deficit/hyperactivity disorder predict risk of later major depression? J Child Adolesc Psychopharmacol. 2008;18(3):257-64.
35. Bangs ME, Tauscher-Wisniewski S, Polzer J, Zhang S, Acharya N, Desaiah D, et al. Meta-analysis of suicide-related behavior events in patients treated with atomoxetine. J Am Acad Child Adolesc Psychiatry. 2008;47(2):209-18.
36. Huang KL, Wei HT, Hsu JW, Bai YM, Su TP, Li CT, et al. Risk of suicide attempts in adolescents and young adults with attention-deficit hyperactivity disorder: a nationwide longitudinal study. Br J Psychiatry. 2018;212(4):234-8.
37. Chang Z, Quinn PD, O'Reilly L, Sjölander A, Hur K, Gibbons R, et al. Medication for attention-deficit/hyperactivity disorder and risk for suicide attempts. Biol Psychiatry. 2020;88(6):452-8.
38. Chang Z, D'Onofrio BM, Quinn PD, Lichtenstein P, Larsson H. Medication for attention-deficit/hyperactivity disorder and risk for depression: a nationwide longitudinal cohort study. Biol Psychiatry. 2016;80(12):916-22.
39. Findling RL, McNamara NK, Pavuluri M, Frazier JA, Rynn M, Scheffer R, et al. Lithium for the maintenance treatment of bipolar I disorder: a double-blind, placebo-controlled discontinuation study. J Am Acad Child Adolesc Psychiatry. 2019;58(2):287-96.e4.
40. Morriss R, Kendall T, Braidwood R, Byng R, Cipriani A, James A, et al. The assessment and management of bipolar disorder in adults, children and young people in primary and secondary care. London: The Royal College of Psychiatrists; 2014.
41. Wang LJ, Shyu YC, Yuan SS, Yang CJ, Yang KC, Lee TL, et al. Attention-deficit hyperactivity disorder, its pharmacotherapy, and the risk of developing bipolar disorder: a nationwide population-based study in Taiwan. J Psychiatr Res. 2016;72:6-14.

42. Viktorin A, Rydén E, Thase ME, Chang Z, Lundholm C, D'Onofrio BM, et al. The risk of treatment-emergent mania with methylphenidate in bipolar disorder. Am J Psychiatry. 2017;174(4):341-8.
43. Goldsmith M, Singh M, Chang K. Antidepressants and psychostimulants in pediatric populations: is there an association with mania? Paediatr Drugs. 2011;13(4):225-43.
44. Perugi G, Vannucchi G, Bedani F, Favaretto E. Use of stimulants in bipolar disorder. Curr Psychiatry Rep. 2017;19(1):7.

…

9

Transtornos do humor com início na infância e adolescência e transtornos de ansiedade comórbidos

Allyson de Castro Eccard ▪ Julio Renó Sawada
Fernando Ramos Asbahr ▪ Marcia Morikawa

A ansiedade é um importante mecanismo adaptativo caracterizado pelo estado emocional que se sobrevém em resposta a uma situação de perigo ou ameaça, que se buscará ativamente evitar. É considerada patológica quando sua manifestação ocorre de maneira persistente, excessiva ou inapropriada, diante de contextos que não representam um perigo ou uma ameaça, acarretando sofrimento ou prejuízo ao funcionamento do indivíduo.[1,2]

Os transtornos de ansiedade (TAs) são os que apresentam a maior prevalência entre os transtornos mentais na infância e adolescência; entre crianças e adolescentes de 4 a 18 anos, 6,5% apresentam algum TA,[3] ao passo que, entre crianças menores de 7 anos, foi observada uma prevalência de 8,5% para algum desses transtornos.[4]

Além disso, a média de idade para início dos TAs é em torno dos 6 anos, antecedendo o surgimento de diversos outros transtornos mentais. Eles estão associados a prejuízos funcionais nos âmbitos acadêmico, social e familiar. Se não forem tratados, tendem a apresentar um curso crônico e a persistir na idade adulta. Ademais, adolescentes com TAs apresentam maior risco de desenvolverem outros transtornos de ansiedade, depressão e dependência de substâncias e de interromperem o desenvolvimento acadêmico.[5,6]

Na avaliação de crianças e adolescentes, alguns indicadores podem auxiliar a identificação de TAs: hipervigilância, reatividade a novidades ou mudanças de estímulos, hipersensibilidade a ameaças, enfrentamento por meio de evitação, queixas somáticas e reações exacerbadas e desproporcionais.[5]

COMORBIDADES ENTRE TRANSTORNOS DO HUMOR E TRANSTORNOS DE ANSIEDADE

DEPRESSÃO E ANSIEDADE

A comorbidade entre ansiedade e depressão é bastante comum em crianças e adolescentes. Entre jovens com depressão, os TAs correspondem à comorbidade mais comum entre os transtornos mentais, com estimativas variando entre 15 e 75%. Já entre os jovens com TAs, as taxas de comorbidade com transtornos depressivos são mais baixas, variando entre 10 e 15%.[7] A forma de manifestação da comorbidade pode variar ao longo do desenvolvimento, tendo em vista que a ansiedade costuma ser mais comum durante a infância, ao passo que a depressão é mais prevalente na adolescência.[8]

As teorias atuais acerca dos TAs e dos transtornos depressivos sugerem que ambos compartilham fatores de risco genéticos, biológicos e psicossociais.[9] Além disso, apresentam uma grande sobreposição de sintomas, como perturbações de sono, irritabilidade, isolamento social, diminuição de apetite, comprometimento de concentração e ideias negativas acerca de si e do futuro.[10,11] Há evidências que apontam para a existência de uma forte interconectividade entre os sintomas de ambos os transtornos desde idades precoces.[8]

Alguns estudos demonstram a existência de um fator compartilhado entre ansiedade e depressão: a afetividade negativa. Ela parece estar relacionada à ocorrência concomitante de ansiedade e depressão e se caracteriza por uma sensação de desconforto subjetivo ou de excitação desprazerosa, associada a diversos estados aversivos, como raiva, culpa, descontentamento e preocupação.[7,12] A afetividade negativa pode envolver fatores transdiagnósticos, incluindo:

- neuroticismo (tendência a vivenciar emoções negativas, como ansiedade, depressão, culpa, vergonha ou raiva);[13]
- ruminação (um padrão de resposta ao sofrimento no qual um indivíduo permanece passivamente pensando, de maneira perseverante, sobre seus sintomas perturbadores e nas suas causas e consequências, sem, no entanto, colocar em prática uma solução ativa para os problemas, a qual poderia alterar a causa desse sofrimento);[14]
- intolerância à incerteza.[7]

Pacientes com TAs parecem apresentar, ao longo do desenvolvimento, com bastante frequência, quadros depressivos secundários (continuidade heterotípica). O risco aumentado para a ocorrência de quadros depressivos secundários parece não estar relacionado à idade de início do TA. Depressões secundárias são mais prováveis em indivíduos com maior número de TAs, comprometimentos mais graves decorrentes dos TAs e que manifestam concomitantemente ataques de pânico.[1]

De maneira geral, jovens que apresentam quadros ansiosos concomitantemente a transtornos do humor tendem a manifestar maiores comprometimentos funcionais, maior probabilidade de que seus problemas persistam ao longo do tempo e maior probabilidade de que venham a apresentar quadros refratários.[5] Estudos apontam que entre os pacientes com comorbidade, aqueles com quadros depressivos graves tendem a apresentar quadros mais graves de ansiedade. Contudo, pessoas com TAs graves não necessariamente manifestam quadros depressivos graves.[7]

Jovens que apresentam comorbidade entre ansiedade e depressão tendem a apresentar maior comprometimento funcional em relação aos que manifestam quadros ansiosos isolados. Entretanto, indivíduos com comorbidade entre ansiedade e depressão não manifestam maior comprometimento funcional em comparação com os pacientes que apresentam quadros depressivos isolados.[7]

TRANSTORNO BIPOLAR E ANSIEDADE

O transtorno bipolar (TB) na infância e na adolescência afeta cerca de 2 a 3,9% dos jovens antes dos 18 anos. Em 55 a 60% dos adultos acometidos com o transtorno, os sintomas tiveram início na infância ou adolescência.[15,16] Em uma metanálise de 2015 que avaliou 41 estudos em 27 países, a prevalência de TAs na infância e adolescência foi estimada em 6,5% mundialmente.[3]

O diagnóstico diferencial do TB na infância e adolescência representa um desafio complexo, devido à diversidade na sua manifestação clínica, incluindo a gravidade e a flutuação dos sintomas, o subtipo específico do TB e a fase da doença. Cabe ressaltar que variações normais de humor não raramente são confundidas com manifestações de hipomania.[17] A alta prevalência de comorbidades e a sobreposição de sintomas com outros transtornos psiquiátricos característicos dessa faixa etária contribuem para o desafio diagnóstico.[15] É importante destacar que, na faixa etária pediátrica, o estágio de desenvolvimento da criança ou do adolescente influencia a apresentação dos transtornos; e, no caso da ansiedade, alguns sintomas ansiosos (medo do escuro) são relativamente comuns em crianças, podendo fazer parte do neurodesenvolvimento típico.[18] Além disso, o contexto ambiental no qual as crianças e os adolescentes se encontram repercute na apresentação clínica, e é comum que os indivíduos tenham dificuldades para descrever seus sintomas de forma precisa.[17]

Além das causas psiquiátricas, outras condições médicas também devem ser avaliadas pensando no diagnóstico diferencial, como alterações tireoidianas, hormonais, tumores cerebrais, epilepsias, intoxicações exógenas e efeitos adversos de psicotrópicos.[17,19]

Com relação aos TAs, em um primeiro momento, pode parecer contraintuitivo imaginar que sejam confundidos ou associados ao espectro bipolar, uma vez que este tem manifestações sintomáticas bem marcadas de desinibição e grandiosidade na mania e na hipomania, o que não se espera nos quadros ansiosos, caracterizados por sintomas internalizantes, como medo e inibição.[20] A despeito dessas diferenças, a sobreposição de sintomas é grande. O transtorno de ansiedade generalizada (TAG), por exemplo, compartilha vários critérios diagnósticos (fatigabilidade, alterações no sono, dificuldade em se concentrar, agitação/inquietação e humor irritável/irritabilidade) com o transtorno depressivo maior (TDM), podendo gerar confusão diagnóstica.[21]

De forma geral, na apresentação clínica, algumas particularidades podem ajudar na discriminação entre o TB e os TAs. No TA, geralmente observamos medos irracionais e evitação, não encontramos elação do humor e a evolução é crônica, ao passo que no TB em mania frequentemente sintomas de impulsividade e grandiosidade estão presentes, com características episódicas. Nos TAs, são mais comumente observadas queixas de menos-valia e baixa autoestima. O sono pode estar prejudicado nas duas condições; no entanto, na mania e na hipomania, sua necessidade é diminuída, a criança dorme poucas horas e, no dia seguinte, está disposta e sem cansaço. Já nos TAs, a insônia é frequentemente acompanhada de pensamentos ruminativos e catastróficos, além de fadiga pela falta de sono adequado.[22,23]

A irritabilidade é outra manifestação comum nas duas condições que pode trazer desafios para o diagnóstico diferencial. De acordo com o *Manual diagnóstico e estatístico de transtornos mentais* (DSM-5-TR), a irritabilidade é critério diagnóstico de pelo menos 10 transtornos, e muitos outros são frequentemente acompanhados pelo sintoma mesmo que não seja um critério diagnóstico.[21] Portanto, é um sintoma muito inespecífico. Assim, diante de uma criança com irritabilidade, o psiquiatra deve considerar uma gama de transtornos e não deve pensar na irritabilidade como indicativo de episódios depressivos ou maníаcos, nem de qualquer outra condição específica, principalmente quando não episódica.[20,24]

Uma das características do TB é sua apresentação em fases, de forma que a irritação severa persistente não deve ser vista como um fenótipo de TB.[20,24] Estudos longitudinais mostraram que crianças e jovens irritados têm maior risco na idade adulta de TAs e depressão unipolar do que de episódios maníacos propriamente ditos.[25] Talvez a fonte mais frequente de irritabilidade com prejuízo funcional em crianças e adolescentes sejam os TAs.[20]

No entanto, além de diagnósticos diferenciais, os TAs frequentemente são comórbidos ao TB na infância e adolescência. De fato, comorbidades psiquiátricas no TB nesse período do desenvolvimento são a regra, demandando do clínico uma investigação atenta e cuidadosa, uma vez que impactam significativamente o bem-estar geral dos indivíduos afetados.[15,20,26]

A relação entre TAs e TB na infância e adolescência é complexa e bidirecional,[27] de modo que sua interação ainda é incerta e demanda mais estudos.[17] Vários fatores são propostos para o desenvolvimento de TAs comórbidos em crianças e adolescentes com TB, como predisposição genética, alterações neurobiológicas, fatores de risco compartilhados entre os transtornos e impacto dos próprios sintomas bipolares na ansiogênese.[7,15,18,20,27]

Em crianças e adolescentes com TB, a prevalência de TAs comórbidos varia de aproximadamente 40 a 66%, como descrito em diversos estudos com populações clínicas e comunitárias.[15,28-30] Entre os TAs, alguns fenótipos são associados à infância e à adolescência, e estudos sugeriram uma associação específica entre transtorno de pânico e TB na infância.[23] Entretanto, estudos recentes têm demonstrado alta prevalência de vários TAs, incluindo, mas não limitando a, transtorno de pânico, em crianças e adolescentes, contrariando o entendimento da possível ligação entre o transtorno de pânico e o TB na infância e na adolescência.[20]

A título de exemplo, uma metanálise recente de 2020 com 37 estudos[30] constatou que, entre crianças e adolescentes com TB, a prevalência ao longo da vida para algum TA comórbido foi de 45%; para TAG, 27%; para transtorno de ansiedade de separação, 26%; para transtorno de ansiedade social (fobia social), 20%; e para síndrome do pânico, 13%. Alguns jovens e crianças desses estudos tinham mais de um TA comórbido.[18,30]

De fato, ser diagnosticado com uma das categorias do DSM-5-TR pode reduzir o número de sintomas necessários para diagnóstico em outras categorias, dado que, como visto, muitas manifestações e sintomas de diferentes transtornos se sobrepõem, favorecendo múltiplos diagnósticos. No caso dos TAs, eles frequentemente são comórbidos entre si, e os pacientes comumente são diagnosticados com múltiplos TAs.[30]

De forma geral, a prevalência ao longo da vida de qualquer TA foi maior em jovens com TB de início na infância do que naqueles iniciados na adolescência e em adultos.[15,18,30] Naqueles iniciados na infância, os transtornos de ansiedade generalizada e de separação foram mais prevalentes, ao passo que o transtorno de pânico e o de ansiedade social foram mais associados quando o início da apresentação bipolar se deu na adolescência.[7,15]

Normalmente, os TAs surgem antes do início do TB ou durante os estágios iniciais, precedendo a manifestação dos sintomas bipolares, às vezes surgindo antes de um episódio maníaco, e podem servir como marcadores prodrômicos ou preditores de um diagnóstico de TB posterior.[22,25,26,30]

O impacto da ansiedade comórbida no TB é significativo. Os sintomas de ansiedade podem exacerbar a instabilidade do humor e aumentar a frequência e a gravidade dos episódios de humor. A presença de ansiedade também pode contribuir para um curso mais crônico e resistente ao tratamento do TB na juventude. Além disso, a ansiedade comórbida pode prejudicar significativamente o funcionamento diário, aumentar o risco de ideação suicida e diminuir a qualidade de vida dos indivíduos afetados.[15,17,18,26]

Estudos prospectivos (até quatro anos de seguimento) e retrospectivos mostraram que os episódios de humor no TB na infância têm maior probabilidade de persistir por mais tempo em pacientes com TAs comórbidos do que em pacientes com TB sem a comorbidade; diagnósticos de TB do tipo II são mais frequentes nessas condições na faixa etária pediátrica.[15,26] Ademais, a remissão sintomática tende a ser mais lenta, e há maior chance de recorrência dos sintomas de humor nesses pacientes.[22,29] Pacientes pediátricos com TAs comórbidos ao TB tendem a apresentar sintomas maníacos semelhantes aos daqueles sem a comorbidade; no entanto, os sintomas depressivos são descritos como mais graves, e a duração dos sintomas ansiosos é mais prolongada.[15,27,30] É descrito também, na literatura, que jovens e crianças com TB e com ansiedade comórbida têm maior prevalência de história familiar para transtornos psiquiátricos, especialmente para depressão.[26]

TRATAMENTO

O tratamento das comorbidades ansiosas no TB na infância e na adolescência é fundamental, uma vez que estão relacionadas com pior prognóstico.[19,27] No entanto, as recomendações baseadas em evidência são escassas na literatura e, quando existentes, são estudos abertos não controlados e com dados extrapolados de adultos.[17,22] Estudos clínicos randomizados que investigam a eficácia de tratamentos para quadros ansiosos em crianças e adolescentes frequentemente excluem aquelas com diagnóstico de transtorno do humor, incluindo o TB.[22] Em linhas gerais, indica-se o tratamento baseado nas melhores evidências disponíveis para cada TA comórbido específico.[17]

Nos pacientes com diagnóstico ainda incerto de TB, recomenda-se primeiro tratar o outro TA e, em seguida, reavaliar a presença de sintomas de humor. Para os jovens que já têm o diagnóstico de TB bem estabelecido, a recomendação é priorizar a estabilização do quadro bipolar, uma vez que os sintomas da "comorbidade" podem ser secundários ao transtorno do humor primário. A persistência desses sintomas reforça o diagnóstico de comorbidade, e o tratamento para o TB associado ao da comorbidade é indicado.[17]

No curso do TB e de suas comorbidades, além das terapias psicossociais, os pacientes frequentemente recebem inibidores seletivos da recaptação de serotonina (ISRSs). Apesar do risco potencial de os antidepressivos induzirem sintomas maníacos/hipomaníacos, dados sugerem que o risco de mania desencadeada por esses medicamentos é maior em crianças pré-púberes do que em adolescentes e adultos, além de mais frequente com antidepressivos tricíclicos do que com ISRSs.[19,25]

Em função dos riscos, antes de iniciar antidepressivos, é muito importante a avaliação cuidadosa dos pacientes para presença de sintomas maníacos/hipomaníacos, principalmente naqueles com história familiar positiva para transtornos do humor. Há estudos sugerindo inclusive que o uso dessa classe de medicamentos nesses jovens suscetíveis poderia explicar ou aumentar a probabilidade de diagnósticos de TB na faixa etária.[15] Ainda com relação aos antidepressivos, um autor atentou para a ocorrência do que chama de "comorbidade iatrogênica", ou seja, o aumento na incidência de TB desencadeada pelo uso de antidepressivos originalmente prescritos para quadros ansiosos primários.[31] Dessa forma, crianças com TAs, primários ou comórbidos, tratados com antidepressivos devem ser monitoradas sistematicamente para sintomas maníacos e hipomaníacos.

Neste capítulo, somente serão apresentadas as abordagens terapêuticas que têm alguma evidência de eficácia no tratamento de jovens com TAs e transtornos do humor comórbidos, respaldadas pela literatura científica. Nesse contexto, destacaremos dois tipos de tratamento: a terapia cognitivo-comportamental (TCC) e o tratamento farmacológico.

COMORBIDADE ENTRE TRANSTORNOS DE ANSIEDADE E DEPRESSÃO

Terapia cognitivo-comportamental

Em uma revisão sistemática de estudos com jovens com TAs associados a transtornos comórbidos, em particular a TDM e a transtornos externalizantes, Mahdi e colaboradores analisaram o impacto da TCC específica para sintomas ansiosos sobre esses transtornos comórbidos. Dez estudos controlados (nove deles randomizados) foram incluídos nessa revisão sistemática. Os resultados sugerem que a TCC focada no transtorno primário de ansiedade tem um impacto positivo sobre os sintomas e sobre os diagnósticos dos transtornos psiquiátricos comórbidos, em particular em jovens com depressão. Os autores enfatizam que outras estratégias de tratamento podem não ser necessárias, como a TCC transdiagnóstica ou o tratamento individual do transtorno comórbido. Eles concluem, por fim, que a TCC focada no transtorno primário de ansiedade é uma abordagem válida para o tratamento da comorbidade e que protocolos padrão de TCC podem ser usados de forma eficaz, mesmo que não abordem diretamente a comorbidade.[32]

Apesar do número pequeno de estudos, a intervenção precoce por meio da TCC tem um papel fundamental na abordagem terapêutica de jovens com TA e depressão comórbidos. Como parte central das técnicas utilizadas na TCC, destacam-se as listadas a seguir.

- **Exposição e prevenção de respostas:** consiste na inclusão de técnicas de exposições graduais, que ajudam a reduzir a ansiedade e a superar medos específicos. Habilitam pacientes ao enfrentamento de situações temidas.
- **Técnicas cognitivas:** são utilizadas para identificar e modificar padrões de pensamentos negativos e distorcidos e promover estratégias saudáveis de enfrentamento. Os jovens aprendem estratégias para desafiar esses pensamentos e substituí-los por pensamentos mais realistas e saudáveis.

- **Intervenção familiar:** a inclusão da família no processo de tratamento é fundamental, pois auxilia a melhora da comunicação, fortalece o suporte emocional e fornece estratégias de enfrentamento dos sintomas de ansiedade e depressão no contexto familiar. Orientações psicoeducacionais sobre os transtornos mentais e o desenvolvimento de habilidades parentais particularmente no treino de exposições e de prevenção de respostas são extremamente importantes.

Terapia farmacológica

É primordial que o tratamento medicamentoso trate condições comórbidas que frequentemente acompanham quadros depressivos, uma vez que tais condições podem influenciar o início, a manutenção e a recorrência de sintomas depressivos. Além disso, a presença de comorbidades como os TAs com frequência associa-se à redução da probabilidade de uma resposta completa ao tratamento e pode aumentar o risco de suicídio e dificuldades em ambientes acadêmicos. De forma semelhante, sintomas depressivos também podem influenciar negativamente o tratamento de transtornos comórbidos. A abordagem farmacológica baseia-se no princípio de que os clínicos inicialmente tratem o transtorno (ou seja, o transtorno depressivo ou o transtorno comórbido) que cause o maior sofrimento ou prejuízo ao jovem.[26] No caso dos TAs, os tratamentos farmacológicos são os mesmos que os utilizados em quadros depressivos.

As medicações mais frequentemente utilizadas para o tratamento de TAs e de quadros depressivos em crianças e adolescentes são os ISRSs. Estudos multicêntricos randomizados demonstraram que medicamentos como a fluoxetina e a sertralina (ambos ISRSs) são eficazes na redução dos sintomas ansiosos e depressivos, melhorando a funcionalidade e a qualidade de vida dos pacientes.[33] Medicações pertencentes à classe dos ISRSs (entre elas a fluoxetina e a sertralina) são consideradas como tratamentos de primeira linha tanto para o transtorno depressivo como para TAs em crianças e adolescentes.

COMORBIDADE ENTRE TRANSTORNOS DE ANSIEDADE E TRANSTORNO BIPOLAR

Terapia cognitivo-comportamental

Até a data de publicação deste livro, não há na literatura qualquer estudo clínico randomizado que avalie a eficácia do tratamento de TAs em crianças e adolescentes com TB. A utilização da TCC como tratamento de primeira linha de TAs comórbidos em jovens com TB encontra respaldo a partir de estudos randomizados em pacientes com diagnóstico primário de algum TA.[33] Essa abordagem terapêutica é consistente com as diretrizes de tratamento publicadas pela American Academy of Child and Adolescent Psychiatry (AACAP).[34]

Algumas características à aplicação da TCC em jovens com TB e TAs podem ser destacadas.

- **Exposição e prevenção de respostas:** extremamente úteis na redução dos sintomas ansiosos, particularmente na aprendizagem em relação ao enfrentamento de situações que são evitadas.
- **Técnicas cognitivas:** por meio da identificação e da modificação de pensamentos disfuncionais.
- **Desenvolvimento de habilidades de autorregulação:** a TCC pode ajudar no desenvolvimento de estratégias de gerenciamento de estresse, habilidades de enfrentamento e regulação emocional e comportamental, particularmente úteis na redução da intensidade e da frequência de episódios de humor disfuncional, auxiliando em uma maior estabilização do humor.
- **Intervenção familiar:** a TCC inclui a participação da família no tratamento, por meio de orientações psicoeducacionais e participação ativa no treino de exposições e de prevenção de respostas, particularmente em ambientes familiares.

Terapia farmacológica

Apesar da importância clínica da comorbidade entre o TB e os TAs, nenhum estudo controlado randomizado foi conduzido até o momento para avaliar a eficácia de tratamentos farmacológicos em pacientes com essa comorbidade. De fato, mesmo em populações adultas, apenas quatro ensaios clínicos randomizados sobre o tratamento de TB e TAs comórbidos foram conduzidos. Em um deles, observou-se melhora significativa na ansiedade. Esse estudo (simples-cego de 12 semanas) incluiu 47 pacientes eutímicos (com TA comórbido, tratados com lítio), randomizados para tratamento adicional com olanzapina ou lamotrigina.[35] Ambos os medicamentos reduziram significativamente a ansiedade (olanzapina é superior à lamotrigina em análises específicas). Em um segundo estudo clínico (com duração de oito semanas, duplo-cego, controlado por placebo), Sheehan e colaboradores[36] compararam a eficácia da quetiapina (de liberação prolongada) com a do ácido valproico em 149 pacientes adultos com TB e transtorno de pânico ou TAG comórbidos. A quetiapina mostrou-se eficaz e superior ao ácido valproico e ao placebo em relação à melhora de sintomas ansiosos.[36] Com base nesses achados, a olanzapina e a quetiapina podem ter alguns efeitos benéficos de curto prazo nos sintomas de ansiedade em pacientes adultos com TB, quando comparados com estabilizadores do humor (lamotrigina e ácido valproico), provavelmente devido às suas propriedades sedativas relacionadas ao bloqueio de uma gama de receptores, incluindo receptores de histamina H1. Ressalta-se que a maioria dos estudos até a presente data é limitada pelo uso de medidas de resultados com foco em qualquer tipo de TA, embora nenhum tenha abordado algum transtorno específico de ansiedade.

Em populações pediátricas, a literatura científica carece de estudos controlados que avaliem o tratamento de pacientes com TB e TA comórbidos. Dados mais relevantes sobre a resposta ao tratamento em crianças e adolescentes com TB e ansiedade comórbida vêm de estudos observacionais longitudinais. Em estudos naturalísticos com crianças e adolescentes com TB e TA comórbidos, foram observadas taxas mais altas de tratamento com antidepressivos do que entre pacientes com TB sem ansiedade.[28,35] Em um estudo longitudinal, a persistência de TAs no longo prazo foi fraca, embora significativamente associada a menor tempo de utilização de medicamentos antidepressivos.[27] Apesar de esses resultados apontarem para o benefício do uso de antidepressivos em adolescentes com TB e TA comórbido, um aumento específico de episódios de hipomania e/ou mania associados cronologicamente ao tratamento em pacientes com comorbidade tem sido repetidamente relatado. Em um estudo inicial com 43 adolescentes com TB tratados ambulatorialmente, 36% dos indivíduos com TAs comórbidos, mas nenhum daqueles sem tais comorbidades, relataram uma história de (hipo)mania temporariamente relacionada ao tratamento com antidepressivos.[37] Um estudo subsequente confirmou que os TAs de início precoce eram preditivos de quadros de hipomania e/ou mania associados ao tratamento do TB da infância e adolescência.[38]

Os resultados descritos reforçam a necessidade de se ter cautela na prescrição de medicações antidepressivas para crianças e adolescentes com TA. Quando necessário, o tratamento farmacológico de escolha recai sobre os ISRSs. Extrema atenção deve ser dada a uma possível piora após a introdução de antidepressivos (como monoterapia), a partir do surgimento de sintomas como irritabilidade, mudanças de comportamentos habituais (p. ex., explosões, aumento abrupto de agressividade), aparecimento de ideações suicidas/comportamentos suicidas e abuso de substâncias. Sempre que possível, a utilização de estabilizadores de humor que tenham propriedades ansiolíticas deve ser primariamente considerada. Tendo como base estudos em adultos, a gabapentina pode trazer efeitos benéficos em pacientes com transtorno de ansiedade social/fobia social comórbido com TB,[39] ao passo que o valproato pode ser eficaz no transtorno de pânico e em sintomas ansiosos do TB.[40] O divalproato de sódio também se mostrou útil na redução da ansiedade em uma pequena amostra de adolescentes internados com TB.[41] Em uma amostra de 158 jovens hipomaníacos/maníacos inicialmente tratados com valproato como monoterapia, a comorbidade com TAG, transtorno de ansiedade de separação e fobias específicas associou-se a uma menor taxa de mudança para polifarmácia, ao passo que a presença de TAG também foi associada a melhor resposta terapêutica.[42]

A utilização de antipsicóticos atípicos com propriedades estabilizadoras de humor, como a quetiapina (em monoterapia ou como tratamento associado), deve ser considerada em casos de pacientes resistentes a tratamentos, devido ao risco de importantes efeitos colaterais (particularmente os metabólicos), o que reforça a escolha de estabilizadores de humor com propriedades ansiolíticas mais elevadas (valproato, gabapentina) em primeiro lugar. Os antidepressivos devem ser evitados em monoterapia e prescritos com muita cautela como tratamento associado a um estabilizador de humor quando o paciente estiver com humor estabilizado e continuar com sintomas ansiosos persistentes. Reforça-se que o antidepressivo deve ser descontinuado em poucos meses após a melhora da sintomatologia ansiosa.

CONSIDERAÇÕES FINAIS

Em suma, para um bom diagnóstico diferencial, o psiquiatra deve conhecer profundamente o estado de humor basal de seu paciente. As manifestações dos sintomas podem não estar bem definidas em uma única consulta médica ou na primeira avaliação, mesmo no curso de semanas ou poucos meses. Para o diagnóstico e o tratamento precisos, é essencial realizar o seguimento longitudinal associado a avaliações clínicas detalhadas e sistematizadas em intervalos de tempo regulares. Essa abordagem ganha mais importância quando o diagnóstico do transtorno do humor ainda é incerto.

A comorbidade entre TAs e transtornos do humor na infância e na adolescência apresenta desafios clínicos significativos e implicações importantes para o diagnóstico, o tratamento e o prognóstico. A alta prevalência de comorbidades de ansiedade destaca a necessidade de uma avaliação abrangente e intervenções personalizadas que abordem ambas as condições simultaneamente. Os médicos devem estar vigilantes no reconhecimento da sobreposição de sintomas e na diferenciação entre ansiedade e episódios depressivos e bipolares, garantindo o diagnóstico correto e o tratamento eficaz, proporcionando à criança e ao adolescente condições para que alcancem seu potencial e seu desenvolvimento pleno.

REFERÊNCIAS

1. Beesdo K, Knappe S, Pine DS. Anxiety and anxiety disorders in children and adolescents: developmental issues and implications for DSM-V. Psychiatr Clin North Am. 2009;32(3):483-524.
2. Freidl EK, Stroeh OM, Elkins RM, Steinberg E, Albano AM, Rynn M. Assessment and treatment of anxiety among children and adolescents. Focus. 2017;15(2):144-56.
3. Polanczyk GV, Salum GA, Sugaya LS, Caye A, Rohde LA. Annual research review: a meta-analysis of the worldwide prevalence of mental disorders in children and adolescents. J Child Psychol Psychiatry. 2015;56(3):345-65.
4. Vasileva M, Graf RK, Reinelt T, Petermann U, Petermann F. Research review: a meta-analysis of the international prevalence and comorbidity of mental disorders in children between 1 and 7 years. J Child Psychol Psychiatry. 2021;62(4):372-81.
5. Chiu A, Falk A, Walkup JT. Anxiety disorders among children and adolescents. Focus. 2016;14(1):26-33.
6. Merikangas KR, He JP, Burstein M, Swanson SA, Avenevoli S, Cui L, et al. Lifetime prevalence of mental disorders in U.S. adolescents: results from the National Comorbidity Survey Replication – Adolescent Supplement (NCS-A). J Am Acad Child Adolesc Psychiatry. 2010;49(10):980-9.
7. Cummings CM, Caporino NE, Kendall PC. Comorbidity of anxiety and depression in children and adolescents: 20 years after. Psychol Bull. 2014;140(3):816-45.
8. McElroy E, Fearon P, Belsky J, Fonagy P, Patalay P. Networks of depression and anxiety symptoms across development. J Am Acad Child Adolesc Psychiatry. 2018;57(12):964-73.

9. Leyfer O, Gallo KP, Cooper-Vince C, Pincus DB. Patterns and predictors of comorbidity of DSM-IV anxiety disorders in a clinical sample of children and adolescents. J Anxiety Disord. 2013;27(3):306-11
10. Spence SH. Assessing anxiety disorders in children and adolescents. Child Adolesc Ment Health. 2018;23(3):266-82.
11. Rockhill C, Kodish I, DiBattisto C, Macias M, Varley C, Ryan S. Anxiety disorders in children and adolescents. Curr Probl Pediatr Adolesc Health Care. 2010;40(4):66-99.
12. Steer RA, Clark DA, Kumar G, Beck AT. Common and specific dimensions of self-reported anxiety and depression in adolescent outpatients. J Psychopathol Behav Assess. 2008;30(3):163-70.
13. Miller JD, Pilkonis PA. Neuroticism and affective instability: the same or different? Am J Psychiatry. 2006;163(5):839-45.
14. McLaughlin KA, Nolen-Hoeksema S. Rumination as a transdiagnostic factor in depression and anxiety. Behav Res Ther. 2011;49(3):186-93.
15. Frías Á, Palma C, Farriols N. Comorbidity in pediatric bipolar disorder: prevalence, clinical impact, etiology and treatment. J Affect Disord. 2015;174:378-89.
16. Van Meter A, Moreira ALR, Youngstrom E. Updated meta-analysis of epidemiologic studies of pediatric bipolar disorder. J Clin Psychiatry. 2019;80(3):18r12180.
17. Birmaher B, Goldstein T, Axelson DA, Pavuluri M. Bipolar spectrum disorders. In: Martin A, Volkmar FR, Bloch MH, editors. Lewis´s Child and adolescent psychiatry: A comprehensive textbook. 5th ed. Philadelphia: Lippincott Williams & Wilkins Publishers.
18. Jolin EM, Weller EB, Weller RA. Anxiety symptoms and syndromes in bipolar children and adolescents. Curr Psychiatry Rep. 2008;10(2):123-9.
19. Leibenluft E, Daniel PD. Bipolar disorder in childhood. In: Thapar A, Pine DS, Leckman JF, Scott S, Snowling MJ, Taylor E, editors. Rutter's child and adolescent psychiatry. 6th ed. New Jersey: Wiley Blackwell; 2015. p. 858-73.
20. Strakowski SM, DelBello MP, Adler CM, editors. Bipolar disorder in youth: presentation, treatment, and neurobiology. New York: Oxford University; 2015. p. 34-93.
21. American Psychiatric Association. Diagnostic and statistical manual of mental disorders: DSM-5-TR. 5th ed. Washington: APA; 2022.
22. Geller B, Zimerman B, Williams M, DelBello, MP, Frazier, J, Beringer, L. Phenomenology of prepubertal and early adolescent bipolar disorder: examples of elated mood, grandiose behaviors, decreased need for sleep, racing thoughts and hypersexuality. J Child Adolesc Psychopharmacol. 2002;12(1):3-9.

23. Dickstein DP, Rich BA, Binstock AB, Pradella AG, Towbin KE, Pine DS, et al. Comorbid anxiety in phenotypes of pediatric bipolar disorder. J Child Adolesc Psychopharmacol. 2005;15(4):534-48.
24. Leibenluft E. Severe mood dysregulation, irritability, and the diagnostic boundaries of bipolar disorderin youths. Am J Psychiatry. 2011;168(2):129-42.
25. Martin A, Young C, Leckman JF, Mukonoweshuro C, Rosenheck R, Leslie D. Age effects on antidepressant-induced manic conversion. Arch Pediatr Adolesc Med. 2004;158(8):773-80.
26. Sala R, Axelson DA, Castro-Fornieles J, Goldstein TR, Há W, Liao F, et al. Comorbid anxiety in children and adolescents with bipolar spectrum disorders: prevalence and clinical correlates. J Clin Psychiatry. 2010;71(10):1344-50.
27. Sala R, Axelson DA, Castro-Fornieles J, Goldstein TR, Goldstein BI, Há W, et al. Factors associated with the persistence and onset of new anxiety disorders in youth with bipolar spectrum disorders. J Clin Psychiatry. 2012;73(1):87-94.
28. Sala R, Strober MA, Axelson DA, Gill MK, Castro-Fornieles J, Goldstein TR, et al. Effects of comorbid anxiety disorders on the longitudinal course of pediatric bipolar disorders. J Am Acad Child Adolesc Psychiatry. 2014;53(1):72-81.
29. Castilla-Puentes R, Sala R, Ng B, Galvez J, Camacho A. Anxiety disorders and rapid cycling: data from a cohort of 8129 youths with bipolar disorder. J Nerv Ment Dis. 2013;201(12):1060-5.
30. Eser HY, Taşkıran AS, Ertınmaz B, Mutluer T, Kılıç O, Morey AO, et al. Anxiety disorders comorbidity in pediatric bipolar disorder: a meta-analysis and meta-regression study. Acta Psychiatr Scand. 2020;141(4):327-39.
31. Offidani E, Fava GA, Sonino N. Iatrogenic comorbidity in childhood and adolescence: new insights from the use of antidepressant drugs. CNS Drugs. 2014;28(9):769-74.
32. Mahdi M, Jhawar S, Bennett SD, Shafran R. Cognitive behavioral therapy for childhood anxiety disorders: what happens to comorbid mood and behavioral disorders? A systematic review. J Affect Disord. 2019;251:141-8.
33. Walkup JT, Albano AM, Piacentini J, Birmaher B, Compton SN, Sherrill JT, et al. Cognitive behavioral therapy, sertraline, or a combination in childhood anxiety. N Engl J Med 2008;359(26):2753-66.
34. Kowatch RA, Fristad M, Birmaher B, Wagner KD, Findling RL, Hellander M, et al. Treatment guidelines for children and adolescents with bipolar disorder. J Am Acad Child Adolesc Psychiatry. 2005;44(3):213-35.
35. Maina G, Albert U, Rosso G, Bogetto F. Olanzapine or lamotrigine addition to lithium in remitted bipolar disorder patients with anxiety disorder comorbidity: a randomized, single-blind, pilot study. J Clin Psychiatry. 2008;69(4):609-16.

36. Sheehan DV, Harnett-Sheehan K, Hidalgo RB, Janavs J, McElroy SL, et al. Randomized, placebo-controlled trial of quetiapine XR and divalproex ER monotherapies in the treatment of the anxious bipolar patient. J Affect Disord. 2013;145(1):83-94.
37. Masi G, Toni C, Perugi G, Mucci M, Millepiedi S, Akiskal HS. Anxiety disorders in children and adolescents with bipolar disorder: a neglected comorbidity. Can J Psychiatry. 2001;46(9):797-802.
38. Faedda GL, Baldessarini RJ, Glovinsky IP, Austin NB. Treatment-emergent mania in pediatric bipolar disorder: a retrospective case review. J Affect Disord. 2004;82(1):149-58.
39. Pande AC, Davidson JR, Jefferson JW, Janney CA, Katzelnick DJ, Weisler RH, et al. Treatment of social phobia with gabapentin: a placebo-controlled study. J Clin Psychopharmacol. 1999;19(4):341-8.
40. Vázquez GH, Baldessarini RJ, Tondo L. Co-occurrence of anxiety and bipolar disorders: clinical and therapeutic overview. Depress Anxiety. 2014;31(3):196-206.
41. Deltito JA, Levitan J, Damore J, Hajal F, Zambenedetti M. Naturalistic experience with the use of divalproex sodium on an in-patient unit for adolescent psychiatric patients. Acta Psychiatr Scand. 1998;97(3):236-40.
42. Masi G, Perugi G, Millepiedi S, Toni C, Mucci M, Bertini N, et al. Clinical and research implications of panic-bipolar comorbidity in children and adolescents. Psychiatry Res. 2007;153(1):47-54.

LEITURA RECOMENDADA

Duffy A, Horrocks J, Doucette S, Keown-Stoneman C, McCloskey S, Grof P. The developmental trajectory of bipolar disorder. Br J Psychiatry. 2014;204(2):122-8.

10

Transtornos do humor com início na infância e adolescência e síndromes psicóticas

Lee Fu-I ▪ Tatiane Maria Angelo Catharini

Os sintomas psicóticos sinalizam uma grave condição de adoecimento mental e estão associados a grandes prejuízos emocionais, cognitivos, sociais e funcionais, além de estarem relacionados ao aumento do risco de suicídio e de heteroagressividade.[1] Na infância e adolescência, esses sintomas são relativamente raros e, especialmente antes dos 12 anos, muitas vezes não evoluem para o diagnóstico de um transtorno psicótico específico.[2]

É muito importante lembrar que nem todo episódio psicótico na infância e adolescência está relacionado à esquizofrenia de início precoce ou muito precoce. Os sintomas psicóticos podem estar presentes em uma gama de diagnósticos psiquiátricos e não psiquiátricos, sendo importante um olhar clínico experiente para a realização de diagnósticos diferenciais. Na infância e adolescência, essa diferenciação é mais complexa do que na idade adulta e, muitas vezes, só ocorrerá ao longo de um acompanhamento longitudinal, a partir de um melhor entendimento da evolução da doença.[3]

Os transtornos do humor fazem parte desse contexto, pois são condições que comumente podem cursar com sintomas psicóticos na abertura e na evolução do quadro, o que indica maior gravidade clínica. É comum, por exemplo, que o primeiro episódio de mania se manifeste com uma síndrome psicótica, sendo muitas vezes subdiagnosticado.[4] Episódios depressivos graves também podem cursar com sintomas psicóticos em crianças e adolescentes. Portanto, é imprescindível que, diante de sintomas psicóticos na infância e adolescência, o psiquiatra considere levantar a hipótese diagnóstica de possíveis transtornos do humor.

SÍNDROMES PSICÓTICAS

A psicose é considerada uma síndrome, ou seja, um conjunto de sintomas que pode estar presente em diversas condições psiquiátricas e até mesmo não psiquiátricas. Os principais sintomas da psicose incluem delírios, alucinações, desorganização do comportamento e do pensamento e alterações da percepção e das emoções, que, somados, levam a um rompimento com a realidade.[1]

A esquizofrenia e o transtorno bipolar (TB) são as duas condições psiquiátricas mais comuns em que os sintomas psicóticos são características predominantes.[1] No entanto, muitas crianças e adolescentes que apresentam sintomas psicóticos não se enquadram em nenhum desses diagnósticos. No primeiro episódio psicótico, muitas vezes esses pacientes apresentam quadros como depressão, ansiedade, transtorno de estresse pós-traumático (TEPT), distúrbios do comportamento, transtornos da personalidade ou outros transtornos psicóticos.[1-3] Outras condições em que os sintomas psicóticos também podem aparecer são abuso de substâncias psicoativas e condições orgânicas, como encefalites autoimunes, epilepsia, infeções do sistema nervoso central (SNC), entre outras.[2,3]

PSICOSE DE INÍCIO PRECOCE

A psicose de início precoce ocorre quando o primeiro episódio psicótico tem início antes dos 18 anos e afeta de 0,05 a 0,5% da população.[5] Durante a adolescência, há um aumento importante da prevalência de transtornos psicóticos de todos os tipos, e em torno de um terço dos adultos com psicose reportam que os sintomas se iniciaram antes dos 20 anos.[1] Quadros psicóticos de abertura antes dos 18 anos são condições mentais muito graves e debilitantes e estão entre uma das principais causas de impacto por doença ao longo da vida para adolescentes.[5]

Estudos de neuroimagem mostram diferenças volumétricas de várias regiões cerebrais em pacientes com psicose de início precoce. Para investigar essas alterações, um estudo do grupo ENIGMA-EOP comparou os achados em ressonância magnética de um total de 263 pacientes com psicose de início precoce com um grupo-controle de 359 indivíduos. Os resultados mostraram uma estrutura cerebral marcada por uma significativa redução do volume cerebral e hipocampal e pelo aumento do volume dos núcleos caudado e pálido em pacientes com psicose de início precoce. A redução de volume cerebral foi encontrada tanto em pacientes com esquizofrenia quanto em pacientes com TB; contudo, o aumento do volume do núcleo caudado e do pálido foi observado apenas em pacientes com esquizofrenia. Essa redução do volume cerebral é descrita em menor escala em adultos com esquizofrenia e não é identificada em adultos com TB, o que sugere uma alteração importante no desenvolvimento cerebral de pacientes com psicose de início precoce.[5]

A psicose de início precoce tem uma apresentação clínica bastante heterogênea e diferente do adulto, devido à influência do neurodesenvolvimento e do processo gradual de maturação do SNC, que podem se encarregar das modificações na expressão sintomática. Os sintomas psicóticos também podem aparecer de formas variadas, devido à sobreposição das mais diversas condições que cursam com esse quadro clínico e podem se manifestar tanto como diagnósticos diferenciais entre si quanto como comorbidades.[1,5-7]

A formulação diagnóstica em quadros psicóticos na infância e adolescência é complexa e difícil. É importante que o profissional tenha experiência e habilidade para coletar as informações necessárias com os cuidadores e com a escola, bem como para fazer a avaliação do exame psíquico do paciente. O conhecimento em psicopatologia dos transtornos mentais da infância e adolescência também é essencial para a elaboração das hipóteses diagnósticas, e o uso de escalas diagnósticas padronizadas pode ser muito útil no processo diagnóstico. Por fim, durante o processo diagnóstico, é indispensável que o paciente receba um seguimento longitudinal com avaliações periódicas, visto que, nessa faixa etária, grande parte dos quadros psicóticos será esclarecida de forma prospectiva.[2,3]

ETIOLOGIA

A causa dos transtornos psicóticos e dos transtornos do humor ainda não é totalmente conhecida. Muitos estudos já sugerem a hipótese de vulnerabilidades genéticas comuns entre esses dois espectros psicopatológicos. Sabe-se que existe uma ação de múltiplos genes de pequeno efeito no desenvolvimento da esquizofrenia e que alguns desses genes também estão relacionados com o TB.[1]

O modelo etiológico mais estudado para a esquizofrenia consiste no modelo de associação entre estresse e vulnerabilidade. Os fatores de risco que tornam o indivíduo mais vulnerável são história familiar de psicose, especialmente em parentes de primeiro grau, personalidade no espectro esquizotípico, esquizoide ou paranoide e faixa etária entre o final da adolescência e o início da vida adulta. Já os principais fatores que podem precipitar um episódio psicótico são uso de substâncias ilícitas, adoecimento grave, traumas ou outros estresses psicológicos.[1]

As pesquisas têm constatado correlação de eventos traumáticos na infância com psicoses de início precoce. Essa correlação parece ser mais evidente sobretudo na esquizofrenia do que em outros transtornos psiquiátricos considerados menos graves. Há evidências de que mais de 60% de adultos com transtornos psicóticos haviam sofrido abuso sexual ou abuso físico na infância. Além disso, das crianças atendidas em clínicas psiquiátricas, mais de 75% daquelas que sofreram abuso sexual receberam o diagnóstico de psicose, ao passo que apenas 10% de crianças que não foram expostas a abuso sexual receberam esse diagnóstico. Pesquisas que compararam amostras com diferentes diagnósticos psiquiátricos de início precoce constataram que 83% das crianças com diagnóstico de esquizofrenia relataram ter sofrido abuso sexual, e o mesmo aconteceu com 70% das crianças que receberam diagnóstico de outras psicoses. Por outro lado, apenas 27% de crianças com transtornos de ansiedade e 43% de crianças com TB tinham o mesmo antecedente.[8]

Outros fatores de risco são descritos para o desenvolvimento de esquizofrenia, como pré-eclâmpsia, baixo peso ao nascimento, hipóxia neonatal, incompatibilidade de fator Rh, lesão no SNC, depressão materna, luto materno na gestação, gravidez indesejada, exposição materna à fome na gestação, infecções respiratórias ou no SNC, rubéola e nascimento em zonas urbanas.[1]

Assim como na esquizofrenia, a etiologia do TB é multifatorial e consiste em complexas interações entre vulnerabilidades biológicas e influências ambientais. Sabe-se que o único e melhor preditor de TB na juventude é a história familiar e que o TB é uma doença altamente herdada, com concordância de gêmeos idênticos de cerca de 70%. Achados de neuroimagem mostram diferentes circuitos neurais envolvidos no processamento e na regulação das emoções em jovens com TB quando comparados com indivíduos sem a doença. Um dos achados mais consistentes nos estudos de neuroimagem de adolescentes com TB é o volume reduzido da amígdala. Além disso, estudos mostram que o principal fator precipitante do TB é a exposição a traumas e eventos estressores, mas vale ressaltar que muitos episódios ocorrem sem uma causa detectável.[9]

ESQUIZOFRENIA NA INFÂNCIA E ADOLESCÊNCIA

Define-se esquizofrenia de início na infância ou de início muito precoce quando o quadro tem abertura antes dos 13 anos. A esquizofrenia de início na fase pré-púbere é uma apresentação extremamente rara da doença e tem uma prevalência menor que 1/10.000. Já a esquizofrenia de início precoce é definida pela abertura do quadro antes dos 18 anos, sendo que, na adolescência, ocorre aumento da prevalência de todos os tipos de transtornos psicóticos, chegando a 1:500 aos 18 anos.[1]

Na esquizofrenia de início muito precoce, identifica-se mais comumente um período pré-mórbido de pior funcionamento do que na esquizofrenia de início na adolescência e na vida adulta. A fase pré-mórbida caracteriza-se por prejuízos educacionais, sintomas ansiosos, alterações da linguagem e alterações motoras e sociais; em torno de 87% das crianças com psicose apresentam alteração em pelo menos um dos domínios descritos. Sintomas obsessivos também podem ser encontrados na fase pré-mórbida da esquizofrenia de início precoce e estão associados à presença de sintomas negativos e a períodos prodrômicos de maior duração.[3]

As principais alterações de linguagem encontradas nessas crianças são ecolalia, dificuldade na articulação da fala e na compreensão e lentificação do discurso. Já as principais alterações motoras encontradas nessa fase são atraso do desenvolvimento motor, tiques e estereotipias. Além disso, essas crianças costumam ter mais dificuldades de habilidades sociais, são mais isoladas e não compartilham muito seus interesses sociais.[3]

Na fase aguda da esquizofrenia, os sintomas psicóticos são semelhantes aos encontrados na vida adulta, porém poucas crianças preenchem todos os critérios diagnósticos desde o início do quadro. Nessa faixa etária, os sintomas positivos predominantes são as alucinações e os delírios. As alucinações auditivas são as mais prevalentes, porém alucinações visuais também estão muito presentes e são mais comuns em crianças com esquizofrenia do que em adultos. Os delírios geralmente são de conteúdo persecutório, autorreferentes ou de grandeza, mas menos estruturados do que os delírios presentes na vida adulta. São fenômenos que geram grande medo e desconforto e que podem conter elementos da vivência e da fantasia da criança. Além disso, as crianças também apresentam desorganização do discurso e do comportamento e podem passar por uma regressão no neurodesenvolvimento, perdendo habilidades que já conseguiam desempenhar.[3]

Os sintomas negativos podem estar presentes tanto na fase aguda quanto no pródromo da doença e são mais comuns nos quadros de início precoce, além de indicarem um pior prognóstico evolutivo.[10] Um estudo que comparou o quadro clínico de psicoses de início precoce de pacientes com esquizofrenia, TB e outras psicoses mostrou que os sintomas negativos são preditores do diagnóstico de esquizofrenia.[11] Nas crianças, encontramos sinais como redução da mímica facial, hipomodulação do afeto, alogia, diminuição da fluência verbal, redução da motivação, isolamento social, deterioração do desempenho cognitivo, pobreza na linguagem corporal e respostas emocionais inapropriadas.[3] No Quadro 10.1, é apresentada a frequência dos principais sintomas da fase aguda da esquizofrenia na infância e adolescência. A Figura 10.1 ilustra a evolução hipotética da doença nessa faixa etária.

Os critérios diagnósticos do *Manual diagnóstico e estatístico de transtornos mentais* (DSM-5) para esquizofrenia de início precoce e muito precoce são os mesmos critérios utilizados para esquizofrenia de início na vida adulta (Quadro 10.2).[13] No entanto, o clínico não deve se esquecer das peculiaridades e das dificuldades do diagnóstico nessa faixa etária e deve fazer uma avaliação bastante detalhada. A utilização de entrevistas semiestruturadas, como a Kiddie Schedule for Affective Disorders and Schizophrenia (KSADS) e a

QUADRO 10.1

Principais sintomas da fase aguda da esquizofrenia

Sintomas	Frequência
Alucinações auditivas	81,9%
Delírios	77,5%
Persecutórios	48,5%
Autorreferentes	35,1%
Grandiosos	25,5%
Desorganização do pensamento	65,5%
Desorganização do comportamento/comportamentos bizarros	52,8%
Afeto hipomodulado	52,3%
Sinomas negativos	50,4%

Fonte: Melcopo e colaboradores.[12]

FIGURA 10.1
Ilustração hipotética da evolução da esquizofrenia.
Fonte: Melcop e colaboradores.[12]

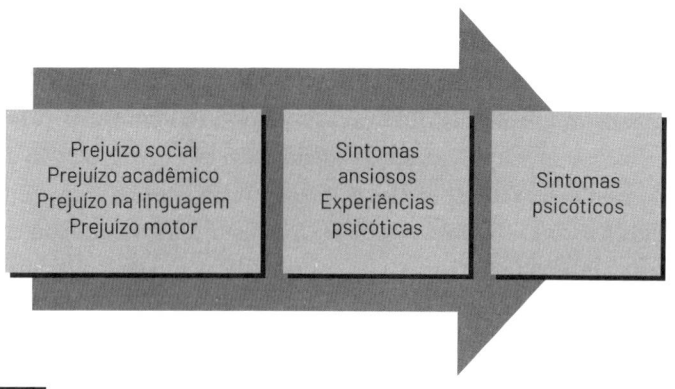

Kiddie Positive and Negative Syndrome Scale (KPANSS), pode aumentar a acurácia diagnóstica.[2,3] O diagnóstico deve ser feito de forma precoce, pois as crianças e os adolescentes apresentam maior tempo de psicose não tratada, levando a um pior prognóstico da doença.[3]

QUADRO 10.2
Critérios diagnósticos da esquizofrenia segundo o DSM-5

A. Dois ou mais dos seguintes sintomas por no mínimo 1 mês:
  o Alucinações
  o Delírios
  o Desorganização do pensamento e do discurso
  o Comportamento desorganizado
  o Sintomas negativos
B. Nível de funcionamento em diferentes áreas (trabalho/educação, relações interpessoais, autocuidado) está prejudicado em relação ao padrão anterior.
C. Duração dos prejuízos de no mínimo 6 meses.
D. Não é mais bem explicado por transtorno esquizoafetivo ou transtorno de humor com sintomas psicóticos.
E. A perturbação não pode ser atribuída aos efeitos fisiológicos de uma substância ou a outra condição médica.
F. Se há história de transtorno do espectro autista ou transtorno de comunicação iniciado na infância, os delírios e as alucinações devem ser proeminentes e os demais sintomas exigidos de esquizofrenia devem estar presentes.

Fonte: Elaborado com base em American Psychiatric Association.[13]

ESQUIZOFRENIA E SINTOMAS DEPRESSIVOS

Estudos mostram que quadros depressivos ocorrem com frequência na fase prodrômica da esquizofrenia. A depressão foi um dos sintomas prodrômicos mais frequentemente reportados e de início mais precoce, podendo anteceder o início da psicose em torno de cinco anos ou mais.[14] Além disso, a depressão é considerada a comorbidade psiquiátrica mais frequente em pacientes com esquizofrenia, e, atualmente, pressupõe-se que ela ocorre em aproximadamente um terço dos pacientes ao longo da evolução da doença.[15]

O diagnóstico de episódios depressivos comórbidos à esquizofrenia é complexo, e não existe um consenso científico de como esses pacientes devem ser avaliados. Nesses casos, é importante que o clínico tenha experiência para avaliar a existência de quadros de humor em pacientes com esquizofrenia, visto que quadros depressivos podem ser confundidos com os sintomas negativos da doença ou com os efeitos colaterais dos antipsicóticos usados no tratamento. Sintomas como tristeza, desesperança e fenômenos suicidas não relacionados à psicose estão mais associados ao quadro depressivo e devem sempre ser ativamente investigados.

DEPRESSÃO COM SINTOMAS PSICÓTICOS

A depressão com sintomas psicóticos caracteriza-se pela presença de sintomas psicóticos, como delírios e alucinações, durante um episódio depressivo. A depressão psicótica tem mostrado características clínicas, prognóstico, histórico familiar e correlatos neurobiológicos diferentes da depressão não psicótica, o que sugere que esse quadro pode ser uma entidade clínica distinta.[16]

Os sintomas psicóticos podem estar presentes na depressão unipolar ou bipolar e podem se apresentar com delírios congruentes ou não congruentes ao humor. Há um consenso crescente de que a depressão psicótica com humor incongruente está mais associada à depressão bipolar do que à depressão unipolar. O TB é um forte preditor de psicose em um episódio depressivo, e sabe-se que a depressão psicótica tem mais chance de evoluir para TB. Além disso, o diagnóstico de TB é bastante comum em quadros depressivos com sintomas psicóticos de início precoce.[17]

A prevalência de sintomas psicóticos em crianças e adolescentes deprimidos é provavelmente subestimada, já que os pacientes tendem a não relatar tais sintomas.[17] Um estudo com 20 mil pacientes de 15 anos ou mais mostrou que 18,5% dos pacientes em episódio depressivo apresentavam características psicóticas.[18] Outro estudo identificou que até 60% das crianças internadas por depressão apresentavam sintomas psicóticos.[19]

Em crianças e adolescentes com depressão psicótica, é mais comum a presença de alucinações do que de delírios, sendo mais prevalentes as alucinações audioverbais – embora ocorram também alucinações visuais, olfatórias e táteis. Os delírios mais comuns na infância e adolescência são delírios de autorreferência, de leitura da mente e de roubo de pensamento.[17]

A depressão com sintomas psicóticos é um quadro psiquiátrico grave e está associada a evoluções mais desfavoráveis. Pacientes com depressão psicótica apresentam duas vezes mais risco de cometerem uma tentativa de suicídio e apresentam maior risco de consumarem o ato, tanto ao longo da vida quanto na fase aguda da doença, quando comparados com indivíduos com depressão sem sintomas psicóticos.[16] Portanto, é de extrema importância que esses pacientes sejam devidamente diagnosticados e recebam de forma rápida o tratamento adequado.

TRANSTORNO BIPOLAR E SINTOMAS PSICÓTICOS

As características clínicas de TB na infância e adolescência já foram descritas anteriormente neste livro; ainda assim, vale ressaltar que os sintomas psicóticos podem estar presentes e que os conteúdos dos delírios podem ou não ser congruentes com o humor.

Embora os fenômenos psicóticos possam ser manifestações comuns em casos de TB de início precoce, os pesquisadores ainda não estabeleceram de forma consistente a relação entre a idade de início da doença e a presença de psicose.[20] Alguns estudos sugerem que pacientes com TB de início precoce apresentam maior taxa de sintomas psicóticos do que aqueles com o quadro de início na vida adulta. McGlashan comparou os fenômenos clínicos de casos de TB com início em diferentes idades e verificou que 83% das crianças e dos adolescentes com TB apresentava sintomas psicóticos e que a ocorrência de delírio e alucinação nessa faixa etária era significativamente maior do que nos adultos.[21] Paralelamente, Faedda também sugeriu a possibilidade de diferenças de ocorrências de sintomas psicóticos entre sexos nas crianças e nos adolescentes com TB, devido à constatação de que adolescentes do sexo masculino com TB apresentam duas vezes mais traços psicóticos do que os do sexo feminino.[22]

Estudos que investigaram a ocorrência de sintomas incongruentes ao humor constataram que os indivíduos com TB tipo I geralmente não manifestam sintomas de conteúdo incongruente ao humor; no entanto, aqueles que apresentaram tal sintomatologia tiveram quadros mais graves e maiores prejuízos de funcionamento ao longo da vida. Esse achado sugere uma hipótese de que o TB tipo I com sintomas incongruentes ao humor poderia ser considerado um fenômeno clínico resultante da sobreposição da vulnerabilidade genética de síndromes esquizofreniformes e do espectro bipolar, cursando com um *continuum* entre as duas categorias por meio da psicose.[23]

Estudos em adultos já constataram que indivíduos com TB com sintomas psicóticos apresentam um pior prognóstico. Quando comparados com pacientes que não expressaram sintomas psicóticos, esses indivíduos tiveram um funcionamento global mais precário, mesmo nos momentos de estabilização do quadro e de eutimia, e apresentaram menor índice de remissão, refletindo um grau maior de disfunção neurobiológica.[4,23,24] Há suspeitas de que o mesmo prognóstico reservado também possa ocorrer com casos de TB de início precoce, principalmente por incidir em fases de crescimento e desenvolvimento.[7,25]

Crianças e adolescentes com TB podem apresentar sintomas psicóticos tanto na fase depressiva como na fase de mania. Como muitos casos tiveram um ou mais episódios de depressão anterior à manifestação do primeiro episódio de mania, há possibilidade de ocorrência de depressão psicótica anterior ao diagnóstico de TB.

SINTOMAS PSICÓTICOS NA FASE DE DEPRESSÃO

Depressão psicótica em crianças e adolescentes pode ser o primeiro indício de TB e caracteriza-se por sintomas psicóticos associados a sintomas melancólicos, como humor depressivo, retardo psicomotor e alteração do sono, além de intensa culpa. Esses pacientes muitas vezes relatam a sensação de estarem sendo punidos por algo de errado que cometeram, apresentando uma atitude de aceitação passiva, como merecimento desses castigos.[24,26]

Na fase depressiva, pessoas com TB com sintomas psicóticos costumam manifestar delírios de culpa ou de perseguição, que, associados à lentificação psicomotora e ao retraimento social voluntário, são muitas vezes interpretados como sintomas psicóticos. Os delírios, nesses casos, também podem ser ou não congruentes com o humor, e as alucinações mais frequentes são as auditivas e as visuais. É possível a ocorrência de quadros catatônicos em um episódio de depressão psicótica, porém a catatonia parece ser de menor duração e de instalação mais abrupta quando comparada com os quadros típicos da esquizofrenia.

SINTOMAS PSICÓTICOS NA FASE DE MANIA

Em crianças e adolescentes, as manifestações psicóticas são especialmente frequentes durante episódios de mania, mas investigações sobre esses sintomas em jovens ainda contam com uma relativa escassez de dados. Joyce já havia sugerido que há uma correlação inversa de ocorrência de sintomas psicóticos nos episódios de mania com idade de início da doença.[27]

Um estudo que comparou pacientes hospitalizados por quadro de mania psicótica mostrou que os indivíduos com início do quadro antes dos 21 anos, quando comparados com o grupo de início acima de 30 anos, apresentavam maior gravidade do quadro. Esse mesmo estudo mostrou que os pacientes com mania psicótica de início precoce tendem a ter problemas com substâncias psicoativas mais precocemente e a apresentar mais quadros mistos e mais sintomas paranoides. Esses pacientes também apresentaram maior tempo de hospitalização e menor taxa de remissão completa dos sintomas.[7]

Os principais sintomas encontrados na fase de mania psicótica em crianças e adolescentes não diferem tanto dos sintomas em adultos. É possível observar manifestação plena de delírio de grandeza e alucinações. Os pacientes podem trazer discursos como "sentir-se o todo poderoso ou o mais formoso", podem ter certeza de que têm habilidades ou condições especiais (p. ex., ouvir Deus e falar a língua dos anjos). A arrogância, a impulsividade e os atos deliberados estão presentes e podem tornar o comportamento desorganizado, ao passo que o conteúdo extravagante da fala associado à irritação e à intolerância pode levar a discursos desorganizados.[23] Apesar de os discursos e delírios de grandeza serem muito comuns nos períodos de mania, não se deve esquecer de que outros sintomas relacionados à psicose, como delírio paranoide ou mesmo de conteúdo incongruente com o humor, podem estar presentes.

TRANSTORNO ESQUIZOAFETIVO

Um dos diagnósticos mais controversos da psiquiatria, o transtorno esquizoafetivo é caracterizado por um quadro típico de esquizofrenia associado a significativos quadros de humor (depressão ou mania). Segundo o DSM-5-TR, o transtorno esquizoafetivo consiste em um período ininterrupto de doença, durante o qual um episódio de humor ocorre concomitantemente aos critérios A do diagnóstico de esquizofrenia. Para o diagnóstico ser realizado, é necessário que delírios e alucinações ocorram por pelo menos duas semanas na ausência de um episódio de humor e que episódios de depressão ou mania ocorram na maior parte do tempo ao logo da duração da doença.[13]

Apesar da definição dos critérios diagnósticos pelo DSM, a confiabilidade diagnóstica do transtorno esquizoafetivo é mais baixa quando comparada com seus principais diagnósticos diferenciais, como esquizofrenia e TB.[28] Em uma metanálise, Salamon mostrou que, na infância e adolescência, essa confiabilidade se torna ainda menor quando comparada com o diagnóstico na vida adulta.[29]

Acredita-se que o diagnóstico de transtorno esquizoafetivo esteja sendo muito mal aplicado, pois o termo está sendo frequentemente usado para descrever tanto os pacientes com esquizofrenia com sintomas de humor quanto jovens com grave psicose durante um episódio de doença afetiva.[2] Além disso, estudos recentes questionam se os casos de transtorno esquizoafetivo não poderiam ser casos de TB com sintomas psicóticos, cujos sintomas depressivos ou de mania foram minimizados na observação clínica e somente seriam detectáveis após a remissão dos sintomas psicóticos.[30]

Assim, na prática psiquiátrica, o diagnóstico de transtorno esquizoafetivo deve ser realizado de forma cuidadosa e detalhista, a partir dos critérios definidos e estruturados pelo DSM-5-TR. Nesses casos, também é indispensável que haja uma revisão periódica da definição diagnóstica, especialmente na infância e adolescência, em que as síndromes psicóticas estão em fases iniciais.

DIFERENCIAÇÃO DIAGNÓSTICA

Devido à complexidade da questão, este capítulo não tem pretensão de esgotar as descrições sobre psicose na infância e adolescência, sendo proposta apenas uma discussão pormenorizada sobre a confusão entre TB com sintomas psicóticos e esquizofrenia ou outros transtornos psicóticos.

Crianças e adolescentes com TB que manifestam sintomas psicóticos são comumente confundidos com pessoas com esquizofrenia, transtorno esquizoafetivo ou outras síndromes psicóticas. Pesquisadores têm demonstrado que a principal fonte da dificuldade de diferenciação poderia ser a atribuição indiscriminada de diagnóstico de esquizofrenia para casos de crianças ou adolescentes com alterações graves e refratárias à abordagem terapêutica. Por outro lado, a abundância da descrição sobre o transtorno esquizoafetivo na literatura científica parece resumir a complexidade da questão. Acredita-se que o transtorno esquizoafetivo seja a coexistência do quadro clínico da esquizofrenia com os transtornos do humor, com características distintas deles.[2]

A melhor maneira de distinguir esquizofrenia, transtorno esquizoafetivo e TB parece ser pela investigação de sintomas negativos, como constataram Reimherr e McClellan.[2] Esses pesquisadores observaram que, apesar de sintomas positivos como delírio e alucinação serem sintomas referenciais da esquizofrenia, os sintomas negativos foram melhores para determinar o diagnóstico, especialmente nos casos de início precoce.[2] Em estudos usando análise fatorial para examinar a especificidade de sintomas em jovens com psicose de início precoce (amostra com esquizofrenia, TB e psicoses sem outras especificações), os pacientes com esquizofrenia apresentaram significativamente mais sintomas negativos. Nesse mesmo estudo, não havia diferenças na ocorrência de sintomas positivos, sintomas comportamentais ou disforia entre os grupos. Sendo assim, apesar de os sintomas positivos serem considerados sintomas principais de esquizofrenia, seriam os sintomas negativos os indicadores da especificidade da doença.[2]

A sobreposição de sintomas entre as diferentes síndromes psicóticas contribui para erros diagnósticos. Sintomas afetivos podem ser comuns nos casos de esquizofrenia de início precoce, e alterações de pensamento podem ser frequentes em adolescentes em fase de mania, por exemplo. Distúrbios de comportamento e disforia foram observados em todas os tipos de transtorno e são melhores preditores de gravidade e funcionamento do que de diagnóstico.

Devido a essa sobreposição de sintomas, muitos jovens inicialmente diagnosticados com esquizofrenia recebem outros diagnósticos posteriormente, inclusive TB e transtorno da personalidade. Por outro lado, jovens com esquizofrenia podem receber primariamente o diagnóstico de TB psicótico, em parte porque disforia é um sintoma frequente na fase prodrômica da esquizofrenia, em parte pela tendência de os médicos atribuírem aos pacientes um diagnóstico de melhor prognóstico.[2,4,6]

Além disso, muitos jovens com graves problemas de desregulação emocional e de comportamento podem manifestar sintomas que se assemelham a fenômenos bizarros de psicose. No entanto, os sintomas psicóticos nesses casos podem ser atípicos e correlacionados com a reação à situação psicossocial ou com a exposição a algum tipo de abuso ou fator estressor. Nesse contexto, é muito comum que subsequentemente esses pacientes demonstrem apresentar algum tipo de transtorno da personalidade.[2,4,30]

Assim, a diferenciação diagnóstica das síndromes psicóticas na infância e adolescência é um desafio. Como ressaltado anteriormente neste capítulo, é importante que o médico esteja atento aos principais diagnósticos diferenciais e à evolução da doença, a fim de evitar erros diagnósticos e terapêuticos. No Quadro 10.3, estão listados alguns fatores contribuintes para uma melhor assertividade durante a formulação diagnóstica.

TRATAMENTO

O tratamento dos quadros psicóticos na infância e adolescência deve ser iniciado imediatamente e incluir medidas farmacológicas e não farmacológicas. A formulação correta do diagnóstico diante de um quadro psicótico é de extrema importância para a definição da conduta farmacológica, que visa à remissão tanto do quadro de psicose quanto do quadro de humor.

O tratamento farmacológico das síndromes psicóticas baseia-se no uso de antipsicóticos. No caso de pacientes com depressão unipolar com sintomas psicóticos, deve-se associar antidepressivos; já em pacientes com TB, deve-se associar as medicações indicadas para cada fase da doença. As principais medidas não farmacológicas incluem ações psicoeducativas, psicossociais e cognitivo-comportamentais.[3] A prescrição adequada de psicofármacos para crianças e adolescentes será explanada de forma mais detalhada no Capítulo 16.

QUADRO 10.3
Fatores contribuintes para a diferenciação diagnóstica

Síndromes psicóticas	Fatores contribuintes para diferenciação diagnóstica
Esquizofrenia	Presença de sintomas negativos
Transtorno bipolar	Presença de ciclagem Ausência de sintomas negativos
Transtorno esquizoafetivo	Presença de sintomas negativos Presença de sintomas de humor Psicose na ausência de alteração do humor
Transtornos da personalidade	Sintomas reativos a fatores estressores

Fonte: Melcop e colaboradores.[12]

CONSIDERAÇÕES FINAIS

As síndromes psicóticas na infância e adolescência são condições clínicas mais raras, porém indicadores de quadros graves, cujos prognóstico e evolução dependerão do seu diagnóstico final. Esquizofrenia, transtornos do humor com sintomas psicóticos (TB e depressão) e transtorno esquizoafetivo têm características semelhantes quanto à apresentação, sendo o seu diagnóstico diferencial difícil e somente mais bem definido após o acompanhamento longitudinal, além de exigir experiência por parte do clínico responsável.

É fundamental o tratamento multimodal, que incluirá a terapêutica farmacológica e intervenções de reabilitação neurocognitiva, de linguagem, da aprendizagem e da atividade ocupacional. O prejuízo associado à demora no diagnóstico e na introdução do tratamento adequado pode trazer consequências negativas, como maiores taxas de recaída e refratariedade ao longo da vida.

REFERÊNCIAS

1. Starling J, Feijo I. Schizophrenia and other psychotic disorders of early onset. In: Rey JM, Martin A, editors. JM Rey's IACAPAP e-textbook of child and adolescent mental health. Geneva: IACAPAP; 2012.
2. Reimherr JP, McClellan JM. Diagnostic challenges in children and adolescents with psychotic disorders. J Clin Psychiatry. 2004;65(6):5-11.
3. Melcop AC, Saldanha NL, Moriyama TS. Esquizofrenia e outras psicoses na infância e adolescência. In: Miguel EC, Lafer B, Elkis H, Forlenza OV, organizadores. Clínica psiquiátrica: a terapêutica psiquiátrica. 2. ed. Baureri: Manole; 2021. p. 169-78.
4. Pavuluri MN, Herbener ES, Sweeney JA. Psychotic symptoms in pediatric bipolar disorder. J Affect Disord. 2004;80(1):19-28.
5. Gurholt TP, Lonning V, Nerland S, Jorgensen KN, Haukvik UK, Alloza C, et al. Intracranial and subcortical volumes in adolescents with earlyonset psychosis: a multisite mega-analysis from the ENIGMA consortium. Hum Brain Mapp. 2022;43(1):373-84.
6. Salvadore P, Baldessarini RJ, Tohen M, Khalsa HK, Sanchez-Toledo JP, Zarate CA, et al. International first-episode project: tow-year stability of DSM-IV diagnoses in 500 first-episode psychotic disorder patients. J Clin Psychiatry. 2008;30:1-9.
7. Carlson GA, Bromet EJ, Sievers S. Phenomenology and outcome of subjects with early- and adult-onset psychotic mania. Am J Psychiatry. 2000;157(2):213-9.

8. Livington R. Sexually and physically abused children. J Am Acad Child Adolesc Psychiatry. 1987;26(3):413-5.
9. Diller RS, Birmaher B. Bipolar disorders in children and adolescents. In: Rey JM, Martin A, editors. JM Rey's IACAPAP e-textbook of child and adolescent mental health. Geneva: IACAPAP; 2019.
10. Harvey CR, James AC, Shields GE. A systematic review and network meta-analysis to assess the relative efficacy of antipsychotics for the treatment of positive and negative symptoms in early-onset schizophrenia. CNS Drugs. 2016;30(1):27-39.
11. McClellan J, McCurry C, Speltz ML, Jones K. Symptom factors in early onset psychotic disorders. J Am Acad Child Adolesc Psychiatry. 2002;41(7):791-8.
12. Melcop AC, Saldanha NL, Moriyama TS. Esquizofrenia e outras psicoses na infânica e adolescência. In: Miguel EC, Lafer B, Elkis H, Forlenza OV, organizadores. Clínica psiquiátrica: as grandes síndromes psiquiátricas. 2. ed. Baureri: Manole; 2021. , v. 2, seção 1, cap. 9.
13. American Psychiatric Association. Diagnostic and statistical manual of mental disorders: DSM-5. 5th ed. Washington: APA; 2013.
14. Barbara A, Lencz T, Smith CW, Correll CU, Auther AM, NakayamaE. The schizophrenia prodrome revisited: a neurodevelopmental perspectiveby. Schizophr Bull. 2003;29(4):633-51.
15. Etchecopar-Etchart D, Korchia T, Loundou A, Llorc P, Auquier P, Lançon C, et al. Comorbid major depressive disorder in schizophrenia: a systematic review and meta-analysis. Schizophr Bull. 2021;47(2):298-308.
16. Gournellis R, Tournikioti K, Touloumi G, Thomadakis C, Michalopoulou PG, Christodoulou C, et al. Psychotic (delusional) depression and suicidal attempts: a systematic review and meta-analysis. Acta Psychiatr Scand. 2018;137(1):18-29.
17. Dubovsky SL, Ghosh BM, Serotte JC, Cranwell V. Psychotic depression: diagnosis, differential diagnosis and treatment. Psycother Psychosom. 2021;90(3):160-77.
18. Carlson GA. Affective disorders and psychosis in youth. Child Adolesc Psychiatr Clin N Am. 2013;22(4):569-80.
19. Sikich L. Diagnosis and evaluation of hallucinations and other psychotic symptoms in children and adolescents. Child Adolesc Psychiatr Clin N Am. 2013;22(4):655-73.
20. Yildiz A, Sachs GS. Age onset of psychotic versus non-psychotic bipolar illness in men and in women. J Affect Disord. 2003;74(2):197-201.
21. McGlashan TH. Adolescent versus adult onset of mania. Am J Psychiatry. 1998;145(2):221-3.

22. Faedda GL, Baldessarini RJ, Suppes T, Tondo L, Becker I, Lipschitz DS. Pediatric – onset bipolar disorder: a neglected clinical and public health problem. Harvard Rev Psychiatry. 1995;3(4):171-95.
23. Marneros A, Röttig S, Röttig D, Tscharntke A, Brieger P. Bipolar I disorder with mood-incongruent psychotic symptoms: a comparative longitudinal study. Eur Arch Psychiatry Clin Neurosci. 2009;259(3):131-6.
24. Akiskal HS. Developmental pathways to bipolarity: are juvenile-onset depressions pre-bipolar? J Am Acad Child Adolesc Psychiatry. 1995;34(6):754-63.
25. Tillman R, Geller B, Klages T, Corrigan M, Bolhofner K, Zimerman B. Psychotic phenomena in 257 young children and adolescents with bipolar I disorder: delusions and hallucinations (benign and pathological). Bipolar Disorder. 2008;10(1):45-55.
26. Patel NC, DelBello MP, Keck PE Jr, Strakowski SM. Phenomenology associated with age at onset in patients with bipolar disorder at their first psychiatric hospitalization. Bipolar Disorder. 2006;8(1):91-4.
27. Joyce PR. Age of onset in bipolar affective disorder and misdiagnosis as schizophrenia. Psycholo Med. 1984;14(1):145-9.
28. Rink L, Pagel T, Franklin J, Baethge C. Characteristics and heterogeneity of schizoaffective disorder compared with unipolar depression and schizophrenia: a systematic literature review and meta-analysis. J Affect Disord. 2016;191:8-14.
29. Salamon S, Santelmann H, Franklin J, Baethge C. Test-retest reliability of the diagnosis of schizoaffective disorder in childhood and adolescence - a systematic review and meta-analysis. J Affect Disord. 2018;230:28-33.
30. McClellan J, Breiger D, McCurry C, Hlastala SA. Premorbid functioning in early-onset psychotic disorders. J Am Acad Child Adolesc Psychiatry. 2003;42(6):666-72.

11

Transtornos do humor com início na infância e adolescência e transtornos alimentares comórbidos

Wagner de Sousa Gurgel

A infância e a adolescência são períodos críticos para o desenvolvimento de transtornos alimentares (TA) e transtornos do humor. Este capítulo explora a comorbidade entre eles durante esses estágios do desenvolvimento, fornecendo uma visão geral sobre epidemiologia, etiologia, diagnósticos diferenciais e abordagens terapêuticas para pacientes e suas famílias. Dependendo da apresentação clínica do indivíduo no momento da avaliação, o TA ou o transtorno do humor pode ser o foco principal do diagnóstico e do tratamento. Idealmente, o tratamento é capaz de abordar efetivamente ambos os transtornos, mas, quando os sintomas comórbidos falham em ser identificados, o tratamento de um quadro pode inadvertidamente exacerbar os sintomas do outro.[1]

Um estudo realizado no Programa de Atendimento, Ensino e Pesquisa em Transtornos Alimentares na Infância e Adolescência (Protad) do Instituto de Psiquiatria da Universidade de São Paulo – serviço multidisciplinar especializado no tratamento de crianças e adolescentes com TA – mostrou que, entre os cem pacientes da amostra (82% do sexo feminino, 43% com diagnóstico de anorexia nervosa [AN], 17% com diagnóstico de bulimia nervosa [BN] e 41% com diagnóstico de TA não especificado), 75% apresentavam um transtorno do humor comórbido, e a presença de tal comorbidade estava associada a um tempo significativamente maior de tratamento até a remissão.[2]

EPIDEMIOLOGIA

Embora historicamente os TAs sejam erroneamente caracterizados como patologias de meninas brancas adolescentes de nível socioeconômico mais elevado, os comportamentos alimentares inadequados vêm sendo cada vez mais identificados em todas as etnias, classes sociais, crianças pré-pruberes e do sexo masculino. Os pacientes que desenvolvem sintomas antes dos 12 anos são mais propensos a apresentarem psicopatologia pré-mórbida (depressão, transtorno obsessivo-compulsivo ou outros transtornos de ansiedade) e menos propensos a terem comportamentos de compulsão e purgação. Há uma distribuição mais igualitária da doença por sexo entre os pacientes mais jovens e, frequentemente, uma perda de peso mais rápida, levando a uma apresentação mais precoce para o tratamento.[3]

Alguns levantamentos mostram que mais da metade dos indivíduos com TA preenchem critérios para o diagnóstico de um transtorno do humor em algum momento de sua vida.[4]

No caso do transtorno bipolar (TB), uma taxa 10 vezes maior de diagnósticos de TA é identificada em indivíduos com TB em comparação com a população geral.[5,6] Estima-se que aproximadamente 1 em cada 3 pessoas com TB também atenda aos critérios para transtorno de compulsão alimentar (TCA), BN ou variantes desses transtornos.[6,7] Alguns estudos vêm questionando o impacto da medicação no ganho de peso entre pacientes com TB, mostrando que o risco de obesidade antecede a medicação. Existem correlações ainda pouco claras entre os sintomas alimentares, o alto índice de massa corporal (IMC) e as evidências de que a ocorrência de compulsão alimentar prévia aos quadros de humor prediz o ganho de peso associado à medicação em pacientes com TB.[8,9]

No transtorno depressivo maior (TDM), aproximadamente 5% dos pacientes também apresentam um diagnóstico comórbido de TA; para pacientes do sexo feminino com TDM, essa taxa pode chegar a 33%.[10] Em amostras de pacientes com um diagnóstico de TA estabelecido, a taxa de comorbidade com TDM chega a 40% na AN e a cerca de 45% naqueles com BN ou TCA.[11]

Os dados epidemiológicos a respeito do TCA na infância e adolescência são escassos, mas, em amostras de adultos, o TCA apresenta alta taxa de comorbidades psiquiátricas tanto com TDM quanto com TB, assim como também está associado a risco aumentado de tentativas de suicídio ao longo da vida.[12]

Por fim, um estudo retrospectivo entre adolescentes com TA restritivo/evitativo (TARE) mostrou que eles eram mais propensos a apresentarem comorbidade com transtornos de ansiedade, mas menos propensos a terem um transtorno do humor quando comparados com pacientes com AN ou BN.[13]

ETIOLOGIA

Fatores genéticos desempenham um papel significativo na etiologia dos transtornos do humor e dos TAs. Estudos com famílias e estudos com gêmeos demonstram maior taxa de concordância para esses transtornos entre familiares de primeiro grau, sugerindo um componente hereditário.[14] A estimativa de fatores genéticos compartilhados mais alta foi identificada para TDM e AN, produzindo correlação genética entre 0,34 e 0,50 em diversos estudos; entretanto, ainda faltam estudos genéticos com potência suficiente para incluir outros transtornos alimentares além da AN.[15]

Polimorfismos específicos do transportador de serotonina (5-HTTLPR) do gene SLC6A4 já foram identificados e associados à presença de maiores níveis de neuroticismo em TDM, TB e TA. Esses polimorfismos estão associados ao aumento da reatividade da amígdala em resposta à percepção de ameaça.[16]

Traços de personalidade mais impulsivos e desregulação emocional em pacientes com TB têm sido associados à maior ocorrência de comportamentos alimentares inadequados, como compulsão alimentar e purgação, que contribuem para as taxas mais altas de TCA e BN em indivíduos com TB.[6] A presença de sintomas relatados de supervalorização de peso e forma corporal, restrição alimentar e compulsão alimentar contribuem de forma independente para pior qualidade de vida entre pessoas com TB.[17]

Traços de personalidade anancástica e traços de personalidade esquiva, como inibição social, sensibilidade à rejeição e preocupação em evitar críticas e sentimentos de inadequação, têm sido associados à comorbidade entre TA e transtornos depressivos.[18,19] A preocupação elevada com críticas no contexto social ajuda a explicar a enorme angústia provocada por situações de *bullying* relatadas por adolescentes com TA. De fato, as pesquisas identificam o *bullying* relacionado à imagem corporal como um fator preditivo no desenvolvimento de TA.[16]

As influências ambientais também interagem com fatores genéticos e neurobiológicos para contribuir para comorbidade entre TA e transtornos do humor. Experiências adversas na infância, como negligência, abuso físico ou sexual e problemas familiares, são associadas a uma maior probabilidade de desenvolver TB, TDM e TA ao longo da vida. O contexto psicossocial, incluindo dinâmica familiar, relacionamentos com colegas e pressões sociais, também desempenha um papel na etiopatogenia desses transtornos.[20]

Além disso, a desnutrição representa uma desorganização na fisiologia cerebral que pode emergir por meio de diversas apresentações psicopatológicas, como sintomas ansiosos, alterações do sono e/ou do humor. Esse fenômeno é parcialmente explicado pelo fato de a serotonina ser sintetizada a partir do triptofano, um aminoácido essencial absorvido pelo consumo de uma grande variedade de alimentos. A ingesta inadequada de triptofano e a subsequente depleção de serotonina no sistema nervoso central podem afetar negativamente o humor e o sono.[21] Uma anamnese cuidadosa a respeito do início dos sintomas de humor é útil para resolver o mistério sobre o que veio primeiro, os sintomas de humor ou a perda de peso. A resposta dos sintomas de humor à restauração nutricional também pode ajudar a excluir um transtorno do humor. Quando os sintomas de humor não melhoram com a restauração do peso, deve-se suspeitar de um transtorno do humor em comorbidade.

DIAGNÓSTICO DIFERENCIAL

O diagnóstico de pacientes com transtornos do humor em comorbidade com TA é consideravelmente complexo em face das sobreposições tanto de sintomas quanto de critérios diagnósticos para esses transtornos. Por exemplo, alterações no peso e no apetite estão listadas entre os critérios do *Manual diagnóstico e estatístico de transtornos mentais* (DSM-5) e da *Classificação internacional de doenças* (CID-11) tanto para TA como para transtornos do humor.[22,23] Um estudo descritivo que mapeou a repetição entre os sintomas dos 202 diagnósticos do DSM-5 mostrou que todos os sintomas de todos os diagnósticos contidos no capítulo de transtornos bipolares e transtornos relacionados se repetiram em outros capítulos e que os 10 critérios diagnósticos mais repetidos em todo o manual estão associados ao TDM.[24]

Os critérios diagnósticos para AN incluem restrição de ingesta alimentar que contribui para um peso abaixo do esperado para a idade (conforme descrito no Quadro 11.1). Para pacientes no espectro bipolar, sintomas como aumento da energia e agitação psicomotora podem resultar em perda significativa de peso. Já em pacientes em episódio depressivo, os sintomas podem incluir uma mudança significativa no apetite, com redução da ingesta alimentar. Discernir qual transtorno provocou a perda de peso requer uma anamnese atenta e depende, em parte, de interpretações clínicas mais subjetivas.

QUADRO 11.1
Critérios diagnósticos para anorexia nervosa

A anorexia nervosa é caracterizada por:
- Peso corporal significativamente baixo no contexto de idade, gênero, trajetória do desenvolvimento e saúde física (IMC/idade abaixo do percentil 5 em crianças e adolescentes). Uma perda de peso rápida (p. ex., mais de 20% do peso corporal total em seis meses) pode substituir o critério de baixo peso corporal, desde que os demais critérios diagnósticos sejam atendidos.
- Medo intenso de ganhar peso ou de engordar, ou comportamento persistente que interfere no ganho de peso, mesmo estando com peso significativamente baixo.
- Perturbação no modo como o próprio peso ou a forma corporal são vivenciados, influência indevida do peso ou da forma corporal na autoavaliação ou ausência persistente de reconhecimento da gravidade do baixo peso corporal atual.

Especificar quanto aos subtipos (restritivo ou compulsão-purgação) e quanto à gravidade, conforme segue em crianças e adolescentes, peso corporal significativamente baixo (percentil IMC/idade entre 0,3-5); peso corporal perigosamente baixo (percentil IMC/idade < 0,3).
Codificação: CID-10, F50.0/CID-11, 6B80.

Fonte: Elaborado com base em World Health Organization.[25]

O papel do comportamento alimentar na fisiopatologia dos transtornos do humor não pode ser totalmente elucidado até que haja maior compreensão da direcionalidade dessa relação.[26] Por exemplo, um estudo sobre a relação temporal entre sintomas alimentares e sintomas depressivos identificou que o início de sintomas depressivos previu futuros episódios de compulsão-purgação mais típicas da BN (critérios diagnósticos descritos no Quadro 11.2) e que

QUADRO 11.2
Critérios diagnósticos para bulimia nervosa

A bulimia nervosa é caracterizada por episódios recorrentes de compulsão alimentar (p. ex., uma vez por semana ou mais, durante um período de pelo menos um mês). Um episódio de compulsão alimentar é um período determinado de tempo durante o qual o indivíduo experimenta uma perda subjetiva de controle sobre a alimentação, notadamente diferente do habitual, e se sente incapaz de parar de comer ou limitar o tipo ou a quantidade de alimentos ingeridos. A compulsão alimentar é acompanhada por comportamentos compensatórios inadequados repetidos, com o objetivo de prevenir o ganho de peso (p. ex., vômito autoinduzido, uso indevido de laxantes ou enemas, exercícios extenuantes). O indivíduo está preocupado com forma ou peso corporais, o que influencia fortemente a autoavaliação. O indivíduo não está significativamente abaixo do peso e, portanto, não atende aos requisitos de diagnóstico da anorexia nervosa.
Codificação: CID-10, F50.2/CID-11, 6B81.

Fonte: Elaborado com base em World Health Organization.[25]

o início de comportamentos de compulsão-purgação também aumentava o risco posterior de sintomas depressivos.[26] Em 2021, um estudo com 1.792 universitários demonstrou que, à medida que os sintomas depressivos e ansiosos aumentavam, também aumentavam os comportamentos alimentares inadequados entre os estudantes.[27]

Aproximadamente um terço dos indivíduos com TDM apresenta aumento do apetite, em vez de redução,[28] e indivíduos com TB apresentam maior sensação de fome e dificuldade de controlar as quantidades ingeridas quando comparados com indivíduos saudáveis.[29] Pacientes com transtornos do humor têm uma tendência maior de ter exageros alimentares em resposta a emoções negativas, existindo uma correlação entre a frequência do comer emocional e a gravidade dos sintomas de humor.[30] Assim, o comer emocional parece ser o principal mediador na associação entre os transtornos do humor e o TCA (critérios diagnósticos no Quadro 11.3).

Pacientes com TARE apresentam, com frequência, diminuição do prazer ao comer, saciedade precoce, maior lentidão ao comer e uma tendência a comer menos em resposta a emoções negativas.[31] Assim, mesmo sem apresentar desnutrição, pacientes com TARE podem relatar sintomas difíceis de discernir de sintomas depressivos. Os critérios de diagnóstico de TARE (Quadro 11.4) estão abertos a um certo grau de interpretação, uma vez que o padrão restritivo de alimentação que provoque um prejuízo psicossocial significativo pode ser suficiente para diagnosticar TARE. Portanto, torna-se ainda mais importante

QUADRO 11.3

Critérios diagnósticos para transtorno de compulsão alimentar

O transtorno de compulsão alimentar é caracterizado por episódios recorrentes de compulsão alimentar (p. ex., uma vez por semana ou mais, durante vários meses). Um episódio de compulsão alimentar é um período determinado de tempo durante o qual o indivíduo experimenta uma perda subjetiva de controle sobre a alimentação, notadamente diferente do habitual, e se sente incapaz de parar de comer ou de limitar o tipo ou a quantidade de alimentos ingeridos. A compulsão alimentar é experimentada como muito angustiante e, geralmente, é acompanhada de emoções negativas, como culpa ou repulsa. No entanto, diferentemente da bulimia nervosa, os episódios de compulsão alimentar não são seguidos regularmente por comportamentos compensatórios inadequados, com o objetivo de impedir o ganho de peso (p. ex., vômito autoinduzido, uso indevido de laxantes ou enemas, exercícios extenuantes).

Codificação: Não existe código específico na CID-10, sendo utilizado o F50.8 que designa outro TA especificado/CID-11, 6B82.

Fonte: Elaborado com base em World Health Organization.[25]

QUADRO 11.4

Critérios diagnósticos para transtorno alimentar restritivo/evitativo

> O transtorno alimentar restritivo/evitativo é caracterizado por comportamentos anormais de alimentação que resultam na ingestão de uma quantidade ou variedade insuficiente de alimentos para atender aos requisitos energéticos ou nutricionais adequados. O padrão de alimentação restrita leva a perda significativa de peso, falha no ganho de peso, como esperado na infância ou na gravidez, deficiências nutricionais clinicamente significativas, dependência de suplementos nutricionais orais ou alimentação por sonda, ou afeta negativamente a saúde do indivíduo ou resulta em significativo comprometimento funcional. O padrão de comportamento alimentar não reflete preocupações sobre o peso ou a forma corporal. O comportamento alimentar restritivo e seus efeitos no peso, em outros aspectos da saúde ou no funcionamento, não são mais bem explicados pela indisponibilidade de alimentos, pelos efeitos de medicação ou de substância, ou por outra condição de saúde.
>
> **Codificação:** Não existe código específico na CID-10, sendo utilizado o F50.8 que designa outro TA especificado/CID-11, 6B83.

Fonte: Elaborado com base em World Health Organization.[25]

o avaliador conseguir detalhar bem as dificuldades alimentares no contexto de outras possíveis condições comórbidas, como um TDM.

TRATAMENTO

Dada a natureza episódica e recorrente dos sintomas do TA e do transtorno do humor, é importante enxergar o tratamento como uma parceria de longo prazo com o paciente e a família. A psicoeducação deve ser oferecida desde a primeira consulta, com incentivo ao acesso a fontes de informação de qualidade para aprender sobre as habilidades para a vida e os recursos que ajudam a controlar os sintomas ao longo do tempo.[16]

Ao decidir em qual ordem tratar o TA e/ou o transtorno do humor (em paralelo, como parte do mesmo plano de tratamento ou um após o outro), deve-se priorizar o quadro que esteja causando maior prejuízo funcional no momento da avaliação, considerando as preferências do paciente e (se apropriado) de seus familiares ou cuidadores. Ao prescrever medicamentos para pessoas com TA e condições de saúde mental ou física comórbidas, deve-se levar em consideração o impacto que a desnutrição e os comportamentos compensatórios podem ter na eficácia do medicamento e no risco de efeitos colaterais. Além disso, é importante o monitoramento por eletrocardiograma (ECG) para pacientes com TA que estejam tomando medicamentos capazes de comprometer o funcionamento cardíaco.[32]

Não existem estudos disponíveis sobre o tratamento específico do TB em pessoas com TA; assim, a decisão clínica precisa ser baseada nas diretrizes de tratamento de TB, nas diretrizes de TA, nas contraindicações farmacológicas para essa população de pacientes e na experiência clínica do psiquiatra.[33]

As diretrizes Canadian Network for Mood and Anxiety Treatments (CANMAT)[34] recomendam risperidona, lítio, aripiprazol, quetiapina e asenapina como primeira escolha para tratamento de mania aguda em população pediátrica. Olanzapina, ziprasidona e valproato podem ser alternativas de segunda linha. Como os pacientes com TB costumam ser mulheres jovens com potencial para engravidar, valproato e lítio devem ser considerados com cautela, devido ao maior risco de malformações.[33] Além disso, pacientes com TA em desnutrição ou que apresentam comportamento purgativo frequente apresentam risco elevado de prolongamento do intervalo QTc e distúrbios eletrolíticos. Portanto, deve-se ter maior cautela com a prescrição de quetiapina e ziprasidona, que são conhecidas por levarem ao prolongamento do intervalo QTc, enquanto risperidona, olanzapina e aripiprazol apresentam um risco menor.[35]

O tratamento com lítio requer uma ingestão regular de sal na dieta e níveis estáveis de eletrólitos. Esse pré-requisito pode não ser atendido em pacientes com TA que apresentam comportamentos compensatórios, como vômitos autoinduzidos ou abuso de laxantes. Portanto, tais fatores devem ser considerados na possibilidade de o lítio ser uma opção terapêutica.[35]

A olanzapina apresenta benefícios terapêuticos em alguns estudos entre adultos com AN. Portanto, é possível considerar esse fármaco para tratamento de fase aguda e manutenção para mania em pessoas com AN subtipo restritivo. Entretanto, a olanzapina é um dos antipsicóticos atípicos que costuma levar a maior aumento do apetite e ganho de peso, devendo ser evitada, quando possível, em pacientes com BN, TCA e AN subtipo compulsão-purgação. Risperidona e aripiprazol parecem ser alternativas melhores na mania aguda e no tratamento de manutenção desse subgrupo de pacientes.[35]

Para o tratamento de fase aguda e a manutenção da depressão bipolar em população pediátrica, as diretrizes do CANMAT recomendam lamotrigina, lítio, lurasidona, olanzapina com fluoxetina e quetiapina.[34] Devido ao potencial de efeitos colaterais mencionados anteriormente, parece razoável considerar a lamotrigina como primeira escolha em pacientes com BN e TCA, e os antipsicóticos atípicos em pacientes com AN para tratar a depressão bipolar. É importante lembrar que essas recomendações para o tratamento de TB em pessoas com TAs são baseadas na opinião de especialistas, e não em ensaios clínicos com melhor nível de evidência.

Considerando o tratamento da depressão unipolar em pacientes com TA, há aspectos específicos de eficácia e segurança a serem considerados a respeito do uso de antidepressivos. Por exemplo, a bupropiona deve ser evitada em pacientes com BN e AN, em razão do risco de redução do limiar convulsivo e da perda de peso como potencial efeito colateral.[34] Os antidepressivos inibidores seletivos da recaptação de serotonina (ISRSs) não demonstraram ter benefícios na melhora de sintomas depressivos na fase aguda de pacientes internados para tratamento de AN.[35] Mesmo considerando a população adulta, não existe ensaio clínico controlado disponível com foco no uso de antidepressivos para tratar sintomas depressivos em pacientes com BN e um transtorno depressivo comórbido. Portanto, a recomendação de tratar síndromes depressivas na BN com ISRSs deve ser feita com cautela.[35]

O tratamento da AN deve ser preferencialmente realizado por equipe multidisciplinar especializada. O tratamento precoce visa a prevenir a cronificação dos sintomas. A terapia nutricional baseia-se na reeducação alimentar por meio da introdução progressiva de alimentos. No início, o processo de realimentação pode precisar ser feito de maneira compulsória, com vigilância da família ou da equipe especializada. Técnicas cognitivo-comportamentais (diário alimentar e trabalho de imagem corporal) são recomendadas. Já a abordagem psicológica deve ser tanto individual quanto familiar. A terapia familiar com base no modelo Maudsley de *Family-Based Treatment* (FBT) é a intervenção ambulatorial que demonstra melhores resultados para pacientes adolescentes com AN. O tratamento farmacológico da AN é limitado, e não há evidências robustas de que medicamentos possam melhorar seus sintomas centrais. O tratamento farmacológico pode não ser eficaz em quadros graves de desnutrição, e pode ser necessário aguardar a recuperação do peso antes de sua introdução.[32,36]

O tratamento da BN deve ser realizado por equipe multidisciplinar especializada, visando ao combate dos sintomas alimentares e à recuperação da funcionalidade e da qualidade de vida. A abordagem farmacológica exibe evidências de redução dos episódios de compulsão alimentar com o uso de ISRSs e topiramato em populações adultas.[35] Contudo, tendo em vista a escassez de estudos na população pediátrica, a prescrição de fármacos como a fluoxetina para crianças e adolescentes deve ser reservada para casos em que se esgotem as abordagens não farmacológicas disponíveis.[36] A abordagem nutricional visa a desconstruir a "mentalidade de dieta" e parte do entendimento de que não existe "comida saudável" e "não saudável". As abordagens psicológicas com melhores níveis de evidências são baseadas nos princípios da FBT e da terapia cognitivo-comportamental (TCC) e buscam interromper o ciclo de restrição, compulsão e purgação da BN.[32,36]

O tratamento do TCA apresenta evidências com TCC, terapia interpessoal (TIP) e terapia comportamental dialética (DBT do inglês *dialectical behavior therapy*); entretanto, faltam estudos específicos na população menor de 18 anos.[36] No que diz respeito ao tratamento farmacológico, a lisdexanfetamina (LDX) foi aprovada pela Food and Drug Administration (FDA) e pela Agência Nacional de Vigilância Sanitária (Anvisa) para o tratamento de adultos com TCA moderado a grave. Um estudo retrospectivo com 25 adolescentes em uso de LDX demonstrou melhora dos sintomas do TCA sem alterar valores de IMC; entretanto, não existe, até o momento, ensaio clínico que avalie eficácia, tolerabilidade e segurança da LDX no tratamento do TCA em pacientes com idade inferior a 18 anos, com ou sem comorbidades psiquiátricas.[37]

Intervenções psicoterápicas são atualmente recomendadas como a principal abordagem de tratamento para TARE em todas as faixas etárias, mas, até o momento, nenhum tipo de abordagem mostrou-se superior às outras. As abordagens baseadas na família, comportamentais e baseadas na TCC adaptadas para o TARE parecem ser as mais promissoras.[38] No contexto da ocorrência do TARE em comorbidade com transtorno do humor, além das intervenções psicológicas para o TARE, o tratamento farmacológico deve ser direcionado pela sintomatologia de humor.[39]

CONSIDERAÇÕES FINAIS

O reconhecimento de transtornos alimentares comórbidos em crianças e adolescentes com transtornos do humor tem implicações importantes no prognóstico e no tratamento. A estabilização dos sintomas afetivos em pacientes com transtorno do humor em comorbidade com TA utilizando medicações com baixo risco de exacerbar os sintomas alimentares costuma ser um primeiro passo importante.

A integração de psicoterapia, psicoeducação, farmacoterapia, reabilitação nutricional e o envolvimento da família torna-se fundamental para abordar a interação dos sintomas de humor e dos sintomas alimentares. Ao adotar uma abordagem multidisciplinar, pode-se aumentar as chances de melhor prognóstico e melhor qualidade de vida para crianças e adolescentes afetados por esses transtornos.

REFERÊNCIAS

1. McElroy SL, Kotwal R, Keck PE Jr. Comorbidity of eating disorders with bipolar disorder and treatment implications. Bipolar Disord. 2006;8(6):686-95.
2. Pinzon VD. Impacto de comorbidades psiquiátricas e de outros fatores de risco na resposta ao tratamento de crianças e adolescentes com transtornos alimentares [dissertação]. São Paulo: Universidade de São Paulo; 2015.
3. Hornberger LL, Lane MA; Committee on Adolescence. Identification and management of eating disorders in children and adolescents. Pediatrics. 2021;147(1):e2020040279.
4. Harney MB, Fitzsimmons-Craft EE, Maldonado CR, Bardone-Cone AM. Negative affective experiences in relation to stages of eating disorder recovery. Eat Behav. 2014;15(1):24-30.
5. Liu X, Bipolar Genome Study (BiGS), Kelsoe JR, Greenwood TA. A genome-wide association study of bipolar disorder with comorbid eating disorder replicates the SOX2-OT region. J Affect Disord. 2016;189:141-9.
6. McElroy SL, Crow S, Blom TJ, Biernacka JM, Winham SJ, Geske J, et al. Prevalence and correlates of DSM-5 eating disorders in patients with bipolar disorder. J Affect Disord. 2016;191:216-21.
7. Álvarez Ruiz EM, Gutiérrez-Rojas L. Comorbidity of bipolar disorder and eating disorders. Rev Psiquiatr Salud Ment. 2015;8(4):232-41.
8. Najar H, Joas E, Kardell M, Pålsson E, Landén M. Weight gain with add-on second-generation antipsychotics in bipolar disorder: a naturalistic study. Acta Psychiatr Scand. 2017;135(6):606-11.
9. Gálvez JF, Sanches M, Bauer IE, Sharma AN, Hamilton J, Mwangi B, et al. Premorbid obesity and metabolic disturbances as promising clinical targets for the prevention and early screening of bipolar disorder. Med Hypotheses. 2015;84(4):285-93.
10. Reas DL, Rø Ø, Karterud S, Hummelen B, Pedersen G. Eating disorders in a large clinical sample of men and women with personality disorders. Int J Eat Disord. 2013;46(8):801-9.
11. Ulfvebrand S, Birgegård A, Norring C, Högdahl L, von Hausswolff-Juhlin Y. Psychiatric comorbidity in women and men with eating disorders results from a large clinical database. Psychiatry Res. 2015;230(2):294-9.
12. Welch E, Jangmo A, Thornton LM, Norring C, von Hausswolff-Juhlin Y, Herman BK, et al. Treatment-seeking patients with binge-eating disorder in the

Swedish national registers: clinical course and psychiatric comorbidity. BMC Psychiatry. 2016;16:163.
13. Fisher MM, Rosen DS, Ornstein RM, Mammel KA, Katzman DK, Rome ES, et al. Characteristics of avoidant/restrictive food intake disorder in children and adolescents: a "new disorder" in DSM-5. J Adolesc Health Care. 2014;55(1):49-52.
14. Brainstorm Consortium; Anttila V, Bulik-Sullivan B, Finucane HK, Walters RK, Bras J, et al. Analysis of shared heritability in common disorders of the brain. Science. 2018;360(6395):eaap8757.
15. Bulik CM, Coleman JRI, Hardaway JA, Breithaupt L, Watson HJ, Bryant CD, et al. Genetics and neurobiology of eating disorders. Nat Neurosci. 2022;25(5):543-54.
16. DeSocio JE. Challenges in diagnosis and treatment of comorbid eating disorders and mood disorders. Perspect Psychiatr Care. 2019;55(3):494-500.
17. McAulay C, Hay P, Mond J, Touyz S. Eating disorders, bipolar disorders and other mood disorders: complex and under-researched relationships. J Eat Disord. 2019;7:32.
18. Reichborn-Kjennerud T, Czajkowski N, Røysamb E, Ørstavik RE, Neale MC, Torgersen S, et al. Major depression and dimensional representations of DSM-IV personality disorders: a population-based twin study. Psychol Med. 2010;40(9):1475-84.
19. Goodwin GM. The overlap between anxiety, depression, and obsessive-compulsive disorder. Dialogues Clin Neurosci. 2015;17(3):249-60.
20. Lippard ETC, Nemeroff CB. The devastating clinical consequences of child abuse and neglect: increased disease vulnerability and poor treatment response in mood disorders. Am J Psychiatry. 2020;177(1):20-36.
21. Lindseth G, Helland B, Caspers J. The effects of dietary tryptophan on affective disorders. Arch Psychiatr Nurs. 2015;29(2):102-7.
22. World Health Organization. ICD-11 implementation or transition guide. Geneva: WHO. 2019.
23. American Psychiatric Association. Desk reference to the diagnostic criteria from DSM-5-TR. Washington: APA; 2022.
24. Forbes MK, Neo B, Nezami OM, Fried EI, Faure K. Elemental psychopathology: Distilling constituent symptoms and patterns of repetition in the diagnostic criteria of the DSM-5. PsyArXiv. 2023 Mar. 21.
25. World Health Organization. ICD-11 for mortality and morbidity statistics. Geneva: WHO; 2018.

26. Koning E, Vorstman J, McIntyre RS, Brietzke E. Characterizing eating behavioral phenotypes in mood disorders: a narrative review. Psychol Med. 2022;52(14):2885-98.
27. Eck KM, Byrd-Bredbenner C. Disordered eating concerns, behaviors, and severity in young adults clustered by anxiety and depression. Brain Behav. 2021;11(12):e2367.
28. Simmons WK, Burrows K, Avery JA, Kerr KL, Taylor A, Bodurka J, et al. Appetite changes reveal depression subgroups with distinct endocrine, metabolic, and immune states. Mol Psychiatry. 2020;25(7):1457-68.
29. Cerit H, Christensen K, Moondra P, Klibanski A, Goldstein JM, Holsen LM. Divergent associations between ghrelin and neural responsivity to palatable food in hyperphagic and hypophagic depression. J Affect Disord. 2019;242:29-38.
30. Konttinen H, van Strien T, Männistö S, Jousilahti P, Haukkala A. Depression, emotional eating and long-term weight changes: a population-based prospective study. Int J Behav Nutr Phys Act. 2019;16(1):28.
31. Sader M, Harris HA, Waiter GD, Jackson MC, Voortman T, Jansen P, et al. Prevalence and characterization of avoidant restrictive food intake disorder in a pediatric population. JAACAP Open. 2023 May 24.
32. National Institute for Health and Care Excellence. Eating disorders: recognition and treatment. London: NICE; 2017.
33. Goodwin GM, Haddad PM, Ferrier IN, Aronson JK, Barnes T, Cipriani A, et al. Evidence-based guidelines for treating bipolar disorder: revised third edition recommendations from the British Association for Psychopharmacology. J Psychopharmacol. 2016;30(6):495-553.
34. Yatham LN, Kennedy SH, Parikh SV, Schaffer A, Bond DJ, Frey BN, et al. Canadian Network for Mood and Anxiety Treatments (CANMAT) and International Society for Bipolar Disorders (ISBD) 2018 guidelines for the management of patients with bipolar disorder. Bipolar Disord. 2018;20(2):97-170.
35. Himmerich H, Kan C, Au K, Treasure J. Pharmacological treatment of eating disorders, comorbid mental health problems, malnutrition and physical health consequences. Pharmacol Ther. 2021;217:107667.
36. Couturier J, Isserlin L, Norris M, Spettigue W, Brouwers M, Kimber M, et al. Canadian practice guidelines for the treatment of children and adolescents with eating disorders. J Eat Disord. 2020;8:4.
37. Guerdjikova AI, Blom TJ, Mori N, Matthews A, Cummings T, Casuto LL, et al. Lisdexamfetamine in pediatric binge eating disorder: a retrospective chart review. Clin Neuropharmacol. 2019;42(6):214-6.

38. Archibald T, Bryant-Waugh R. Current evidence for avoidant restrictive food intake disorder: Implications for clinical practice and future directions. JCPP Adv. 2023;3(2):e12160.
39. Willmott E, Dickinson R, Hall C, Sadikovic K, Micali N, Trompeter N, et al. A systematic scoping review of psychological interventions and outcomes for avoidant and restrictive food intake disorder (ARFID). PsyArXiv. 2-23 Apr. 12.

12

Transtornos do humor com início na infância e adolescência e transtorno por uso de substâncias comórbido e transtornos externalizantes

Thiago Marques Fidalgo ▪ Juliana Pinto Moreira dos Santos

ADOLESCÊNCIA: POTENCIAL PARA ATIVIDADES *VERSUS* FRACO FREIO INIBITÓRIO

A adolescência é uma fase do desenvolvimento, situada entre a infância e a vida adulta, em que são experimentadas mudanças qualitativas nas esferas biológica, psicológica e social.[1,2] Do ponto de vista biológico, a adolescência inicia-se com a puberdade, momento em que há um aumento nos níveis de hormônios sexuais (de estrógenos nas meninas e de testosterona nos meninos), o que promove um estirão de crescimento e o desenvolvimento de caracteres sexuais secundários (aparecimento dos pelos pubianos, desenvolvimento dos seios nas meninas e dos testículos nos meninos, etc.).[2] Do ponto de vista social e psicológico, o adolescente é requisitado a exercer sua autonomia, tomando decisões sobre seu futuro profissional e iniciando os próprios relacionamentos afetivos. Trata-se de uma fase em que a influência dos pares passa a ter importância primordial.[2,3]

Nessa fase, o cérebro passa por processos de maturação, com ganho de volume de substância branca (pelo processo de mielinização e pelo aumento do volume dos axônios), perda de volume de substância cinzenta e mudanças estruturais, promovidas pelo processo de poda neural. Tais processos se iniciam nos córtex sensorial e motor e, posteriormente, ocorrem nas áreas relacionadas aos processos executivos e de regulação emocional, nos córtex parietal e pré-frontal, levando a um aumento na velocidade e na comunicação entre os neurônios.[2,3]

Enquanto as esferas cognitiva e motora se desenvolvem desde o início da adolescência, o controle inibitório se desenvolve mais tardiamente, o que provoca um descompasso no que diz respeito ao potencial para atividades, uma vez que o indivíduo não tem um freio inibitório suficientemente desenvolvido para avaliação de riscos e tomadas de decisão. Isso explica, em parte, o aumento da busca por sensações de prazer e por comportamentos de risco nessa faixa etária.[2,4] Na adolescência, observa-se maior vulnerabilidade a acidentes, tentativas de autoextermínio e uso de substâncias.[4-6]

USO DE SUBSTÂNCIAS NA ADOLESCÊNCIA

Embora a maioria dos problemas relacionados ao uso de substâncias tenha início na vida adulta, fase em que também começa a busca por tratamento, sabe-se que a maioria das pessoas iniciam o uso na adolescência, principalmente aqueles que desenvolverão transtornos por uso de substâncias (TUS).[7-9] A idade média de iniciação das principais substâncias é a seguinte:

- álcool: 16 a 19 anos;
- tabaco: 15 a 21 anos;
- maconha: 16 a 22 anos;
- cocaína: 19 a 28 anos.

A prevalência de uso para a maioria das substâncias vem se mantendo estável, com leve tendência de queda nos últimos anos (Tabela 12.1). Entretanto, algumas exceções merecem um olhar específico. Enquanto o uso de cigarro

TABELA 12.1

Prevalência (%) de uso de substâncias entre adolescentes nos Estados Unidos, por ano escolar

Nível de ensino	2012	2013	2014	2015	2016	2017	2018	2019	2020	2021
8º ano do ensino fundamental	13,4%	15,2%	14,6%	14,8%	12%	12,9%	13,4%	14,8%	15,6%	10,2%
1ª série do ensino médio	30,1%	32,1%	29,9%	27,9%	27,9%	27,8%	29,9%	31%	30,4%	18,7%
3ª série do ensino médio	39,7%	40,1%	38,7%	38,6%	38,6%	39,9%	38,8%	38%	36,8%	32%

Fonte: National Institute on Drug Abuse.[11]

vem caindo de forma drástica nas últimas décadas, o uso de cigarros eletrônicos mostrou aumento de prevalência nos últimos anos. Além disso, o uso de maconha também vem apresentando aumento nos níveis, possivelmente em decorrência de maior aceitação social.[10]

PADRÕES DE USO AO LONGO DA ADOLESCÊNCIA E INÍCIO DA IDADE ADULTA

No início e no meio da adolescência, o uso de substâncias costuma ser esporádico, oportunístico e experimental. Nesse momento, o risco de intoxicação e efeitos adversos da substância é maior, tendo em vista a inexperiência dos adolescentes na titulação das doses. A frequência e a intensidade do uso aumentam com a proximidade da vida adulta e mediante maior independência financeira.

A partir da metade da terceira década de vida – dos 25 anos em diante –, ocorre uma rápida redução do uso mensal de maconha e inicia-se uma queda mais lenta no uso de outras substâncias ilícitas. Essa diminuição, no entanto, é muito menor quando se trata de tabaco e álcool. Uma pequena parcela dos jovens, entretanto, não apresenta um declínio do uso de substâncias com o passar da idade, e uma fração destes pode apresentar problemas em decorrência do uso (acidentes, brigas, perdas de dias trabalhados), e uma parcela menor deve desenvolver o TUS (Figura 12.1).[3] No Quadro 12.1, estão descritos os principais padrões de uso de substâncias.

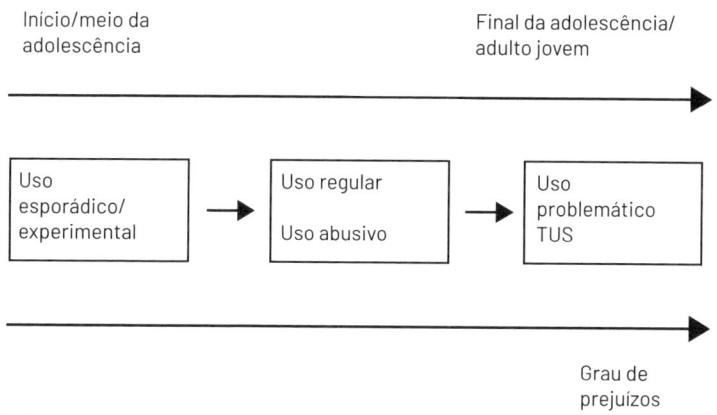

FIGURA 12.1
Evolução natural nos padrões de uso de substâncias.

> **QUADRO 12.1**
> Padrões de uso
>
> | |
> |---|
> | **Uso abusivo esporádico (binge):** uso de grande quantidade de substância em um curto período. Há maior risco de sofrer danos pela intoxicação (*overdoses* ou acidentes).
Uso regular: uso pelo menos uma vez por semana ou todos os dias.
Uso pesado: uso de grande quantidade em um único episódio ou frequentemente. Por vezes, utilizado de forma intercambiável com uso regular.
Uso problemático: uso associado a experimentar problemas (interpessoais, ocupacionais ou acadêmicos), sem ainda preencher critérios para dependência.
Dependência: uso frequente de uma substância, com intenso desejo sobre o uso e dificuldade de controlar frequência e intensidade e de tolerar os efeitos e a síndrome de abstinência quando a substância é suspendida ou reduzida. |
>
> **Fonte:** Elaborado com base em Degenhardt e colaboradores.[1]

Em pesquisas de coorte, o TUS na idade adulta aparece mais relacionado a indivíduos que fizeram uso de substâncias na adolescência, possivelmente por uma maior vulnerabilidade nessa faixa etária aos impactos da substância sobre o cérebro. Além disso, apresentar transtornos internalizantes ou externalizantes antes dos 15 anos também esteve relacionado a maior risco de desenvolver o transtorno.[1]

A aplicabilidade dos critérios diagnósticos de TUS para adultos (Quadro 12.2), conforme o *Manual diagnóstico e estatístico de transtornos mentais* (DSM-5), em adolescentes e adultos jovens está em debate. Ainda que cerca de 5% dos adolescentes venham a desenvolver TUS,[12] a observação de sintomas como tolerância e abstinência é menos comum. Dessa forma, a identificação de padrões da dependência de substâncias é mais difícil e necessita de uma avaliação criteriosa.

FATORES DE RISCO PARA O USO DE SUBSTÂNCIAS NA ADOLESCÊNCIA

Os principais fatores de risco para uso de substâncias na adolescência envolvem aspectos biológicos, cognitivos, psicológicos e ambientais[2,14-18] e podem ser divididos em três grupos:[1] marcadores de risco fixo, fatores de risco individual ou interpessoal e fatores de risco contextuais, conforme apresentado no Quadro 12.3.

QUADRO 12.2

Critérios diagnósticos para transtornos de uso de substâncias de acordo com o DSM-5

1. Uso problemático da substância, manifestado por pelo menos dois dos seguintes critérios ocorrendo dentro de um período de 12 meses:
    a. Consumo em quantidades maiores ou por um período mais longo do que o pretendido.
    b. Desejo persistente ou esforços malsucedidos para reduzir ou controlar o uso da substância.
    c. Tempo significativo gasto em atividades relacionadas ao uso da substância (obtenção, uso, recuperação).
    d. Desejo intenso ou ânsia persistente pela substância.
    e. Uso recorrente da substância, resultando em falha ao cumprir obrigações importantes no trabalho, na escola ou em casa.
    f. Uso continuado da substância, mesmo diante de problemas sociais ou interpessoais persistentes causados ou exacerbados pelos efeitos da substância.
    g. Abandono ou redução significativa de atividades sociais, ocupacionais ou recreativas importantes devido ao uso da substância.
    h. Uso recorrente da substância em situações em que é fisicamente perigoso fazê-lo.
    i. Uso contínuo da substância, apesar de saber ter um problema físico ou psicológico persistente ou recorrente que é provavelmente causado ou exacerbado pela substância.
    j. Tolerância, definida por necessidade de quantidades progressivamente maiores da substância para atingir os efeitos desejados ou por efeito reduzido com o uso continuado da mesma quantidade da substância.
    k. Abstinência, manifestada por síndrome de abstinência característica para a substância ou uso da mesma substância (ou uma substância relacionada) para aliviar ou evitar os sintomas de abstinência.
2. Os critérios acima levam a um comprometimento clinicamente significativo ou sofrimento, em áreas social, ocupacional ou outras áreas importantes da vida.
3. Os critérios não são mais bem explicados por um transtorno mental que não seja o transtorno por uso de substâncias.

Fonte: American Psychiatric Association.[13]

Entre os marcadores de risco fixos, sexo masculino, pobreza, história familiar de uso de substâncias, conflito parental, entre outros, foram identificados como sendo potenciais fatores de risco.

Entre os marcadores de risco individual, a influência dos pares está forte e consistentemente associada ao uso de substâncias na adolescência,[3] principalmente sobre os adolescentes mais jovens, os que amadurecem mais cedo, os que são populares e os que apresentam traços relacionados à busca por sensa-

QUADRO 12.3

Fatores de risco para uso de substâncias na adolescência

Marcadores de risco fixo	Fatores de risco individual e interpessoais	Fatores de risco contextuais
• Sexo masculino • Exposição pré-natal a substâncias • Pertencimento à minoria étnica ou racial • Fatores genéticos • Uso de substâncias pelos pais ou irmãos • Baixo nível socioeconômico • Baixo nível educacional dos pais • Conflito parental ou separação	• Abuso ou negligência • Eventos de vida estressantes • Pobres relações familiares • Transtornos internalizantes • Transtornos externalizantes (TOD e TC) • Busca de sensações • Expectativas relacionadas às substâncias • Baixa adesão à escola • Emprego na adolescência • Mau desempenho acadêmico • Abandono escolar • Relação familiar conflituosa • Influência dos pares	• Facilidade de acesso às drogas • Normas sociais • Leis e taxação

Fonte: Elaborado com base em Degenhardt e colaboradores.[1]

ções ou à ansiedade social.[3] Entretanto, ter altos níveis de monitoramento parental e passar mais tempo com a família parece reduzir essa associação. O estilo de apego inseguro, especialmente os subtipos evitativo e desorganizado, também esteve fortemente associado ao uso de substâncias na adolescência.[19] Além disso, a presença de transtornos internalizantes ou externalizantes, o baixo desempenho escolar, a busca por sensações (*sensation seeking*) e o histórico de abuso ou negligência e eventos estressores na vida também são considerados importantes fatores de risco.

Entre os fatores de risco contextuais, a disponibilidade de acesso às substâncias (o que inclui as taxações, o preço atribuído ao produto e onde ele é vendido, no caso das substâncias lícitas, e a facilidade de acesso/controle sobre substâncias ilícitas) e as normas sociais e culturais do uso têm impacto direto sobre o uso de substâncias nessa faixa etária.

POTENCIAIS CONSEQUÊNCIAS DO USO DE SUBSTÂNCIAS NA ADOLESCÊNCIA

Estudos apontam que o início do uso de uma substância antes dos 16 anos aumenta o risco para o uso de outras substâncias. Jovens que iniciam o uso de álcool e tabaco na adolescência, por exemplo, apresentam maior risco para o uso de maconha, ao passo que aqueles que iniciam precocemente o uso de maconha apresentam maior risco para o uso de anfetaminas, cocaína e heroína.[3]

O uso de substâncias na adolescência também está amplamente relacionado a maiores problemas de saúde mental.[1,3,18,20,21] Estudos apontam que o uso ou a dependência de álcool, tabaco e maconha parece aumentar o risco de desenvolver transtornos de ansiedade e humor, assim como comportamento suicida e suicídio.[3] Além disso, o uso de substâncias, especialmente maconha, esteve relacionado ao aparecimento de sintomas psicóticos.[22]

Estudos indicam que o uso de substâncias na adolescência pode ter maior impacto neuropsicológico do que na vida adulta.[23,24] Adolescentes que fizeram uso de álcool e maconha apresentaram piores índices de memória verbal, funcionamento visuoespacial e velocidade psicomotora do que aqueles que não fizeram uso. Há também indícios de que o impacto das substâncias seja dose-dependente.[3]

Além disso, evidências sugerem potencial efeito neurotóxico de algumas substâncias nessa faixa etária, possivelmente por se tratar de uma fase de amadurecimento cerebral, em que muitas funções cognitivas, como atenção sustentada, memória de trabalho e controle inibitório, ainda estão em desenvolvimento e refinamento. O uso de álcool na adolescência foi associado à perda acelerada de substância cinzenta e ao crescimento retardado de substância branca em cinco anos de acompanhamento;[12] já o uso persistente de maconha entre adolescentes foi associado a um declínio de cinco pontos no quociente de inteligência (QI), com déficits persistindo na vida adulta.[25] Este último resultado foi, entretanto, contestado por um estudo longitudinal recente, que indicou possível fator de confusão relacionado a influências familiares e ambientais associadas ao declínio cognitivo,[3,26,27] de modo que a magnitude do efeito do uso de substâncias sobre aspectos neuropsicológicos e a reversibilidade ou não desse efeito ainda são alvos de estudos.

O uso de substâncias na adolescência também está associado ao maior risco de contrair doenças infecciosas,[4] ao menor envolvimento escolar[5] e a maiores prejuízos nas relações familiares e entre os pares.[3,24]

O Quadro 12.4 sintetiza os riscos associados.

AVALIAÇÃO DO PACIENTE

Apesar das implicações do uso de substâncias sobre o desenvolvimento físico, psicológico e social do adolescente, muitos clínicos evitam investigar o assunto com seus pacientes. Os adolescentes, por sua parte, também tendem a evitar compartilhar suas experimentações e/ou minimizam o relato sobre seu padrão de uso de substâncias, com receio de punições. Nesse sentido, a criação de uma aliança terapêutica com o paciente é importante tanto para a adesão ao tratamento quanto para melhores resultados de médio/longo prazo. Tetzlaff e colaboradores[28] identificaram que a criação de uma aliança terapêutica positiva demonstrou ser um protetor de recaídas três e seis meses após o tratamento de adolescentes com histórico de uso de maconha.

O nível de envolvimento com a substância e a gravidade dos problemas relacionados com seu o uso devem ser investigados ao longo da anamnese. O histórico de vida do paciente, os antecedentes ao uso de substâncias e as

QUADRO 12.4

Riscos associados ao uso de substâncias na adolescência

Riscos na adolescência	Substâncias associadas
• Uso de múltiplas substâncias • Dependência • Depressão • Ansiedade • Suicídio • Sintomas psicóticos • Prejuízos cognitivos • Queda no rendimento escolar	Tabaco, álcool, maconha e outras substâncias
• Violência • Atividade criminosa • Comportamento sexual de risco • *Overdose* fatal • Acidentes de carro	Álcool, maconha e outras substâncias
• Infecções sexualmente transmissíveis	Álcool e outras substâncias

Fonte: Elaborado com base em Hall e colaboradores.[3]

consequências delas, considerando-se sua dinâmica familiar, relacionamento com os pares e com a comunidade, devem ser investigados.

Fatores protetores e de risco para cada caso devem ser analisados e dimensionados. De forma semelhante, deve ser realizada uma avaliação de comorbidades psiquiátricas e clínicas.

EXAMES LABORATORIAIS

A testagem laboratorial pode ser utilizada para complementar o autorrelato do adolescente sobre uso de substâncias. Entretanto, não é recomendada como medida de triagem. A maioria dos estudos tem demonstrado concordância razoável entre o autorrelato dos adolescentes e os testes de urina,[29] ao passo que o relato parental costuma ser menos consistente.

PREVENÇÃO

As estratégias de prevenção primária envolvem intervenções que ajudam a prevenir a ocorrência de transtornos relacionados ao uso de substâncias, como atividades educativas e regulatórias sobre o acesso do adolescente às substâncias.

Para adolescentes que usam substâncias (uso esporádico ou TUS), intervenções secundárias ou terciárias são necessárias. As estratégias de intervenção secundária envolvem a criação de políticas que incentivem os profissionais que atuam com a população adolescente (pediatras, professores, etc.) a identificarem precocemente os jovens com potencial risco para desenvolvimento de TUS. Nesse ponto, as triagens de rotina, as intervenções breves e o encaminhamento para serviços especializados podem ser feitos para avaliação aprofundada.

Já a prevenção terciária envolve o tratamento e a reabilitação dos casos diagnosticados com TUS ou uso problemático de substâncias.

COMORBIDADE

TRANSTORNOS EXTERNALIZANTES

De todas os transtornos psiquiátricos, os transtornos externalizantes, como o transtorno da conduta (TC), o transtorno de oposição desafiante (TOD) e o transtorno de déficit de atenção/hiperatividade (TDAH), são os que mais predispõem ao TUS.[30] A coexistência de dois transtornos externalizantes em associação com o TUS é comum (p. ex., TDAH e TC ou TDAH e TOD) e contribui para maior gravidade de sintomas. O diagnóstico de TDAH está relacionado a um maior risco de desenvolvimento de TUS na adolescência, mas a coexistência de TC e TDAH torna o risco ainda maior.

Estudos apontam que os transtornos externalizantes compartilham de vulnerabilidades genéticas com o TUS, manifestadas em idades iniciais,[30] relacionadas à maior sensibilidade para recompensa e punição, a dificuldades na habilidade em balancear recompensas imediatas contra consequências negativas futuras[30] e à tendência à perseverança (tendência em continuar uma resposta previamente recompensada, mas agora punida).

Estudos apontam que o TDAH está associado à idade inicial mais precoce de exposição às substâncias e à progressão mais rápida do uso ao longo da adolescência,[31] ao passo que a comorbidade de TUS com TC sem TDAH está relacionada a pior prognóstico.[32]

TRANSTORNOS DO HUMOR

Transtorno depressivo maior

Entre adolescentes com TUS, estima-se que a comorbidade com o transtorno depressivo maior (TDM) seja de 3 a 6 vezes maior do que na população geral.[33] Além disso, cerca de 20% dos adolescentes que fazem uso de substâncias parecem ter comorbidade com TDM.[34] Acredita-se que os altos índices de tal comorbidade sejam em razão da presença de fatores de risco ambientais em comum entre os dois transtornos, como histórico de conflito familiar, pobre monitoramento parental, perdas na primeira infância e trauma.

Do ponto de vista neurobiológico, também foram identificadas alterações neurofisiológicas comuns entre o TUS e o TDM na adolescência, incluindo alterações na expressão dos receptores dopaminérgicos e de respostas ao estresse no sistema hipotálamo-hipófise-suprarrenal.[33]

Há, ainda, diversas implicações sobre o tratamento: maior abandono, piores respostas ao tratamento, tanto para depressão como para TUS, e tempo mais precoce de recaída.

A comorbidade com o TDM costuma estar relacionada a uma maior precocidade no início do uso da substância e a maiores frequência e cronicidade de uso. Em contrapartida, a gravidade dos prejuízos causados pelo TUS costuma estar associada à maior gravidade de sintomas depressivos e à maior ideação suicida. Além disso, gravidade de sintomas depressivos costuma estar associada à maior gravidade de TUS.[33]

Transtorno bipolar

A associação entre TUS e transtorno bipolar (TB) é bem conhecida e parece ser decorrente de fatores genéticos e neurobiológicos compartilhados. A ocorrência de altos índices de TUS em familiares de indivíduos com TB aponta para essa associação.[35]

Estudos com adultos evidenciaram que alterações do humor decorrentes do TB, principalmente sintomas de mania e hipomania, são fatores de risco para o desenvolvimento do TUS.[36] Em adolescentes, o TB parece conferir risco ainda maior.

Com relação ao curso do quadro de humor, a presença de TUS comórbido esteve associada à má adesão ao tratamento e a diversos desfechos negativos em longo prazo. Entre eles, destacam-se idade mais precoce de início dos sintomas de humor, episódios mistos, ciclagem rápida, prejuízos cognitivos e tentativas de suicídio.[36] Além disso, adolescentes com TB e comorbidade com TUS apresentaram mais taxas de problemas com a polícia, abandono escolar, obesidade e diagnósticos de transtorno do estresse pós-traumático (TEPT) e TC.

TRATAMENTO

O tratamento para o TUS na adolescência tem como objetivo modificar a relação disfuncional do jovem com a substância, sendo a abstinência uma das metas, mas não a única.

Observa-se que adolescentes que desenvolvem TUS apresentam, de forma geral, uma restrição no mundo vivencial, com prejuízos sobre o processo de desenvolvimento esperado nas esferas socioemocionais, interpessoais e acadêmicas. Parte do tratamento, portanto, envolve ampliar recursos nessas áreas.[37] Além disso, tratar as comorbidades é muito importante, a fim de garantir o sucesso no tratamento.

As intervenções psicossociais, individuais, familiares e em grupo são a primeira linha de tratamento para adolescentes com TUS.[27] A intensidade e a duração dos tratamentos variam de breves a de longo prazo, com necessidade de atuação de uma equipe multidisciplinar, dependendo da gravidade dos prejuízos apresentados pelo paciente.[27] São fatores moderadores positivos sobre o resultado do tratamento: suporte social positivo, motivação, abstinência e comportamento parental positivo.[38]

Intervenções breves, sejam elas individuais, motivacionais ou realizadas no ambiente escolar, demonstraram efeitos limitados de longo prazo sobre o TUS na adolescência.[27] Quando fazem parte de um tratamento multimodal, com maior intensidade e duração, essas estratégias parecem ser mais úteis.[27]

Os tratamentos mais eficazes e bem estabelecidos para essas condições incluem intervenções familiares (terapia baseada na família e terapia familiar multidimensional; terapia cognitivo-comportamental e terapia multicomponente). Outras intervenções têm menor evidência e podem ser utilizadas como adjuvantes ao tratamento.[39]

INTERVENÇÕES PSICOSSOCIAIS

INTERVENÇÕES FAMILIARES

As intervenções familiares são consideradas o tratamento de primeira linha no TUS na adolescência. O principal objetivo dessas intervenções é promover o engajamento dos membros da família no tratamento e desenvolver estratégias de parentalidade e comunicação assertiva entre os membros. Entre as abordagens de terapia familiar, as duas que apresentam maior evidência para o TUS são as seguintes:

- **Terapia baseada na família** – os pais, os cuidadores e os irmãos participam no tratamento. Desenvolvem-se estratégias de monitoramento parental, promoção de relacionamentos parentais positivos, encorajamento de autorregularão e manejo do estresse.[39]
- **Terapia familiar multidimensional** – dirige-se à família, ao indivíduo e a fatores ambientais que contribuem para o uso de drogas e promove adesão ao tratamento e aliança terapêutica. Mostrou-se uma estratégia eficaz para reduzir comportamentos delinquentes entre adolescentes que fazem uso de maconha e para jovens com uso grave de substâncias.[39]

TERAPIA COGNITIVO-COMPORTAMENTAL

A terapia cognitivo-comportamental (TCC) tem a intenção de ensinar os indivíduos a modificarem pensamentos e comportamentos problemáticos relacionados ao uso da substância, oferecendo ferramentas para melhor lidar com tais situações. É eficaz para melhora no humor e no controle do desejo do uso das substâncias.[39]

TERAPIA PSICOSSOCIAL MULTICOMPONENTE

É uma combinação de terapia baseada na família, TCC, entrevista motivacional e manejo de contingências eficaz para tratar transtornos mentais comórbidos.[39]

ENTREVISTA MOTIVACIONAL E TERAPIA DE AUMENTO MOTIVACIONAL

Nessa estratégia, os clínicos dirigem-se à ambivalência e à motivação interna do indivíduo, para levar à mudança comportamental por meio do reconhecimento do problema relacionado ao uso de substâncias.[39] A terapia de aumento motivacional é realizada de forma estruturada, e os resultados parecem melhorar pela complementação com manejo de contingências.[27]

MANEJO DE CONTINGÊNCIAS

É uma intervenção comportamental baseada na abstinência, que provê "incentivos" para criar reforço positivo. Em geral, os reforços são oferecidos a partir da confirmação da abstinência por testes de urina negativos. É comumente utilizada com outras estratégias terapêuticas.

ESTRATÉGIAS DE REDUÇÃO DE DANOS

A redução de danos se refere a "políticas, programas e práticas que têm como objetivo minimizar os impactos negativos, sociais, de saúde e legais da substância"[40] e tem como objetivo oferecer ferramentas para ajudar os adolescentes a prevenirem consequências negativas de seus comportamentos relacionados à substância. Pode ser aplicada no contexto clínico tanto para pacientes que têm o diagnóstico de TUS, mas encontram-se em estágio pré-contemplativo sobre os prejuízos enfrentados, como para aqueles que fazem uso recreacional da substância, mas precisam de suporte para reduzir os danos potenciais do uso.

TRATAMENTO FARMACOLÓGICO

A utilização de medicações pode ser útil, em alguns casos, como tratamento adjuvante às estratégias psicossociais utilizadas para o tratamento do TUS em adolescentes. As medicações estudadas, com eficácia comprovada ou parcialmente comprovada, estão apresentadas no Quadro 12.5.

QUADRO 12.5
Fármacos aprovados para o tratamento de TUS em adolescentes

Tipo de TUS (por substância)	Esquema terapêutico
Opioides	Bruprenorfina + naloxona
Maconha	N-acetilcisteína + aconselhamento + manejo de contingências
Tabaco	*Patch* de nicotina ou bupropiona SR
	Vareniclina

ESPECIFICIDADES DO TRATAMENTO DO TRANSTORNO POR USO DE SUBSTÂNCIAS E COMORBIDADES

O tratamento, nesses casos, deve ocorrer de forma integrada para os dois transtornos. Tratar o transtorno comórbido sozinho não reduz significativamente o uso de substâncias, assim como o tratamento do TUS sozinho não resulta em remissão do transtorno. A seguir, são descritas intervenções testadas especificamente para TDAH, TDM e TB.

TRANSTORNO DO DÉFICIT DE ATENÇÃO/HIPERATIVIDADE

No que tange ao tratamento farmacológico, três estudos avaliaram o efeito de medicação (metilfenidato, atomoxetina e pemolina) adjuvante à terapia comportamental para o tratamento da comorbidade entre TDAH e TUS (maconha, álcool e outras substâncias). Os estudos com metilfenidato e atomoxetina[41,42] não observaram diferença entre os grupos ativo e controle sobre os sintomas de TDAH ou sobre uso de substâncias. No caso da pemolina,[43] houve melhora dos sintomas de hiperatividade e impulsividade, mas não da desatenção ou dos sintomas relacionados ao uso de substâncias.

TRANSTORNO DEPRESSIVO MAIOR

Apesar de não existirem intervenções testadas especificamente para tratar a coexistência dos dois transtornos em adolescentes, acredita-se que as intervenções baseadas na associação da TCC com terapia motivacional possam ser as mais efetivas, visto que a TCC apresenta resultados positivos no tratamento das condições individualmente. É importante que o paciente que está sendo tratado para o TUS seja acompanhado por um psiquiatra que coordene o tratamento e inclua, se necessário, tratamento específico para depressão.

Do ponto de vista medicamentoso, a fluoxetina foi a única medicação testada em ensaios controlados randomizados para o tratamento da comorbidade TUS + TDM em adolescentes.[33,44] Riggs e colaboradores,[45] em um estudo com 126 participantes, encontraram um resultado significativo para a fluoxetina na redução de diagnósticos de TDM, sem diferença entre os grupos sobre o uso de substâncias.

Em outros dois ensaios, Cornelius e colaboradores[46,47] avaliaram a eficácia da fluoxetina em adolescentes com a comorbidade de TUS (álcool) e TUS (*Cannabis*) e TDM, tendo observado uma redução significativa nos diagnósticos de TUS *Cannabis* e de álcool sob efeito da medicação. Entretanto, não foram encontradas diferenças estatísticas sobre os sintomas depressivos ou sobre o número de dias de uso das substâncias.

Por fim, Findling e colaboradores[48] não encontraram superioridade da fluoxetina sobre o placebo em um estudo-piloto com 34 pacientes com histórico de transtorno por uso de *Cannabis* ou álcool.

TRANSTORNO BIPOLAR

Poucos estudos foram realizados com medicamentos com vistas a avaliar a eficácia para a comorbidade entre TUS e TB na adolescência. Um estudo realizado por Geller e colaboradores[49] identificou que o lítio apresentou efeitos positivos em reduzir o número de testes positivos de urina para qualquer substância e melhorar o funcionamento global dos pacientes.

Em outros dois ensaios, Delbello[50,51] identificaram que a associação de topiramato, adjuvante ao tratamento com quetiapina, em pacientes com TB e transtorno por uso por álcool e maconha também demonstrou redução no número de dias de uso de maconha e de episódios de abuso de álcool.

CONSIDERAÇÕES FINAIS

A adolescência apresenta características que se tornam fatores de risco para o início da experimentação e o desenvolvimento do TUS, sobretudo quando associadas a comorbidades, como os transtornos do humor e os transtornos externalizantes.

O uso de substâncias piora o prognóstico desses transtornos, assim como a presença desses transtornos durante a adolescência aumenta as chances para o desenvolvimento do TUS com curso mais grave, com consequências bastante desfavoráveis.

O diagnóstico é complexo, exigindo do clínico o desenvolvimento de uma aliança terapêutica com o paciente e familiares, bem como a investigação dessas condições comórbidas e a realização de intervenções conjuntas (psicossociais e/ou psicofarmacológica) com maior nível de evidência para que os resultados sejam mais favoráveis.

REFERÊNCIAS

1. Degenhardt L, Stockings E, Patton G, Hall WD, Lynskey M. The increasing global health priority of substance use in young people. Lancet Psychiatry. 2016;3(3):251-64.
2. Blakemore SJ. Adolescence and mental health. Lancet. 2019;393(10185):2030-1.
3. Hall WD, Patton G, Stockings E, Weier M, Lynskey M, Morley KI, et al. Why young people's substance use matters for global health. Lancet Psychiatry. 2016;3(3):265-79.
4. National Institute on Drug Abuse. Principles of adolescent substance use disorder treatment: a research-based guide [Internet]. Bethesda: NIDA; 2014 [acesso em 2 ago. 2023]. Disponível em: https://nida.nih.gov/sites/default/files/podat-guide-adolescents-508.pdf.
5. McCluskey CP, Krohn MD, Lizotte AJ, Rodriguez ML. Early substance use and school achievement: an examination of Latino, White, and African American youth. J Drug Issues. 2002;32(3):921-43.
6. Hammerslag LR, Gulley JM. Sex differences in behavior and neural development and their role in adolescent vulnerability to substance use. Behav Brain Res. 2016;298:15-26.
7. Chen K, Kandel DB. The natural history of drug use from adolescence to the mid-thirties in a general population sample. Am J Public Health. 1995;85(1):41-7.
8. Kessler RC, Aguilar-Gaxiola S, Alonso J, Chatterji S, Lee S, Üstün TB. The WHO World Mental Health (WMH) surveys. Psychiatrie. 2009;6(1):5-9.
9. Volkow ND, Wargo EM. Association of severity of adolescent substance use disorders and long-term outcomes. JAMA Netw Open. 2022;5(4):e225656.
10. Johnson RM, Fairman B, Gilreath T, Xuan Z, Rothman EF, Parnham T, et al. Past 15-year trends in adolescent marijuana use: differences by race/ethnicity and sex. Drug Alcohol Depend. 2015;155:8-15.

11. National Institute on Drug Abuse. Monitoring the future 2021 survey results [Internet]. NIDA; 2021 [capturado em 2 ago. 2023]. Disponível em: https://nida.nih.gov/research-topics/monitoring-the-future/survey-results-2021-infographic.
12. Squeglia LM, Tapert SF, Sullivan EV, Jacobus J, Meloy MJ, Rohlfing T, et al. Brain development in heavy-drinking adolescents. Am J Psychiatry. 2015;172(6):531-42.
13. American Psychiatric Association. Manual diagnóstico e estatístico de transtornos mentais: DSM-5. 5. ed. Porto Alegre: Artmed; 2014.
14. Petraitis J, Flay BR, Miller TQ. Reviewing theories of adolescent substance use: organizing pieces in the puzzle. Psychol Bull. 1995;117(1):67-86.
15. Alati R, Najman JM, Kinner SA, Mamun AA, Williams GM, O'Callaghan M, et al. Early predictors of adult drinking: a birth cohort study. Am J Epidemiol. 2005;162(11):1098-107.
16. Sartor CE, Lynskey MT, Heath AC, Jacob T, True W. The role of childhood risk factors in initiation of alcohol use and progression to alcohol dependence. Addiction. 2007;102(2):216-25.
17. Zucker RA, Donovan JE, Masten AS, Mattson ME, Moss HB. Early developmental processes and the continuity of risk for underage drinking and problem drinking. Pediatrics. 2008;121(suppl 4):S252-72.
18. Irons DE, Iacono WG, McGue M. Tests of the effects of adolescent early alcohol exposures on adult outcomes. Addiction. 2015;110(2):269-78.
19. Schindler A, Bröning S. A Review on Attachment and Adolescent Substance Abuse: Empirical Evidence and Implications for Prevention and Treatment. Subst Abus. 2015;36(3):304-13.
20. Gruber E, DiClemente RJ, Anderson MM, Lodico M. Early drinking onset and its association with alcohol use and problem behavior in late adolescence. Prev Med. 1996;25(3):293-300.
21. Jackson C, Henriksen L, Dickinson D, Levine DW. The early use of alcohol and tobacco: Its relation to children's competence and parents' behavior. Am J Public Health. 1997;87(3):359-64.
22. Moore THM, Zammit S, Lingford-Hughes A, Barnes TRE, Jones PB, Burke M, et al. Cannabis use and risk of psychotic or affective mental health outcomes: a systematic review. Lancet. 2007;370(9584):319-28.
23. Tapert SF, Granholm E, Leedy NG, Brown SA. Substance use and withdrawal: neuropsychological functioning over 8 years in youth. J Int Neuropsychol Soc. 2002;8(7):873-83.
24. Medina KL, Hanson KL, Schweinsburg AD, Cohen-Zion M, Nagel BJ, Tapert SF. Neuropsychological functioning in adolescent marijuana users:

subtle deficits detectable after a month of abstinence. J Int Neuropsychol Soc. 2007;13(5):807-20.
25. Meier MH, Caspi A, Ambler A, Harrington H, Houts R, Keefe RS, et al. Persistent cannabis users show neuropsychological decline from childhood to midlife. Proc Natl Acad Sci U S A. 2012;109(4):E2657-64.
26. Jacobus J, Castro N, Squeglia LM, Meloy MJ, Brumback T, Huestis M, et al. Adolescent cortical thickness pre- and post marijuana and alcohol initiation. Neurotoxicol Teratol. 2016;57:20-9.
27. Gray KM, Squeglia LM. Research review: what have we learned about adolescent substance use? J Child Psychol Psychiatry. 2018;59(6):618-27.
28. Tetzlaff BT, Kahn JH, Godley SH, Godley MD, Diamond GS, Funk RR. Working alliance, treatment satisfaction, and patterns of posttreatment use among adolescent substance users. Psychol Addict Behav. 2005;19(2):199-207.
29. Gignac M, Wilens TE, Biederman J, Kwon A, Mick E, Swezey A. Assessing cannabis use in adolescents and young adults: What do urine screen and parental report tell you? J Child Adolesc Psychopharmacol. 2005;15(5):742-50.
30. Schutter DJ, van Bokhoven I, Vanderschuren LJ, Lochman JE, Matthys W. Risky decision making in substance dependent adolescents with a disruptive behavior disorder. J Abnorm Child Psychol. 2011;39(3):333-9.
31. Castellano-García F, Benito A, Jovani A, Fuertes-Sáiz A, Marí-Sanmillán MI, Haro G. Sex differences in substance use, prevalence, pharmacological therapy, and mental health in adolescents with attention-deficit/hyperactivity disorder (ADHD). Brain Sci. 2022;12(5):590.
32. Simkin DR. Adolescent substance use disorders and comorbidity. Pediatr Clin North Am. 2002;49(2):463-77.
33. Hinckley JD, Riggs P. Integrated treatment of adolescents with co-occurring depression and substance use disorder. Child Adolesc Psychiatr Clin N Am. 2019;28(3):461-72.
34. Babowitch JD, Antshel KM. Adolescent treatment outcomes for comorbid depression and substance misuse: a systematic review and synthesis of the literature. J Affect Disord. 2016;201:25-33.
35. Goldstein BI, Bukstein OG. Comorbid substance use disorders among youth with bipolar disorder: opportunities for early identification and prevention. J Clin Psychiatry. 2010;71(3):348-58.
36. Duffy A, Horrocks J, Milin R, Doucette S, Persson G, Grof P. Adolescent substance use disorder during the early stages of bipolar disorder: a prospective high-risk study. J Affect Disord. 2012;142(1-3):57-64.

37. Settles RE, Smith GT. Toward a Developmentally centered approach to adolescent alcohol and substance use treatment. Curr Drug Abuse Rev. 2015;8(2):134-51.
38. Black JJ, Chung T. Mechanisms of change in adolescent substance use treatment: how does treatment work? Subst Abus. 2014;35(4):344-51.
39. Fadus MC, Squeglia LM, Valadez EA, Tomko RL, Bryant BE, Gray KM. Adolescent substance use disorder treatment: an update on evidence-based strategies. Curr Psychiatry Rep. 2019;21(10):96.
40. Winer JM, Yule AM, Hadland SE, Bagley SM. Addressing adolescent substance use with a public health prevention framework: the case for harm reduction. Ann Med. 2022;54(1):2123-36.
41. Riggs PD. Treating adolescents for substance abuse and comorbid psychiatric disorders. Sci Pract Perspect. 2003;2(1):18-29.
42. Thurstone C, Riggs PD, Salomonsen-Sautel S, Mikulich-Gilbertson SK. Randomized, controlled trial of atomoxetine for attention-deficit/hyperactivity disorder in adolescents with substance use disorder. J Am Acad Child Adolesc Psychiatry. 2010;49(6):573-82.
43. Riggs PD, Hall SK, Mikulich-Gilbertson SK, Lohman M, Kayser A. A randomized controlled trial of pemoline for attention-deficit/hyperactivity disorder in substance-abusing adolescents. J Am Acad Child AdolescPsychiatry. 2004;43(4):420-9.
44. Scott K, Becker SJ, Helseth SA, Saldanha IJ, Balk EM, Adam GP, et al. Pharmacotherapy interventions for adolescent co-occurring substance use and mental health disorders: a systematic review. Fam Pract. 2022;39(2):301-10.
45. Riggs PD, Mikulich-Gilbertson SK, Davies RD, Lohman M, Klein C, Stover SK. A randomized controlled trial of fluoxetine and cognitive behavioral therapy in adolescents with major depression, behavior problems, and substance use disorders. Arch Pediatr Adolesc Med. 2007;161(11):1026-34.
46. Cornelius JR, Bukstein OG, Wood DS, Kirisci L, Douaihy A, Clark DB. Double-blind placebo-controlled trial of fluoxetine in adolescents with comorbid major depression and an alcohol use disorder. Addict Behav. 2009;34(10):905-9.
47. Cornelius JR, Bukstein OG, Douaihy AB, Clark DB, Chung TA, Daley DC, et al. Double-blind fluoxetine trial in comorbid MDD-CUD youth and young adults. Drug Alcohol Depend. 2010;112(1-2):39-45.
48. Findling RL, Pagano ME, McNamara NK, Stansbrey RJ, Faber JE, Lingler J, et al. The short-term safety and efficacy of fluoxetine in depressed adolescents with alcohol and cannabis use disorders: a pilot randomized placebo-controlled trial. Child Adolesc Psychiatry Ment Health. 2009;3(1):11.

49. Geller B, Cooper TB, Sun K, Zimerman B, Frazier J, Williams M, et al. Double-blind and placebo-controlled study of lithium for adolescent bipolar disorders with secondary substance dependency. J Am Acad Child Adolesc Psychiatry. 1998;37(2):171-8.
50. Delbello M. Efficacy study of quetiapine plus topiramate for reducing cannabis consumption and bipolar mania. Clinical Trials. 2017 Sep 26.
51. Delbello M. Efficacy and tolerability of topiramate in treatment of bipolar mania and alcohol use in adolescents and young adults. Clinical Trials. 2017 May 23.

LEITURAS RECOMENDADAS

Baker ST, Yücel M, Fornito A, Allen NB, Lubman DI. A systematic review of diffusion weighted MRI studies of white matter microstructure in adolescent substance users. Neurosci Biobehav Rev. 2013;37(8):1713-23.

Batalla A, Bhattacharyya S, Yücel M, Fusar-Poli P, Crippa JA, Nogué S, et al. Structural and functional imaging studies in chronic cannabis users: a systematic review of adolescent and adult findings. PLoS One. 2013;8(2):e55821.

Jackson NJ, Isen JD, Khoddam R, Irons D, Tuvblad C, Iacono WG, et al. Impact of adolescent marijuana use on intelligence: results from two longitudinal twin studies. Proc Natl Acad Sci U S Am. 2016;113(5):E500-8.

Riggs PD, Winhusen T, Davies RD, Leimberger JD, Mikulich-Gilbertson S, Klein C, et al. Randomized controlled trial of osmotic-release methylphenidate with cognitive-behavioral therapy in adolescents with attention-deficit/hyperactivity disorder and substance use disorders. J Am Acad Child Adolesc Psychiatry. 2011;50(9):903-14.

Transtornos do humor com início em idade pré-escolar e transtornos do neurodesenvolvimento

Eloisa Helena Rubello Valler Celeri

DEPRESSÃO NA CRIANÇA PRÉ-ESCOLAR

Apenas nos últimos 10 anos, a partir de estudos demonstrando a sofisticação emocional de bebês e crianças com idade inferior a 3 anos, a possibilidade de uma criança em idade pré-escolar apresentar uma depressão clínica passou a ser considerada seriamente. Desde então, a definição, a descrição e a validade dos transtornos depressivos em crianças pré-escolares têm sido objeto de centenas de pesquisas e publicações, que associam esses transtornos com diferenças comportamentais e no funcionamento cerebral posteriormente na vida.

Em uma perspectiva de saúde pública, o diagnóstico e a intervenção precoces em um período de maior neuroplasticidade e sensibilidade aos *inputs* ambientais ganham enorme importância, especialmente se considerarmos o que conhecemos a respeito do curso crônico e com recaídas dos transtornos depressivos.

DESENVOLVIMENTO EMOCIONAL E TRANSTORNO DO HUMOR DE INÍCIO PRECOCE

O conhecimento do desenvolvimento normal constitui-se como o referencial em relação ao qual prejuízos e alterações nas experiências e expressões emocionais precoces devem ser avaliados.

Estudos observacionais indicam que experiências de tristeza e alegria já podem ser observadas no bebê durante os primeiros 6 meses de vida. Logo após os primeiros sorrisos sociais (6-8 semanas), o bebê começa a demonstrar alegria em contextos sociais e não sociais, e, com o progredir do desenvolvimento, aos 3 anos já é capaz de reportar sentimentos de alegria em resposta a experiências prazerosas. Já a tristeza pode ser observada entre 2 e 6 meses de forma congruente com eventos negativos, e, durante os primeiros 2 anos, geralmente está associada à separação dos cuidadores primários. Por volta dos 4 anos, a criança começa a ser capaz de regular seus sentimentos de tristeza, como ao procurar receber/dar abraços e beijos.[1]

A partir dos 3 anos, a criança já é capaz de compreender emoções mais complexas, isto é, aquelas que dependem da capacidade de distinguir entre expectativas próprias e do outro, ao fazer uma autoavaliação de seu desempenho em relação a padrões sociais e expectativas do outro. Essa capacidade é pré-requisito para a experiência dos sentimentos de culpa, vergonha e reparação.[1] Levando em consideração esses desenvolvimentos, pode-se supor que afetos depressivos possam ocorrer em estágios precoces do ciclo vital.

Devido à escassez de estudos que investigam transtorno bipolar (TB) específico de crianças muito pequenas – sendo, na sua maioria, relatos de caso único e séries de não mais do que 10 casos, como os publicados por Maia e colaboradores[2] –, este capítulo vai dar ênfase principalmente à depressão com início na primeira infância.

DEPRESSÃO NA PRIMEIRA INFÂNCIA

As primeiras observações de crianças com menos de 3 anos com afeto depressivo foram realizadas por Spitz,[3] que descreveu uma síndrome denominada "depressão anaclítica" em crianças institucionalizadas, caracterizada por face triste, isolamento, apatia, humor deprimido e falha em crescer e ganhar peso, apesar de aporte nutricional e cuidados físicos adequados. Essas crianças estariam reagindo, de acordo com o autor, à separação prolongada de seus cuidadores primários, o que ressalta a importância vital do cuidado atento e amoroso do relacionamento bebê-cuidador.

No momento atual, dados de pelo menos três amostras independentes dão suporte à validade do diagnóstico de transtorno depressivo maior (TDM) na criança pré-escolar.[4-6] Outro resultado importante desses estudos foi o achado de que os pré-escolares deprimidos vinham de famílias com histórias de transtornos do humor, demonstrando a transmissão familiar do transtorno, quer genética, quer psicossocial.[4,7,8]

CARACTERÍSTICAS CLÍNICAS

Pré-escolares deprimidos apresentam sintomas e sinais vegetativos "típicos" de indivíduos com transtornos depressivos (mudança significativa no apetite ou queda significativa na curva de crescimento, insônia ou hipersonia, ou, ainda, maior latência para iniciar o sono e recusa em dormir sozinho); além de fadiga ou falta de energia; sentimento de culpa (com autoacusações no brincar ou na fala e autoavaliações negativas); anedonia; fadiga; tristeza/irritabilidade e choro fácil; preocupações com temas de morte ou suicídio e/ou temas negativos no brincar.

Pesquisas[5] têm indicado que os sintomas de anedonia, culpa patológica e irritabilidade podem ser considerados marcadores clínicos da depressão em pré-escolares.

A culpa patológica pode ser definida como um limiar muito baixo para o aparecimento de sentimento de culpa que se segue a uma transgressão e se manifesta como preocupação excessiva e demora em se recuperar, mesmo por situações nas quais a criança não é responsável.[9]

Já a irritabilidade caracteriza-se por uma baixa tolerância à frustração, com crises e explosões de raiva desproporcionais ao desenvolvimento. Os sintomas devem causar claros prejuízos funcionais e para o desenvolvimento (sofrimento da criança; interferência nas relações com pares; limitações na participação em atividades próprias da idade; limitação na habilidade de aprender e desenvolver novas habilidades) de acordo com os relatos de pais, cuidadores e professores. Não há, entretanto, necessidade dos seguintes critérios do DSM-5:[10]

- Duração de duas semanas de sintomas, mas os sintomas devem estar presentes na maioria dos dias.
- Pode ter quatro, em vez de cinco, dos sintomas cardinais.
- A avaliação dos sintomas deve ser ajustada, para que as manifestações se adequem à idade. Um exemplo de um ajuste que leva em consideração o desenvolvimento é entender "anedonia" como diminuição do prazer ou interesse em todas ou quase todas as atividades, tais como não ter iniciativa para brincar e interagir com cuidadores. Nas crianças menores, a anedonia pode mostrar-se como diminuição no engajamento, na responsividade e na reciprocidade.

IDEAÇÃO E EXPRESSÃO SUICIDA E COMPORTAMENTO DE AUTOLESÃO NÃO SUICIDA EM PRÉ-ESCOLARES

Poucos são os estudos sobre pensamentos de morte e ideação suicida na depressão de pré-escolares. O significado da expressão de pensamentos e ações associados a morte e suicídio em crianças muito jovens é pouco claro, pois o conceito de morte se desenvolve entre 4 e 7 anos. Além disso, pouco se sabe ainda sobre o conhecimento que uma criança pequena tem sobre o seu significado, podendo representar, muitas vezes, um sinal de grande sofrimento.

Ainda assim, esses fenômenos não devem ser subestimados. Sua investigação deve levar em consideração o "sério desejo de causar dano a si",[11] além de fatores de risco, como exposição a mídias sobre o tema, o ambiente (problemas familiares e escolares) e a possibilidade de imitação.

Um estudo de Whalen e colaboradores[11] avaliou a suicidalidade em 306 crianças entre 3 e 7 anos, participantes de um estudo longitudinal sobre depressão na pré-escola, e encontrou uma prevalência de aproximadamente 11% de ideação suicida. Além disso, 75% dessas crianças continuavam a referi-la posteriormente, na idade escolar.

A ideação suicida na idade pré-escolar associa-se não apenas à depressão, podendo também estar presente em transtornos ansiosos, no transtorno do déficit de atenção/hiperatividade (TDAH), no transtorno de oposição desafiante (TOD) e no transtorno da conduta (TC); sendo também um forte preditor de recorrência de ideação suicida mais tarde, na idade escolar, não devendo, portanto, ser tratado simplesmente como um fenômeno transitório do desenvolvimento.

Um estudo de Belden e colaboradores[12] demonstrou que pré-escolares com diagnóstico de TDM apresentavam mais comportamentos autolesivos durante uma crise de birra do que controles saudáveis e crianças com outros diagnósticos de comportamentos disruptivos, o que nos permite recomendar uma investigação aprofundada de sintomas depressivos ao nos depararmos com essa queixa.

AVALIAÇÃO CLÍNICA

A identificação de um pré-escolar deprimido em um ambiente clínico não é óbvia. Alguns dos sintomas-chave são frequentemente desconsiderados ou não notados por pais, devendo ser ativamente questionados. As características centrais que devem ser cuidadosamente investigadas pelo clínico são: presença de níveis excessivos de culpa; baixa autoestima ou expressão persistente de autoavaliações negativas; e expressão de comportamentos autolesivos exibidos durante estresse emocional, como autogolpear-se, bater a cabeça ou arranhar-se.

É importante ressaltar que muitos desses sintomas não serão observados no ambiente clínico, porém, a observação do brincar e do desenhar é algo essencial para estabelecer e verificar a presença de humor triste ou irritável, bem como de temas negativos. Pode-se, com isso, averiguar características da autopercepção e afastar outras causas potenciais para tais sintomas.

PREVALÊNCIA E CURSO

A prevalência na população permanece ainda pouco estudada, quer pela recente aceitação de sua ocorrência, quer pelos poucos estudos utilizando instrumentos diagnósticos apropriados. O estudo clássico de Egger e Angold[13] encontrou taxas que variam de 0 a 2,1%, dependendo da amostra e do instrumento utilizado. Dois estudos posteriores[14,15] encontraram taxas aproximadas de 2%, a mesma encontrada por Wichstrom e colaboradores[16] em uma comunidade na Noruega.

Ainda não estão disponíveis muitos dados sobre sua estabilidade e curso. Existem estudos demonstrando uma continuidade homotípica entre a depressão da criança pré-escolar e o TDM da infância posterior e da adolescência,[5,17,18] assim como estudos sugerindo que a depressão pré-escolar prediz, também, transtornos de ansiedade e TDAH na criança mais velha.[6,19]

Adversidade social no início da infância, história familiar de transtorno afetivo, diagnóstico de TOD ou de TC no início da infância e prejuízo funcional na idade escolar diferenciam as trajetórias de alto risco tanto em meninos quanto em meninas.[11]

CORRELATOS NEUROBIOLÓGICOS

Alterações na resposta fisiológica ao estresse, medidas por meio do funcionamento do eixo hipotálamo-hipófise-suprarrenal, são achados bem estabelecidos em adultos deprimidos. Consistentes com isso são as alterações encontradas por Luby e colaboradores[4] na reatividade do cortisol ao estresse em pré-escolares deprimidos, comparados com controles saudáveis e com outros transtornos psiquiátricos.

Achados da pesquisa Preschool Depression Study (PDS)[20] indicam que alterações na função e na estrutura de regiões-chave do cérebro, conhecidas por apresentarem alterações em adultos deprimidos, também foram encontradas em pré-escolares quando avaliados por ressonância magnética em idade escolar, mesmo quando não agudamente deprimidos no momento do exame.

Avaliados em conjunto, os achados desses estudos fornecem evidência de alterações longitudinais no funcionamento de várias áreas do cérebro em razão da depressão de início na idade pré-escolar, mesmo quando as crianças não estavam em um episódio agudo de depressão. Esses achados demonstram que pré-escolares deprimidos têm mudanças na estrutura e no funcionamento de regiões-chave do cérebro envolvidas no processamento de emoções, da mesma forma que foi estabelecido em pacientes adultos. Isso indica que alterações nesses substratos biológicos, conhecidos por estarem associados a transtornos depressivos, são também evidentes precocemente no desenvolvimento e sugerem alguma continuidade na patofisiologia subjacente da depressão ao longo do ciclo vital.[21,22]

Além disso, foram encontradas alterações no desenvolvimento da substância cinzenta ao longo da idade escolar e no início da adolescência associadas à depressão na idade pré-escolar,[22] sugerindo que a experiência de depressão de início precoce pode alterar posteriormente a trajetória do desenvolvimento cerebral, sobretudo por perda de volume e afinamento de substância cinza ao longo do tempo.

BEBÊS DE MÃES DEPRIMIDAS

A depressão materna pode impactar todo o desenvolvimento infantil. Uma metanálise[23] concluiu que os efeitos adversos eram maiores quando a exposição ocorria mais precocemente. E mais, quanto mais crônica e mais severa for a depressão materna, pior será o prognóstico cognitivo e maior será a prevalência de comportamentos problemáticos em pré-escolares.[24]

Crianças pequenas filhas de mães deprimidas têm um risco aumentado para depressão por uma série de mecanismos, entre eles: genéticos, disfunção neurorregulatória, exposição a estressores psicossociais e exposição a comportamentos, cognições e afetos negativos. Essas crianças, durante a interação face a face com suas mães, mostram-se menos ativas, mais isoladas, exibindo menos afetos positivos quando comparadas com filhos de mães não deprimidas.

TRATAMENTO

Não existem estudos sistemáticos de tratamento conduzidos até então. A literatura conta com estudos de caso, bem como descrição de vários tipos de tratamento.

Como é regra para essa população mais jovem e mais vulnerável, grandes são as incertezas quanto à segurança em relação à prescrição de psicofármacos, apesar de a literatura apresentar alguns relatos de caso de uso de antidepressivos em crianças menores de 7 anos. Há, entretanto, alguma evidência de que crianças menores são mais propensas a apresentarem sintomas de ativação com uso de antidepressivos.[25]

Como os inibidores seletivos da recaptação de serotonina (ISRSs) são medicações indicadas para uso em crianças maiores, eles devem ser as medicações de escolha nos raros casos, severos ou resistentes, em que a prescrição deve ser considerada. Uma vez prescritos, devem ser monitorados por clínico experiente.

Quanto mais imaturo for o sistema nervoso, maior será a preferência por intervenções psicoterápicas em relação às opções farmacológicas. Numerosas estratégias psicoterapêuticas têm sido desenvolvidas, incluindo abordagens com pais e intervenções cognitivo-comportamentais e interpessoais. A terapia por meio do brincar tem sido amplamente empregada no tratamento de crianças pequenas; faltam, entretanto, evidências empíricas demonstrando sua eficácia.

As terapias que têm como foco o fortalecimento do relacionamento pais-criança, utilizando técnica comportamental e terapia com brinquedos, e que procuram endereçar a regulação de emoções e o repertório emocional, focando na falta de alegria, no excesso de culpa e tristeza e na habilidade dos pais de cuidar e colocar limites de forma consistente e afetuosa, têm apresentado resultados promissores.[17,26]

CONSIDERAÇÕES FINAIS

Com o conhecimento que temos adquirido nos últimos anos e uma maior aceitação e reconhecimento do quadro clínico, mais frequente tem sido a possibilidade de diagnosticarmos e intervirmos precocemente em pré-escolares com transtornos depressivos. Muito ainda necessita ser elucidado sobre mecanismos causais, fatores de risco e de proteção, genética e neurobiologia, questões fundamentais para podermos intervir precocemente e de forma mais efetiva durante esse período do desenvolvimento. Além disso, apesar das evidências clínicas, não há dados suficientes que permitam confirmar a validade clínica dos transtornos depressivos antes dos 3 anos, alvo importante para futuras pesquisas.

REFERÊNCIAS

1. Luby JL, Belden AC. Depressive disorders: phenomenology and alterations in emotion processing. In: Luby JL, editor. Handbook of preschool mental health: development, disorders, and treatment. New York: Guilford; 2017.
2. Maia APF, Boarati MA, Kleinman A, Fu-I L. Preschool bipolar disorder: Brazilian children case reports. J Affect Disord. 2007;104(1-3):237-43.
3. Spitz RA. Anaclitic depression; an inquiry into the genesis of psychiatric conditions in early childhood. Psychoanal Study Child. 1946;2:313-42.
4. Luby JL, Heffelfinger A, Mrakotsky CC, Brown KM, Hessler MJ, Wallis JM, et al. The clinical picture of depression in preschool children. J Am Acad child Adolesc Psychiatry. 2003;42(3):340-8.
5. Luby JL, Belden AC, Pautsch J, Si X, Spitznagel E. The clinical significance of preschool depression: impairment in functioning and clinical markers of the disorder. J Affect Disord. 2009;112(1-3):111-19.
6. Bufferd SJ, Dougherty LR, Carlson GA, Rose S, Klein DN. Psychiatric disorders in preschoolers: continuity from age 3 to 6. Am J Psychiatry. 2012;169(11):1157-64.
7. Luby JL, Heffelfinger AK, Mrakotsky C, Hessler MJ, Brown KM, Hildebrand T. Preschool major depressive disorder: preliminary validation for developmentally modified DSM-IV criteria. J Am Acad Child Adolesc Psychiatry. 2002;41(8):928-37..
8. Luby J, Belden A, Sullivan J, Hayen R, McCadney A, Spitznagel E. Shame and guilt in preschool depression: evidence for elevations in self-conscious emotions in depression as early as age 3. J Child Psychol Psychiatry. 2009;50(9):1156-66.
9. Whalen DJ, Sylvester CM, Luby JL. Depression and anxiety in preschoolers: a review of the past 7 years. Child Adolesc Psychiatr Clin N Am. 2017;26(3):503-22.
10. American Psychiatric Association. Manual Diagnóstico e Estatístico de Transtornos Mentais: DSM-5. 5. ed. Porto Alegre: Artmed; 2013.

11. Whalen DJ, Dixon-Gordon K, Belden AC, Barch D, Luby LJ. Correlates and consequences of suicidal cognitions and behaviors in children ages 3 to 7 years. J Am Acad Child Adoles Psychiatry. 2015;54(11):926-37.e2.
12. Belden AC, Thomson NR, Luby JL. Temper tantrums in healthy versus depressed and disruptive preschoolers: defining tantrum behaviors associated with clinical problems. J Pediatr. 2008;152(1):117-22.
13. Egger HL, Angold A. Common emotional and Behavioral disorders in preschool children: presentation, nosology and epidemiology. J Child Psychol Psychiatry. 2006;47(3-4):313-37.
14. Lavigne JV, LeBailly SA, Hopkins J, Gouze KR, Binns HJ. The prevalence of ADHD, ODD, depression, and anxiety in a community sample of 4-years-olds. J Clin Child Adolesc Psychol. 2009;38(3):315-28.
15. Bufferd SJ, Dougherty LR, Carlson GA, Klein DN. Parent-reported mental health in preschoolers: findings using a diagnostic interview. Compr Psychiatry. 2011;52(4):359-69.
16. Wichstrøm L, Berg-Nielsen TS, Angold A, Egger HL, Solheim E, Sveen TH. Prevalence of psychiatric disorders in preschoolers. J Child Psychol Psychiatry. 2012;53(6):695-705.
17. Luby JL, Lenze S, Tilman R. A novel early intervention for preschool depression: findings for a pilot randomized controlled trial. J Child Psycol Psychiatry. 2012;53(3):313-22.
18. Reinfjell T, Kårstad SB, Berg-Nielsen TS, Luby JL, Wichstrøm L. Predictors of change in depressive symptoms from preschool to first grade. Dev Psychopathol. 2016;28(4 pt 2):1517-30.
19. Luby JL, Gaffrey MS, Tillman R, April LM, Belden AC. Trajectories of preschool disorders to full DSM depression at school age and early adolescence: continuity of preschool depression. Am J Psychiatry. 2014;171(7):768-76.
20. Preschool Depression Study (PDS)[Internet]. St. Louis: Washington University School of Medicine; c2023 [capturado em 2 ago. 2023]. Disponível em: https://eedp.wustl.edu/research/pre-school-depression-study/
21. Gaffrey MS, Barch DM, Singer J, Shenoy R, Luby JL. Disrupted amygdala reativity in depressed 4 to 6 years old children. J Am Acad Child Adoles Psychiatry. 2013;52(7):737-46.
22. Luby JL, Belden AC, Jackson JJ, Lessov-Schlaggar CN, Harms MP, Tillman R, et al. Early childhood depression and alterations in the trajectory of gray matter maturation in middle childhood and adolescence. JAMA Psychiatry. 2016;73(1):31-8.

23. Goodman SH, Rouse MH, Connel AM, Broth MR, Hall CM, Heyward D. Maternal depression and child psychopathology: a meta-analytic review. Clin Child Fam Psychol Rev. 2011;14(1):1-27.
24. Ashman SB, Dawson G, Panagiotides H. Trajectories of maternal depression over 7 years: relations with child psychophysiology and behavior and role of contextual risks. Dev Psychopathol. 2008;20(1):55-77.
25. Gleason MM, Egger HL, Emslie GJ, Greenhill LL, Kowatch RA, Lieberman AF, et al. Psychopharmacological treatment for very young children: contexts and guidelines. J Am Acad Child Adoles Psychiatry. 2007;46(12):1532-72.
26. Lenze SN, Pautsch J, Luby Jl. Parent-child interaction therapy emotional development: a novel treatment for depression in preschool children. Depress Anxiety. 2011;28(2):153-9

LEITURA RECOMENDADA

Luby JL, Mrakotsky CC, Heffelfinger A, Brown K, Spitznagel E. Characteristics of depressed preschoolers with and without anhedonia: evidence for a melancholic depressive subtype in young children. Am J Psychiatry. 2004;161(11):1998-2004.

14

Transtornos do humor com início na infância e adolescência e disforia de gênero

Marcia Morikawa ▪ Daniel Augusto Mori Gagliotti
André Henrique Oliveira Gonçalves ▪ Alexandre Saadeh

A diversidade humana e de sua sexualidade é um tema que tem alcançado muito destaque na sociedade moderna, com discussões entusiasmadas sobre seus conceitos básicos, a evolução desses conceitos e a modificação social na apresentação dos indivíduos e na forma como vivenciam a sexualidade. Nos últimos anos, um número crescente de crianças, adolescentes e famílias tem buscado avaliação e orientação profissional por questões relacionadas à identidade de gênero. Seja por um maior acesso à informação, que chega via imprensa, mídias sociais ou internet, seja por pessoas transgênero que têm alcançado cargos de destaque político e no ramo do entretenimento, muitos dos indivíduos que já se identificavam com um gênero diferente do atribuído ao nascimento têm procurado serviços de referência para acompanhamento e suporte. Isso não significa a ocorrência de um aumento, de fato, na quantidade de indivíduos transgênero no mundo.[1,2]

Esses indivíduos, que sempre foram muito estigmatizados e marginalizados dos cuidados de saúde, hoje vivenciam a construção de um novo paradigma no campo da medicina e da psicologia, no qual deixam de ser negligenciados e passam a receber um real interesse na compreensão de quem são, como é o seu desenvolvimento, quais são as abordagens mais efetivas para propiciar um melhor acesso aos sistemas de saúde, seja para um cuidado integral das questões de saúde geral, seja para a redução do sofrimento atrelado à incongruência de gênero.[3]

ASPECTOS CLÍNICOS E PSICOSSOCIAIS DA DISFORIA DE GÊNERO

A disforia de gênero (DG) ocorre quando o indivíduo experimenta sofrimento, desconforto ou insatisfação com relação ao gênero que lhe foi designado ao nascimento. Ou seja, ela ocorre quando a identidade de gênero da pessoa difere do gênero que lhe foi atribuído ao nascimento, em decorrência de seu sexo.

Embora as pessoas tendam a usar os termos sexo e gênero de forma intercambiável, cada um tem um significado distinto. Um recém-nascido é normalmente designado por sexo – masculino ou feminino – com base na aparência de sua genitália, no seu fenótipo e nas suas características corpóreas. Sexo e gênero atribuídos ao nascimento são termos usados de forma sinônima para se referir a esse mesmo conceito. Em contrapartida, o termo identidade de gênero se refere a um senso interno de si mesmo, subjetivo, que pode ser homem, mulher, ambos ou nenhum. Para a maioria, o sexo que lhe foi atribuído ao nascimento está de acordo com sua identidade de gênero. Essas pessoas são nomeadas cisgênero (abreviado como cis). Transgênero (abreviado como trans) é um termo guarda-chuva, abrangente, que descreve aqueles cuja identidade de gênero não corresponde ao gênero atribuído/reconhecido ao nascimento, conforme definido pelas normas da cultura do lugar onde vive.[4]

Expressão de gênero é o termo utilizado para definir a forma como alguém apresenta seu gênero no meio em que vive (p. ex., por meio de sua vestimenta, nome, maquiagens, corte de cabelo). Já comportamento de gênero pode ser definido pela maneira como a pessoa expressa sua identidade de gênero por meio de ações.

A transgeneridade envolve uma desconexão entre a identidade de gênero da pessoa e as características físicas e sociais associadas ao seu sexo. É importante ressaltar que a transgeneridade não é um transtorno mental em si, mas é reconhecida como uma condição de saúde (não de doença), que muitas vezes se beneficia de suporte médico, psicológico e social. Há muita controvérsia em relação à categorização de variantes de identidade de gênero, bem como à inclusão da "disforia de gênero" nos manuais diagnósticos, entendida como uma "patologização" da identidade trans por parte de uma parcela da sociedade, pois o rótulo de "distúrbio" pode ser perpetuador do estigma social que esses indivíduos já enfrentam. No entanto, a exclusão dessa categorização dos manuais diagnósticos poderia levar a uma maior dificuldade no acesso às intervenções, como o tratamento hormonal e as cirurgias de afirmação de gênero, que sabidamente apresentam efeito positivo na saúde mental dessa população.

Além disso, independentemente da discussão sobre a despatologização, a maioria dos estudos que tratam da DG aponta para um nível significativo de sofrimento emocional vivenciado por esses indivíduos, com causas multifatoriais, o que reforça a importância de uma triagem adequada e cuidados diferenciados em saúde mental.[5]

Os conceitos básicos ligados à identidade de gênero podem ser mais bem visualizados no Quadro 14.1.

QUADRO 14.1
Os diferentes termos e suas definições

Termo	Definição
Cisgênero	Indivíduo cuja identidade de gênero está em consonância com o sexo reconhecido ao nascimento (ligado ao sexo anatômico, à genitália e às características físicas) e com o seu comportamento e papel de gênero esperados.
Transgênero	Engloba termos como transexual, travesti, pessoa trans. A identidade de gênero é diferente, em alguma medida, do sexo reconhecido ao seu nascimento. Para se definir como transgênero, a pessoa pode ou não ter o desejo de realizar hormonização ou procedimentos cirúrgicos, como a cirurgia de adequação genital.
Travesti	Termo usado no Brasil e em outros países latinos para identificar uma pessoa que nasceu com as características físicas do sexo masculino, mas se identifica com o gênero feminino. As travestis vivenciam papéis de gênero femininos, mas não se reconhecem como homens ou como mulheres, mas sim como um gênero próprio – travesti. Podem ou não recorrer a cirurgias plásticas ou hormonioterapia para adequarem seu corpo à sua identidade.
Intersexo	Também chamado de desenvolvimento sexual diferente. Antes chamadas de hermafroditas ou pseudo-hermafroditas, as pessoas intersexo são aquelas que nasceram com alguma incongruência nos marcadores biológicos do sexo (genética, genitália e ambiente hormonal) ou anomalia/má formação na genitália masculina ou feminina, por vezes necessitando de hormonoterapia ou cirurgias durante seu desenvolvimento.
Não binários/ genderqueer	Não se identificam com o gênero masculino, nem com o gênero feminino ou transitam entre os gêneros.
Cross-dresser	É uma expressão de gênero. Gostam de usar roupas ou acessórios relativos ao gênero oposto ao do seu nascimento na maioria das vezes, não em tempo integral, e não há identificação pessoal com o gênero oposto. Pode estar associado ou não a situações de fetiche.

(Continua)

QUADRO 14.1
Os diferentes termos e suas definições (*continuação*)

Termo	Definição
Drag queen	Pessoa que se veste ou usa acessórios como uma mulher estereotipada ou exagerada para *shows* e *performances* artísticas.
Drag king	Pessoa que se veste ou usa acessórios como um homem estereotipado ou exagerado para *shows* e *performances* artísticas.

Fonte: Saadeh e colaboradores.[6]

Os critérios diagnósticos de DG na infância e na adolescência/vida adulta, segundo a 5ª edição revisada do *Manual diagnóstico e estatístico de transtornos mentais* (DSM-5-TR), e de incongruência de gênero, segundo a *Classificação internacional de doenças* (CID-11), estão descritos nos Quadros 14.2 e 14.3.

QUADRO 14.2
Disforia de gênero no DSM-5-TR

Disforia de gênero em crianças	Disforia de gênero em adolescentes e adultos
A. Incongruência acentuada entre o gênero experimentado/expresso e o gênero designado de uma pessoa, com duração de pelo menos seis meses, manifestada por no mínimo seis dos seguintes (um deles deve ser o Critério A1): 1. Forte desejo de pertencer a outro gênero ou insistência de que um gênero é o outro (ou algum gênero alternativo diferente do designado). 2. Em meninos (gênero designado), uma forte preferência por *crossdressing* (travestismo) ou simulação de trajes femininos; em meninas (gênero designado), uma forte preferência por vestir somente roupas masculinas típicas e uma forte resistência a vestir roupas femininas típicas. 3. Forte preferência por papéis transgênero em brincadeiras de faz de conta ou de fantasias.	A. Incongruência acentuada entre o gênero experimentado/expresso e o gênero designado de uma pessoa, com duração de pelo menos seis meses, manifestada por no mínimo dois dos seguintes: 1. Incongruência acentuada entre o gênero experimentado/expresso e as características sexuais primárias e/ou secundárias (ou, em adolescentes jovens, as características sexuais secundárias previstas). 2. Forte desejo de livrar-se das próprias características sexuais primárias e/ou secundárias em razão de incongruência acentuada com o gênero experimentado/expresso (ou, em adolescentes jovens, desejo de impedir o desenvolvimento das características sexuais secundárias previstas).

(*Continua*)

Transtornos do humor na infância e adolescência 217

QUADRO 14.2
Disforia de gênero no DSM-5-TR (*continuação*)

Disforia de gênero em crianças	Disforia de gênero em adolescentes e adultos
4. Forte preferência por brinquedos, jogos ou atividades comumente usados ou preferidos pelo outro gênero. 5. Forte preferência por brincar com pares do outro gênero. 6. Em meninos (gênero designado), forte rejeição de brinquedos, jogos e atividades tipicamente masculinos e forte evitação de brincadeiras agressivas e competitivas; em meninas (gênero designado), forte rejeição de brinquedos, jogos e atividades tipicamente femininas. 7. Forte desgosto com a própria anatomia sexual. 8. Desejo intenso por características sexuais primárias e/ou secundárias compatíveis com o gênero experimentado.	3. Forte desejo pelas características sexuais primárias e/ou secundárias do outro gênero. 4. Forte desejo de pertencer a outro gênero (ou a algum gênero alternativo diferente do designado). 5. Forte desejo de ser tratado como o outro gênero (ou como algum gênero alternativo diferente do designado). 6. Forte convicção de ter os sentimentos e reações típicos do outro gênero (ou de algum gênero alternativo diferente do designado).
B. A condição está associada ao sofrimento clinicamente significativo ou a prejuízo no funcionamento social, acadêmico ou em outras áreas importantes da vida do indivíduo. *Especificar se:* Com um transtorno do desenvolvimento sexual (p. ex., distúrbio adrenogenital congênito, como 255.2 [E25.0] hiperplasia adrenal congênita ou 259.50 [E34.50] síndrome de insensibilidade androgênica).	B. A condição está associada ao sofrimento clinicamente significativo ou a prejuízo no funcionamento social, profissional ou em outras áreas importantes da vida do indivíduo. *Especificar se:* Com um transtorno de desenvolvimento sexual. Pós-transição social.

Fonte: Elaborado com base em American Psychiatric Association.[7]

QUADRO 14.3

Condições relacionadas à saúde sexual – incongruência de gênero pela CID-11

Diagnóstico	Descrição	Exclusões
Incongruência de gênero da adolescência ou adultos (HA60)	A incongruência de gênero na adolescência e na idade adulta é caracterizada por uma incongruência acentuada e persistente entre o sexo expresso de um indivíduo e o sexo atribuído, conforme expresso por pelo menos dois dos seguintes: 1. Forte desgosto ou desconforto com as características sexuais primárias ou secundárias (em adolescentes, características sexuais secundárias antecipadas) devido à sua incongruência com o sexo expressado. 2. Forte desejo de se livrar de algumas ou de todas as características sexuais primárias e/ou secundárias (em adolescentes, características sexuais secundárias antecipadas) devido à sua incongruência com o sexo expressado. 3. Forte desejo de ter as características sexuais primárias e/ou secundárias do gênero expressado. O indivíduo experimenta um forte desejo de ser tratado (para viver e ser aceito) como uma pessoa do gênero expressado. A incongruência de gênero vivenciada deve ter estado continuamente presente por pelo menos vários meses. O diagnóstico não pode ser atribuído antes do início da puberdade.	Afecções parafílicas (6D30-6D3Z)
Incongruência de gênero na infância (HA61)	Caracterizada por uma incongruência acentuada entre o gênero experimentado pela criança e o sexo ao qual foi designada. Inclui um forte desejo de ser do gênero oposto ao do sexo atribuído; um forte desagrado em relação à sua anatomia sexual ou às características sexuais secundárias antecipadas e/ou um forte desejo de ter as características sexuais secundárias antecipadas que correspondam às do gênero experimentado; interesse por brinquedos, jogos, atividades e companheiros de brincadeiras que são típicos do gênero experimentado, e não do sexo atribuído. A incongruência de gênero deve ter persistido por cerca de dois anos. Comportamento variante de gênero e as preferências isoladamente não são uma base para atribuir o diagnóstico.	

Fonte: Elaborado com base em World Health Organization.[8]

PREVALÊNCIA DA DISFORIA DE GÊNERO

A DG é considerada uma condição rara. Uma metanálise recente encontrou uma prevalência de 6,8/100.000 para MtF (*male to female*) e 2,6/100.000 para FtM (*female to male*).[9] De acordo com o DSM-5, a prevalência é de 0,005 a 0,014% para nascidos homens e 0,002 a 0,003% para nascidos mulheres.[10]

De acordo com o sistema de monitoramento de comportamento de risco juvenil dos Centers for Disease Control and Prevention (CDC), aproximadamente 1,8% dos adolescentes nos Estados Unidos se identificam como transgênero.[11] Outros estudos apontam uma prevalência de 0,6 a 1,7% de crianças e adolescentes com DG, a depender da seleção do coorte do estudo, da idade e do método de investigação.[12]

COMORBIDADE ENTRE TRANSTORNOS DO HUMOR E DISFORIA DE GÊNERO

Vários estudos evidenciam que a depressão é o transtorno psiquiátrico mais prevalente na população LGBTQ (lésbicas, *gays*, bissexuais, transgênero e *queer*), em comparação com a população geral, sendo levantada a hipótese de que a vulnerabilidade para desenvolver depressão na população LGBTQ está relacionada ao estresse vivenciado por esse grupo. O modelo Estresse de Minorias (*Minority Stress*)[13] sugere que isso pode ser amplamente explicado por estressores induzidos por uma cultura hostil, homofóbica e transfóbica, que geralmente resulta em uma vida inteira de assédio, abuso, vitimização e discriminação.[14] Na maior parte dos estudos que exploraram a saúde mental de indivíduos LGBTQ, as amostras eram constituídas predominantemente por indivíduos *gays*, lésbicas e bissexuais e incluam um número muito pequeno de pessoas trans. Assim, a prevalência, a gravidade e a comorbidade da depressão na população transgênero ainda é pouco pesquisada e compreendida.[14]

Um estudo de 2021, comparando adolescentes com DG e seus irmãos cisgênero, publicou que os indivíduos trans são mais propensos a ter um diagnóstico de transtorno mental, a usar mais os serviços de saúde mental e a fazer uso de mais medicações psicotrópicas.[15]

Estudos feitos nos Estados Unidos e em outras partes do mundo com crianças e adolescentes utilizando pesquisas autopreenchidas aplicadas em escolas e pela internet mostraram que jovens com DG autoidentificados eram menos propensos a relatarem pais atenciosos e mais propensos a relatarem depressão, risco e tentativas de suicídio, vitimização por violência, automutilação, uso de substâncias, sexo desprotegido, sofrimento psicológico e *bullying*, em comparação com pares cisgênero.[11]

Pais de 105 adolescentes com DG relataram que 32% destes tinham um transtorno psiquiátrico concomitante, incluindo ansiedade, humor e transtornos disruptivos.[16] Estudos maiores usando registros de uma clínica de comunidade e o sistema de saúde integrado de dois estados dos Estados Unidos compararam jovens com DG e controles cisgênero e concluíram que sujeitos com DG eram duas vezes mais propensos a ter múltiplos diagnósticos de saúde mental do que seus pares cisgênero.[17] Em um estudo de 2015, na amostra de jovens que procuraram atendimento em uma clínica específica para atendimento sobre questões de gênero, 35% dos indivíduos apresentaram sintomas de depressão[18] *versus* 12,5% de prevalência em adolescentes da mesma localidade, indicando a vulnerabilidade daqueles com DG.

Uma revisão sistemática de 2020, com amostra final de cinco artigos elegíveis e número total de 577 pacientes, mostrou que mais de metade dos pacientes (53,2%) apresentou pelo menos um transtorno psiquiátrico em sua vida. Os transtornos do humor foram os mais frequentes na população estudada, seguidos pelos transtornos de ansiedade e transtornos por uso/abuso de substâncias. Dos artigos selecionados, que descreveram a frequência de cada transtorno psiquiátrico, restou uma amostra de 228 pacientes; destes, 21% apresentaram transtorno depressivo, 5,7%, transtorno de ajustamento, 4,8%, distimia e 1,7%, transtorno bipolar. Outros transtornos psiquiátricos comórbidos identificados foram: 28% de transtornos ansiosos, 0,8% de transtornos psicóticos.[5]

Mesmo em indivíduos com DG sem diagnóstico de transtorno psiquiátrico maior, há presença importante de suicídio e comportamento de automutilação.[19] Enquanto dados da Pesquisa de Comportamento de Risco Juvenil dos Estados Unidos, de 2015, revelaram que 8,6% dos adolescentes relataram tentar suicídio no ano anterior e 14,6% relatavam ter feito um plano para tentar suicídio,[19] em jovens com DG, esse comportamento de risco é maior, pois metade dessa população relata já ter pensado em suicídio pelo menos uma vez na vida e quase um terço fez pelo menos uma tentativa.[18]

Resultados do Estudo Nacional de Discriminação Transgênero dos Estados Unidos apontaram que 45% das pessoas transexuais de 18 a 24 anos tiveram pelo menos uma tentativa de suicídio em vida;[20] portanto, a presença de DG aumenta o comportamento de risco para suicídio em jovens, o que mais uma vez reforça a necessidade de assistência integral à saúde dessa população.

Uma revisão sistemática recente (2021) de comorbidades psiquiátricas entre crianças pré-púberes (12 anos ou menos) com DG demonstrou que quase metade tinha um histórico psiquiátrico significativo e cerca de 10% tentaram o suicídio.[21]

Uma revisão sistemática de 2022, que avaliou adolescentes de 12 a 18 anos com DG, encontrou comorbidades em saúde mental em 22 a 78% dos indivíduos. Especificamente, a prevalência de transtornos do humor variou de 30 a 78%, e a ideação suicida, de 12 a 74%.[22]

Entender a relação entre a DG e os transtornos do humor é crucial para fornecer um tratamento adequado e abrangente para aqueles que vivenciam essas condições, uma vez que os transtornos de humor impactam negativamente a qualidade de vida e o funcionamento diário das pessoas, ampliando os desafios enfrentados por elas.

TRATAMENTO E INTERVENÇÃO

Diante da co-ocorrência de transtornos do humor e DG, é necessário identificar fatores de risco e mecanismos subjacentes, a fim de propor intervenções eficazes, incluindo estratégias de tratamento que abordem os aspectos específicos relacionados ao gênero, como as intervenções afirmativas de gênero – transição social, bloqueio puberal, hormonioterapia, cirurgias de transgenitalização e mamoplastia.

Um estudo de coorte com adultos confirma que os indivíduos transexuais que não receberam terapias de afirmação de gênero têm um risco aumentado de transtorno depressivo. Intervenções psicológicas oferecidas com medidas de afirmação de gênero, com o objetivo de desenvolver as habilidades interpessoais, aumentam a autoestima e melhoram o apoio social, podendo reduzir as taxas de depressão e preparar os indivíduos para uma transição de gênero mais bem-sucedida.[23]

Em adultos, os transgênero apresentam um risco quatro vezes maior de manifestar sintomatologia depressiva, quando comparados com pares cisgênero, sendo que idade avançada, menor apoio social, baixa autoestima e maiores problemas interpessoais foram preditores significativos de depressão.[23] Ter apoio social e ser capaz de utilizá-lo adequadamente têm sido implicados em níveis menores de depressão em mulheres transexuais.[24] Portanto, trabalhar as famílias para garantir uma rede de suporte social efetiva aumenta a autoestima dos sujeitos, podendo ser uma estratégia valiosa para ajudar a reduzir a probabilidade de os indivíduos transexuais desenvolverem/apresentarem uma piora clínica do quadro de depressão, durante seu processo de transição.[23]

QUESTÕES ÉTICAS RELACIONADAS ÀS INTERVENÇÕES DE AFIRMAÇÃO DE GÊNERO NO BRASIL

É necessário contextualizar que, no Brasil, a Resolução do CFM nº 2.265/2019,[25] publicada na edição do Diário Oficial da União (DOU) de 2 de setembro de 2019, prevê que a atenção integral à saúde da pessoa trans deve contemplar todas as suas necessidades, garantindo seu acesso, sem qualquer tipo de discriminação, aos serviços nos níveis das atenções básica, especializada e de urgência e emergência. O texto estabelece, também, que a assistência médica ao transgênero deve promover atenção integral e especializada nas fases de acolhimento, acompanhamento ambulatorial, hormonioterapia e procedimentos clínicos, cirúrgicos e pós-cirúrgicos. Entre os cuidados definidos, a Resolução proíbe a realização de procedimentos hormonais ou cirúrgicos em pessoas diagnosticadas com transtornos mentais graves. Também se exige o conhecimento pelos pacientes de benefícios e riscos envolvidos no processo, como a possibilidade de esterilidade, e qualquer procedimento deve ser iniciado apenas após a assinatura de termo de consentimento livre e esclarecido.

O texto reafirma que o bloqueio puberal (interrupção da produção de hormônios sexuais, impedindo o desenvolvimento de caracteres sexuais secundários do sexo biológico pelo uso de análogos de hormônio liberador de gonadotrofinas) é considerando ainda experimental e está sujeito às regras de protocolos de pesquisa a serem elaborados pelas instituições. A Resolução CFM nº 2.265/2019[25] ressalta que o tratamento hormonal cruzado (forma de reposição hormonal na qual os hormônios sexuais e outras medicações hormonais são administrados ao transgênero para feminização ou masculinização, de acordo com sua identidade de gênero) só poderá ser iniciado a partir dos 16 anos, sendo cada pessoa avaliada pela equipe multiprofissional envolvida no atendimento.

Em relação aos procedimentos cirúrgicos de adequação sexual, a Resolução estabeleceu que podem ser realizados apenas depois dos 18 anos, e exige-se que o candidato tenha sido submetido anteriormente a, no mínimo, um ano de acompanhamento por equipe multiprofissional e interdisciplinar.

As cirurgias para afirmação de gênero do masculino para o feminino são: neovulvovaginoplastia e mamoplastia de aumento. Por sua vez, os procedimentos de afirmação de gênero do feminino para o masculino compreendem: mastectomia bilateral; cirurgias pélvicas (histerectomia e ooforectomia bilateral); e cirurgias genitais (neovaginoplastia e faloplastia por meio da metoidoplastia – retificação e alongamento do clitóris, após estímulo hormonal). A neofaloplastia, que consiste na construção de órgão masculino com uso de pele e músculos de antebraço ou de outras regiões, é classificada como experimental.[25]

IMPACTO DAS INTERVENÇÕES AFIRMATIVAS DE GÊNERO NA SAÚDE MENTAL

Uma análise do Reino Unido, comparando indivíduos transexuais em terapia hormonal cruzada com aqueles que não estão, sugere haver benefícios e redução nos níveis de depressão por meio da redução do quadro disfórico. Tal dado pode apoiar o argumento de que quanto mais precoce for a intervenção afirmativa de gênero, melhor será o benefício no bem-estar mental e maior será a chance de redução dos quadros de humor.[24]

Uma coorte prospectiva de 104 jovens com DG de 13 a 20 anos que estavam recebendo intervenções de afirmação de gênero, incluindo bloqueadores de puberdade e hormônios de afirmação de gênero, encontrou redução de 60% em quadros depressivos moderados ou graves e taxas 73% menores de suicidalidade ao longo de um seguimento de 12 meses, sugerindo que o acesso a intervenções farmacológicas pode ser associado a uma melhor saúde mental entre os jovens com DG durante um curto período. Entre os jovens que não iniciaram essas intervenções, foi observado que sintomas depressivos e tendências suicidas foram duas a três vezes maiores do que os níveis basais em três e seis meses de acompanhamento, respectivamente.[26]

Existem estudos recentes comparando os dados em saúde mental de crianças pequenas com DG que fizeram a transição social, irmãos de crianças trans cisgênero e pares também cisgênero. Um deles, que avaliou crianças entre 8 e 14 anos, mostrou que as crianças transgênero transicionadas socialmente apresentavam níveis de ansiedade e depressão na faixa normativa e iguais ou apenas ligeiramente maiores do que irmãos e pares cisgênero.[27]

Em adultos, há evidências que sugerem que quanto maior for a congruência de aparência de identidade de gênero (passabilidade ou leitura social), menores serão os níveis de sintomas de depressão e ansiedade e maiores serão os níveis de satisfação geral na vida.[28]

CONSIDERAÇÕES FINAIS

Como visto anteriormente, há uma forte associação entre transtornos psiquiátricos, particularmente os transtornos de humor, e a incongruência de gênero, o que se dá principalmente pela forte estigmatização pela qual as pessoas transgênero passam. A aceitação social desses indivíduos ainda é precária, estando submetidos a muitos (pré-) conceitos conservadores, que tentam negar ou ocultar sua existência.

Apesar de haver um número crescente de publicações e interesse da sociedade, ainda são poucos os estudos, com números expressivos de sujeitos, que conseguem avaliar o prognóstico em longo prazo de indivíduos que passaram pela transição social em idade precoce e pelas intervenções de afirmação de gênero no final da adolescência e início da vida adulta. Entretanto, os estudos publicados até o momento mostram o impacto positivo desse cuidado de afirmação de gênero na saúde mental dessa população.

O cuidado multidisciplinar para jovens com DG é ainda incipiente, e o número de serviços capacitados para prover esses cuidados ainda é insuficiente. Com a demanda crescente que tem se visto nos últimos anos, profissionais da saúde mental que trabalham com crianças e adolescentes devem buscar se capacitar para realizar o cuidado de pessoas trans ou, então, para realizar encaminhamentos adequados, quando for necessário.

Espera-se que, conforme a sociedade evolua, no sentido de compreender as variabilidades de gênero como uma característica da diversidade humana, e esses indivíduos não sofram mais o ostracismo social e de acesso aos cuidados de saúde, haverá maior espaço para o surgimento de estudos maiores e bem conduzidos, a fim de auxiliar o processo de afirmação de gênero de maneira mais acessível, menos traumática e com maior bem-estar individual.

REFERÊNCIAS

1. Bonifacio HJ, Rosenthal SM. Gender variance and dysphoria in children and adolescents. Pediatr Clin North Am. 2015;62(4):1001-16.
2. Chen M, Fuqua J, Eugster EA. Characteristics of referrals for gen- der dysphoria over a 13-year period. J Adolesc Health. 2016;58(3):369-71.
3. Kelleher C. Minority stress and health: Implications for lesbian, gay, bisexual, transgender, and questioning (LGBTQ) young people. Couns Psychol Q. 2009;22(4):373-9.
4. Nguyen HB, Chavez AM, Lipner E, Hantsoo L, Kornfield SL, Davies RD, et al. Gender-Affirming Hormone Use in Transgender Individuals: Impact on Behavioral Health and Cognition. Curr Psychiatry Rep. 2018;20(12):110.
5. Freitas LD, Léda-Rêgo G, Bezerra-Filho S, Miranda-Scippa Â. Psychiatric disorders in individuals diagnosed with gender dysphoria: a systematic review. Psychiatry Clin Neurosci. 2020;74(2):99-104.
6. Saadeh A, Gagliotti DAM, Ciasca SV. Identidade de gênero, variações de gênero e incongruência de gênero no adulto. In: Miguel EC, Lafer B, Elkis H, Forlenza OV, organizadores. Clínica psiquiátrica. Barueri: Manole; 2021.
7. American Psychiatric Association. Referência rápida aos critérios diagnósticos do DSM-5-TR. Porto Alegre: Artmed; 2023.
8. World Health Organization. ICD-11 application programming interface (API). Geneva: WHO; 2021.
9. Arcelus J, Bouman WP, Van Den Noortgate W, Claes L, Witcomb G, Fernandez-Aranda F. Systematic review and meta-analysis of prevalence studies in transsexualism. Eur Psychiatry. 2015;30(6):807-15.
10. American Psychiatric Association. Diagnostic and statistical manual of mental disorders: DSM-5. 5th ed. Washington: APA; 2013.
11. Johns MM, Lowry R, Andrzejewski J, Barrios LC, Demissie Z, McManus T, et al. Transgender identity and experiences of violence victimization, substance use, suicide risk, and sexual risk behaviors among high school students: 19 states and large urban school districts, 2017. MMWR Morb Mortal Wkly Rep. 2019;68(3):67-71.
12. Zucker KJ. Epidemiology of gender dysphoria and transgender identity. Sex Health. 2017;14(5):404-11.
13. Meyer IH. Minority stress and mental health in gay men. J Health Soc Behav. 1995;36(1):38-56.
14. Clements-Nolle K, Marx R, Guzman R, Katz M. HIV prevalence, risk behaviors, health care use, and mental health status of transgender persons: implications for public health intervention. Am J Public Health. 2011;91(6):915-21.

15. Hisle-Gorman E, Schvey NA, Adirim TA, Rayne AK, Susi A, Roberts TA, et al. Mental healthcare utilization of transgender youth before and after affirming treatment. J Sex Med. 2021;18(8):1444-54.
16. de Vries AL, Doreleijers TA, Steensma TD, Cohen-Kettenis PT. Psychiatric comorbidity in gender dysphoric adolescents. J Child Psychol Psychiatry. 2011;52(11):1195-202.
17. Becerra-Culqui TA, Liu Y, Nash R, Cromwell L, Flanders WD, Getahun D, et al. Mental health of transgender and gender nonconforming youth compared with their peers. Pediatrics. 2018;141(5):e20173845.
18. Olson J, Schrager SM, Simons LK, Clark LF. Baseline physiologic and psychosocial characteristics of transgender youth seeking care for gender dysphoria. J Adolesc Health. 2015;57(4):374-80.
19. Hoshiai M, Matsumoto Y, Sato T, Ohnishi M, Okabe N, Kishimoto Y, et al. Psychiatric comorbidity among patients with gender identity disorder. Psychiatry Clin. Neurosci. 2010;64(5):514-9.
20. Haas AP, Rodgers PL, Herman JL. suicide attempts among transgender and gender non-conforming adults: findings of the national transgender discrimination survey. New York: American Foundation for Suicide Prevention and The Williams Institute; 2014.
21. Frew T, Watsford C, Walker I. Gender dysphoria and psychiatric comorbidities in childhood: a systematic review. Aust J Psychol. 2021;73(3):255-71.
22. Thompson L, Sarovic D, Wilson P, Sämfjord A, Gillberg C. A PRISMA systematic review of adolescent gender dysphoria literature: mental health. PLOS Glob Public Health. 2022;2(5):e0000426.
23. Witcomb GL, Bouman WP, Claes L, Brewin N, Crawford JR, Arcelus J. Levels of depression in transgender people and its predictors: results of a large matched control study with transgender people accessing clinical services. J Affect Disord. 2018;235:308-15.
24. Bouman WP, Claes L, Marshall E, Pinner GT, Longworth J, Maddox V, et al. Socio-demographic variables, clinical features and the role of pre-assessment cross-sex hormones in older trans people. J Sex Med. 2016;13(4):711-9.
25. Conselho Federal de Medicina. Resolução CFM nº 2.265/2019. Dispõe sobre o cuidado específico à pessoa com incongruência de gênero ou transgênero e revoga a Resolução CFM nº 1.955/2010 [Internet]. Brasília: CFM; 2020 [capturado em 22 jul. 2023]. Disponível em: https://sistemas.cfm.org.br/normas/visualizar/resolucoes/BR/2019/2265.
26. Tordoff DM, Wanta JW, Collin A, Stepney C, Inwards-Breland DJ, Ahrens K. Mental health outcomes in transgender and nonbinary youths receiving gender-affirming care. JAMA Network Open. 2022;5(2):e220978.

27. Gibson DJ, Glazier JJ, Olson KR. Evaluation of anxiety and depression in a community sample of transgender youth. JAMA Network Open. 2021;4(4):e214739.
28. Kozee HB, Tylka TL, Bauerband LA. Measuring transgender individuals' comfort with gender identity and appearance: development and validation of the transgender congruence scale. Psychol Women Q. 2012;36(2):179-96.

LEITURA RECOMENDADA

Centers for Disease Control and Prevention. 1991-2015 high school youth risk behavior survey data. Atlanta: CDC; 2016.

15

Transtornos do humor com início na infância e adolescência e transtornos da personalidade comórbidos

Bruno Esposito ▪ Juliana Pinto Moreira dos Santos ▪ Natalia Cruz Rufino

O transtorno da personalidade *borderline* (TPB) é grave e crônico, caracterizado por intensidade e volatilidade em relacionamentos, emoções e comportamentos.[1,2] Está associado a comportamentos autolesivos, prejuízos na formação da identidade e pobre autorregulação emocional, levando a problemas significativos nos funcionamentos social e ocupacional e nas relações interpessoais, bem como a risco aumentado para suicídio.[2,3] Dessa forma, o TPB representa um dos riscos de saúde pública mais caros e perigosos.[1,4] Pacientes com TPB apresentam, também, altas taxas de transtornos mentais comórbidos,[2,5] o que torna seu tratamento complexo e desafiador. Pessoas que vivenciam esse transtorno enfrentam altos níveis de sofrimento em sua vida diária, que muitas vezes persistem mesmo após outros sintomas diminuírem,[6] uma vez que se trata de uma condição que interrompe a conquista de marcos importantes do desenvolvimento. Devido à gravidade e à cronicidade do TPB e à importância do diagnóstico precoce para a rápida instalação de intervenções, este capítulo dará ênfase principalmente ao TPB comórbido com depressão e transtorno bipolar (TB).

O *Manual diagnóstico e estatístico de transtornos mentais* (DSM-5)[7] e o National Collaborating Centre for Mental Health[8] reconhecem a presença do TPB em indivíduos menores de 18 anos. No Quadro 15.1, são apresentados os critérios diagnósticos para o TPB, de acordo com a American Psychological Association (APA).[7]

QUADRO 15.1

Critérios diagnósticos para o transtorno da personalidade *borderline* de acordo com o DSM-5

Um padrão difuso de instabilidade nas relações interpessoais, da autoimagem e dos afetos, e de impulsividade acentuada, que surge no início da vida adulta ou na adolescência e está presente em diferentes contextos conforme indicado por cinco (ou mais) dos seguintes sintomas:
1. Esforços desesperados para evitar o abandono real ou imaginado. (Nota: não incluir comportamento suicida ou de automutilação, coberto no item 5.)
2. Um padrão de relacionamentos interpessoais instáveis e intensos, caracterizado pela alternância entre idealização e desvalorização.
3. Perturbação da identidade: instabilidade acentuada persistente da autoimagem ou da percepção de si mesmo.
4. Impulsividade em pelo menos duas áreas potencialmente autodestrutivas (gastos excessivos, sexo inseguro, abuso de substâncias, dirigir de forma imprudente, compulsões alimentares). (Nota: não incluir comportamento suicida ou de automutilação, coberto no item 5.)
5. Recorrência de comportamentos, gestos e/ou ameaças de suicídio ou automutilação.
6. Instabilidade afetiva devida a uma acentuada reatividade de humor (p. ex., disforia episódica, irritabilidade ou ansiedade intensa com duração de horas e apenas raramente mais de alguns dias.
7. Sentimentos crônicos de vazio.
8. Raiva intensa e inapropriada ou dificuldade em controlá-la (p. ex., mostras frequentes de irritação, raiva constante, brigas físicas recorrentes).
9. Ideação paranoide transitória associada ao estresse ou a sintomas dissociativos intensos.

Os sintomas do TPB não podem ser mais bem explicados por outro transtorno mental, como transtorno bipolar ou esquizofrenia.

Fonte: Elaborado com base em American Psychiatric Association.[7]

Amostras clínicas e epidemiológicas revelam uma ampla variedade na apresentação sintomatológica dos pacientes com o diagnóstico de TPB, o que pode explicar, ao menos em parte, a dificuldade em predizer seu curso e prognóstico ao longo do tempo. O sistema diagnóstico adotado pelo DSM[7] contribui para essa heterogeneidade, uma vez que não são necessários critérios específicos para o diagnóstico. A presença de quaisquer cinco dos nove critérios justifica o diagnóstico, resultando em 126 combinações possíveis de sintomas.

No entanto, a utilização de critérios baseados em análise de fatores envolvendo amostras clínicas e os critérios diagnósticos atuais do DSM-5[7] indica que existem quatro características centrais para o transtorno: desregulação emocional, impulsividade, turbulência interpessoal e distúrbios cognitivos e de identidade. Essa abordagem poderia contribuir para diagnósticos mais precisos e reduzir essa heterogeneidade.[6] Do ponto de vista preditivo, estudos apontam que a presença de raiva intensa inapropriada, instabilidade afetiva, comportamento suicida, automutilação, episódios dissociativos e perturbação de identidade, assim como a comorbidade com ansiedade e depressão antes dos 18 anos, seriam especialmente bons preditores de TPB na idade adulta.[9,10]

Embora inicialmente considerado um transtorno limitado a adultos, achados genéticos e longitudinais recentes estabelecem o TPB em adolescentes como uma entidade diagnóstica válida.[2] Assim como no caso dos adultos, o TPB na adolescência é um transtorno grave, que está associado à incapacidade funcional, à baixa satisfação com a vida e a uma grande proporção de admissões em instalações psiquiátricas.[2]

Dessa forma, diversos autores têm argumentado pelo reconhecimento do TPB na infância e adolescência, apresentando evidências quanto à validade psicopatológica e, em menor grau, preditiva do TPB juvenil.[4] A validade psicopatológica reflete a extensão em que o TPB juvenil manifesta padrões similares de fatores de risco, comorbidade, domínios de sintomas e comportamentos mal-adaptativos ao TPB na idade adulta.[4,6] Estudos identificaram associações moderadas a altas entre quase todos os fatores de risco observados no TPB adulto e no TPB juvenil.[4,11] Pesquisas recentes também demonstraram que o TPB na adolescência tem uma estabilidade comparável ao TPB na vida adulta e que ele prevê déficits de funcionamento de longo prazo até 20 anos depois.[4]

No entanto, há resistência em diagnosticar adolescentes com esse transtorno, especialmente na prática clínica,[12] tendo em vista que os traços de personalidade não são estáveis até a idade adulta, pressupondo uma possível transitoriedade de traços de personalidade mal-adaptativos na juventude. Além disso, o estigma associado ao diagnóstico de TPB e a falta de critérios de avaliação de transtornos da personalidade adequados ao desenvolvimento são fatores que contribuem para uma maior ressalva dos clínicos em estabelecer tal diagnóstico nessa faixa etária.[4,6]

Em geral, a sintomatologia do TPB inicia-se entre a adolescência e o início da idade adulta, com evolução variável de acordo com a gravidade das manifestações e dos tratamentos realizados. Alguns estudos derivados de amostras clínicas indicam que até 50% dos pacientes não preenchem mais os critérios para o diagnóstico de acordo com o DSM-5 após o seguimento de 10 anos.[4] Observa-se, também, que a partir da quarta década de vida, a maioria dos pacientes adquire maior estabilidade nos relacionamentos e na vida profissional.[7]

Entretanto, apesar de estudos longitudinais com adolescentes diagnosticados com TPB concluírem que um diagnóstico de TPB na adolescência geralmente não prevê um diagnóstico desse transtorno na vida adulta ou mesmo mais tarde na adolescência,[10] quando os estudos consideraram uma abordagem dimensional para a classificação, a estabilidade e a confiabilidade dos sintomas e das características foram maiores.[6]

ETIOLOGIA

Embora seja reconhecido que fatores genéticos, neurobiológicos e psicossociais contribuam para o desenvolvimento desse transtorno,[4] a etiologia do TPB permanece apenas parcialmente elucidada.

Estudos com adultos indicam associações robustas com abuso sexual infantil, abuso físico, abuso emocional ou verbal, negligência e conflito parental.[4] Pesquisas recentes têm se concentrado nos precursores desenvolvimentais do TPB, reconhecendo que os transtornos da personalidade são improváveis de aparecerem de forma nova na idade adulta, mas têm um fenótipo identificável emergente da infância até a adolescência inicial.[4] Nesse sentido, estudos na área do apego têm desenvolvido um papel importante na compreensão do TPB.

Acredita-se que as perturbações da mentalização, construídas no contexto específico de relações de apego íntimas, estejam intrinsecamente relacionadas ao desenvolvimento do TPB. Muitos estudos indicam elevada prevalência do transtorno de apego inseguro ou preocupado relacionado ao TPB,[3] o que se confirma com as evidências crescentes de associação do transtorno a fatores ambientais negativos. A hiperativação do sistema de apego em pacientes com apego inseguro, principalmente naqueles com histórico de negligência e maus-tratos, estaria, então, relacionada com a inibição de áreas do cérebro relacionadas à mentalização e ao julgamento social, identificadas por estudos de imagem cerebral.[3]

COMORBIDADES

A presença de comorbidades em pacientes com TPB é comum. Estudos realizados com pacientes adultos com o transtorno demonstraram maiores chances de ocorrência de transtorno depressivo maior (TDM), transtornos de ansiedade, transtorno de estresse pós-traumático, transtorno por uso de substâncias e transtornos alimentares.[4]

Entre adolescentes, mais de 70% daqueles com TPB têm um transtorno do humor ou ansiedade, ao passo que até 60% deles têm um transtorno impulsivo comórbido.[4,13] A presença de sintomas de TPB na adolescência também parece aumentar o risco de sintomas psicóticos aos 18 anos e hipomaníacos aos 20 anos.[4]

Em comparação com adolescentes com TPB, adultos com o mesmo transtorno apresentam taxas significativamente mais altas de comorbidades, como transtornos de ansiedade (89% em adultos *versus* 60,6% em adolescentes), transtornos por abuso de substâncias (62,1% em adultos *versus* 35,6% em adolescentes) e transtornos alimentares (53,8% em adultos *versus* 30,8% em adolescentes). Isso indica uma possível progressão de sintomas ao longo do desenvolvimento, provavelmente em decorrência de maiores demandas sociais e ocupacionais, e reforça a importância da identificação e dos tratamentos precoces do TPB.[13]

Diversos modelos foram propostos para compreender o mecanismo causal da associação entre o TPB e as psicopatologias. Bornovalova e colaboradores[3] descrevem três possíveis modelos explicativos para essa associação, baseando-se no estudo de Durbin e Hicks[14] (Quadro 15.2). O primeiro modelo é o de predisposição, que sugere que o TPB atuaria como um fator de risco e aumentaria o risco para um novo transtorno. O segundo modelo é o de patoplastia e sugere que os traços de TPB afetam o curso dos transtornos, aumentando o risco de maior gravidade e cronicidade. O terceiro modelo é de causa comum, que postula influências neurobiológicas comuns entre os traços de TPB e os sintomas das doenças comórbidas.

De acordo com o modelo de causa comum, que mais tem recebido atenção dos investigadores até o momento, os traços do TPB surgem da associação entre experiências negativas e tendências neurobiológicas preexistentes, como negatividade emocional, sensibilidade à rejeição e desinibição comportamental.[1,3]

Embora cada um desses modelos possa explicar independentemente as associações entre TPB e outros quadros psicopatológicos, é importante notar que eles podem operar simultaneamente, contribuindo para a complexidade da associação entre TPB e psicopatologias.[3,14]

QUADRO 15.2

Modelos de compreensão para a associação entre o transtorno da personalidade *borderline* e comorbidades

> **Modelo de predisposição:** traços de TPB aumentam o risco para o desenvolvimento de um novo distúrbio.
> **Modelo de patoplastia:** traços de TPB afetam o curso dos distúrbios – traços de TPB mais elevados contribuem para uma maior gravidade e/ou cronicidade de um distúrbio.
> **Modelo de causa comum:** traços de TPB e sintomas de distúrbios comórbidos são derivados, em parte, de influências neurobiológicas compartilhadas, ou da interação entre o mesmo risco ambiental (p. ex., eventos traumáticos na vida) e tendências preexistentes influenciadas biologicamente, como a negatividade emocional, a sensibilidade aos sinais emocionais e a desinibição comportamental, que exacerbam distúrbios comórbidos.

TRANSTORNO DEPRESSIVO MAIOR

O TDM é caracterizado por uma alteração episódica significativa do humor, que pode se apresentar triste ou irritável pela maior parte do tempo, durante pelo menos duas semanas, acompanhado de perda de prazer e interesse por atividades antes prazerosas, de sensação de tédio e vazio e de ideias de menos-valia e culpa, que podem evoluir para desesperança e, eventualmente, ideação e/ou comportamento suicida.

Pacientes com TDM tendem a apresentar: sintomas neurovegetativos, como alterações no sono (insônia ou hipersonia), no apetite (perda ou aumento de apetite) e no nível de energia; alterações cognitivas (dificuldades de concentração e memória); diminuição da capacidade funcional (com impacto sobre o autocuidado e o rendimento ocupacional e/ou acadêmico); e prejuízos sociais (como isolamento social).

Na infância e adolescência, a depender do nível de desenvolvimento emocional e cognitivo, podem ser observadas características fenomenológicas distintas das observadas no TDM em adultos (p. ex., crianças pré-escolares podem apresentar perda do interesse por atividades lúdicas; já crianças em idade escolar apresentam com mais frequência sintomas como irritabilidade, descontrole emocional e manifestações somáticas; e adolescentes podem relatar mais tristeza, sintomas neurovegetativos e comportamento suicida).

As manifestações do TDM podem variar em termos de gravidade, podendo ser observados desde quadros subsindrômicos até quadros graves ou, raramente, psicóticos. Esses quadros estão associados a pior prognóstico, maior gravidade, cronicidade, episódios recorrentes, comorbidade, sintomas subsindrômicos residuais, estilo cognitivo negativo, disfunção familiar e exposição a eventos traumáticos.[15]

O TDM é um dos transtornos mentais mais comuns entre adolescentes, com prevalência variando entre 7,5 e 12%.[15] Entre crianças pré-púberes, sua apresentação é mais rara, com prevalência de 0,5 a 1,9%.[15] Aproximadamente 10% dos adolescentes com TDM evoluem para sua forma crônica, o que aumenta a probabilidade de comorbidade com transtornos relacionados à ansiedade, transtornos por uso de substâncias e transtornos da personalidade.[15,16]

Embora o TDM e o TPB tenham algumas características em comum, como maior prevalência entre o sexo feminino, frequente presença de desesperança e possível manifestação de ideação e comportamento suicidas, adolescentes com características de TPB apresentam controle comportamental mais pobre e relações sociais mais voláteis e tendem a ter maiores prejuízos em longo prazo.[1] Em razão disso, demandam estratégias terapêuticas (medicamentosas e não medicamentosas) muitas vezes diferentes das indicadas para pacientes com TDM, sendo essencial distinguir com precisão cada transtorno (Quadro 15.3).[17]

Do ponto de vista preditivo, estudos longitudinais indicam que baixo autocontrole, punições parentais severas, transtorno da conduta (TC) e baixa timidez na infância e adolescência foram preditores de sintomas de TPB, mas não de TDM. Por outro lado, baixa confiança na relação adolescente-cuidador, estresse de vida, solidão, busca por sensações e vitimização por colegas foram preditores de sintomas de TDM.[1] Experimentar eventos desfavoráveis no início da vida (como eventos traumáticos, pobreza e histórico de psicopatologia parental) constitui um fator de risco para ambos os quadros,[3,15,17,18] mas tem maior impacto sobre a sintomatologia *borderline*, explicando 15% da variância em escala de sintomas de TPB e apenas 4% nos sintomas depressivos.[18]

Além de compartilharem fatores de risco, sabe-se que a presença de TPB aumenta o risco para o desenvolvimento de TDM, e vice-versa.[1] Estudos de neuroimagem realizados com pacientes com comorbidade entre TPB e TDM encontraram variações na estrutura da função de córtex pré-frontal, cíngulo anterior, hipocampo e amígdala, sugerindo possíveis fatores neurobiológicos envolvidos com tal comorbidade.[3] A comorbidade com TPB e a presença de comportamentos suicidas e autolesivos estão associadas a episódios depressivos recorrentes e pobre resposta ao tratamento para depressão (Quadro 15.4).[16]

QUADRO 15.3

Características e preditores do transtorno da personalidade *borderline* e do transtorno depressivo maior

Características do transtorno da personalidade *borderline*	Características do transtorno depressivo maior na adolescência
• Padrão de instabilidade nos relacionamentos interpessoais, autoimagem e afetos • Medo de abandono e esforço para evitá-lo • Padrão de relacionamentos instáveis e intensos • Sensibilidade à rejeição • Traços de apego inseguro • Perturbação da identidade • Impulsividade • Comportamento suicida recorrente • Instabilidade afetiva, raiva intensa • Sensação crônica de vazio • Sintomas dissociativos • Prejuízos psicossociais de longo prazo	• Humor triste ou irritável • Anedonia • Perda de prazer e interesse • Sensação de vazio e tédio • Alterações neurovegetativas • Fadiga, diminuição de energia • Alterações de sono e apetite • Queixas somáticas • Alterações cognitivas • Queda do rendimento escolar • Dificuldades de concentração e memória • Alterações comportamentais • Isolamento social • Diminuição do autocuidado • Desesperança – eventualmente • Comportamento suicida (ideação passiva-ativa – planejamento e tentativa de suicídio)
Fatores preditores	**Fatores preditores**
• Baixo autocontrole • Punições parentais severas • Transtorno da conduta • Baixa timidez • Experiências adversas na infância • Ansiedade de separação na infância	• Baixa confiança na relação adolescente-cuidador • Estresse de vida (principalmente abuso emocional) • Discriminação, pobreza • Solidão • Comorbidades (ansiedade e TDAH) • Busca por sensações • Vitimização por colegas

As perturbações na formação da identidade nos indivíduos com TPB e o mau funcionamento psicossocial, decorrente da instabilidade nos laços sociais e afetivos, podem contribuir para o pior prognóstico observado no tratamento do TDM nesses pacientes.[19,20] Observa-se, nesses casos, que o TDM responde mal e de forma inconsistente aos antidepressivos e tende a não melhorar até que o TPB seja tratado.[16,17]

QUADRO 15.4

Fatores associados a pior prognóstico no acompanhamento da depressão na adolescência

Fatores associados à maior duração do episódio depressivo

- Sexo feminino
- Idade mais jovem no início do quadro
- História psiquiátrica precoce
- Duração do episódio antes do tratamento
- Nível de comprometimento
- Histórica psiquiátrica familiar

Fatores associados a episódios depressivos recorrentes

- Sexo feminino
- Alto nível de sintomas autorrelatados
- Idade mais avançada do episódio-índice
- História psiquiátrica dos pais
- Transtornos da personalidade

Fatores associados à resposta pobre ao tratamento

- Maior gravidade basal
- Comorbidade
- Comprometimento funcional
- Características de personalidade: sentimento de desesperança, expectativas mais baixas de benefícios do tratamento
- Ideação suicida
- Comportamento autolesivo
- Conflito familiar

Fonte: Elaborado com base em Kiviruusu e colaboradores.[16]

TRANSTORNO BIPOLAR

O TB é um transtorno recorrente e crônico, caracterizado por flutuações bifásicas no nível de energia do indivíduo, que impactam o humor, o comportamento e o sono, repercutindo em altos níveis de estresse e prejuízos nos funcionamentos social, ocupacional, acadêmico e cognitivo. Em geral, o início do quadro de TB ocorre no final da adolescência. Estima-se que o TB afete de 0,003 a 3,9% das crianças e dos adolescentes, sendo menos comum em crianças pré-púberes. É importante ressaltar que sintomas prodrômicos, como transtornos internalizantes e de sintomas depressivos, são frequentemente observados anos antes do primeiro episódio de mania ou hipomania.[21]

Ainda que o aumento nas taxas de diagnósticos entre crianças e adolescentes venha levantando debates sobre potenciais hiperdiagnósticos, revisões recentes têm sustentado a validade do diagnóstico de TB nessa população e apontam para um atraso de cerca de 5 a 10 anos desde o início dos sintomas até o diagnóstico apropriado.[21]

Para o diagnóstico de TB, é necessário que o paciente atenda aos critérios para mania, no caso do TB tipo I, ou episódios de hipomania e depressão, no caso do TB tipo II. Entretanto, alguns estudiosos da área defendem uma classificação espectral mais ampla do TB, argumentando que o transtorno pode se apresentar com variações na extensão e na gravidade da elevação do humor.[22]

Os critérios de diagnóstico para o TB em crianças e adolescentes são os mesmos que para adultos, mas o diagnóstico nessa faixa etária é mais desafiador. Crianças e adolescentes podem ter dificuldade em descrever seus sintomas relacionados a maior nível de energia, euforia, grandiosidade e aumento de atividade objetiva. Portanto, é necessário contar com o suporte dos cuidadores e a observação direta do paciente. Além disso, essa população tende a apresentar quadros mistos e de ciclagem rápida e episódios de mania ou hipomania mais curtos do que os registrados em adultos.[21,22]

Os sintomas de mania e hipomania frequentemente se sobrepõem aos de outros transtornos comuns na faixa etária juvenil, como TDAH, transtorno de oposição desafiante (TOD), TC e transtornos da personalidade, tornando o diagnóstico ainda mais desafiador. É importante ressaltar que a presença de irritabilidade e desregulação de humor é uma manifestação comum em diversos transtornos psiquiátricos na infância e na adolescência, mas que o diagnóstico de TB necessita da presença de outros sintomas para preencher critérios de mania ou hipomania e de um padrão episódico. Por isso, para o diagnóstico, é necessária uma avaliação psiquiátrica abrangente e longitudinal, além de um bom conhecimento a respeito do desenvolvimento normal e da psicopatologia.[21,22]

O diagnóstico diferencial entre o TB e o TPB é por vezes difícil (Quadro 15.5). Para alguns autores,[23,24] o TPB seria mais bem compreendido como parte do espectro do TB, tendo em vista a sobreposição sintomática e a correspondência genética familiar entre esses diagnósticos. Tanto o TPB quanto o TB estão associados a labilidade emocional, impulsividade, irritabilidade e raiva, relações interpessoais instáveis, sentimentos de vazio e comportamento suicida.[25] Tais autores também postulam que há evidências crescentes de que os sintomas do TPB oscilam e que, muitas vezes, há sintomas interepisódicos no TB.

QUADRO 15.5

Semelhanças e diferenças entre transtorno da personalidade *borderline* e transtorno bipolar

Humor	Características de mania, hipomania e depressão no TB	Semelhanças com TPB	Diferenças com TPB
Mania	Pelo menos uma semana de: • Humor elevado • Aumento de energia e atividade dirigida a objetivos • Sintomas psicóticos congruentes ou não com o humor em 75% dos casos	Pacientes com TPB podem apresentar: • Crises de desregulação emocional • Irritabilidade • Impulsividade • Comportamentos eventualmente auto ou heteroagressivos, com alta carga agressiva • Sintomas psicóticos breves ou sintomas dissociativos	• A intensidade dos sintomas na mania tende a ser pronunciada e divergir significativamente do padrão habitual do indivíduo • A duração das variações de humor no TPB pode ser mais curta e relacionada a aspectos relacionais ou situacionais
Hipomania	Pelo menos quatro dias de: • Humor elevado • Aumento de energia • Atividade dirigida a objetivos que tipicamente não causa graves prejuízos funcionais ou sociais ou necessita de admissão hospitalar	Pacientes com TPB podem apresentar: • Labilidade emocional • Irritabilidade • Impulsividade • Reatividade emocional	• A duração das variações de humor no TPB pode ser mais curta e relacionada a aspectos relacionais ou situacionais
Depressão	• Além dos sintomas de TDM já descritos, pacientes com depressão bipolar podem apresentar sintomatologia atípica, como hipersonia, labilidade emocional, instabilidade do peso, além de retardo psicomotor, catatonia e psicose • É comum que seja desencadeada por estressores nos estágios iniciais	Pacientes com TPB podem apresentar: • Sentimentos de vazio • Tristeza ou irritabilidade • Comportamento suicida	• No TB, há um padrão episódico dos episódios depressivos; já no TPB, os sintomas tendem a ter característica linear, com períodos de piora • Traços de impulsividade, reatividade emocional e sensibilidade à rejeição e perturbações na identidade tendem a estar presentes

Entretanto, outros autores veem o TPB como uma entidade diagnóstica distinta[26], pois, mesmo dentro de áreas de sintomatologia compartilhada, há diferenças significativas na fenomenologia do TPB em comparação com o TB. Por exemplo, enquanto tanto pacientes com TPB quanto com TB experimentam labilidade afetiva, os motivadores, a gravidade e a direção das mudanças afetivas diferem entre os dois transtornos.[25]

Em muitos casos, não se trata de TB "ou" TPB, mas sim de TB "e" TPB. A associação entre o TPB e o TB, em particular o TB tipo II, tem sido bem documentada, com taxas variando de 12 a 30% de TPB em pacientes adultos com TB[4,25] e de 15% em pacientes adolescentes com TB.[27]

O diagnóstico de TPB comórbido em pacientes com diagnóstico de TB requer atenção especial. A presença de sintomas de humor ativos no momento da avaliação parece aumentar em 30% a probabilidade de diagnóstico de TPB, em comparação com avaliações realizadas em período de eutimia, o que reforça a importância de uma avaliação diagnóstica longitudinal e desenvolvimental para um diagnóstico apropriado.[25] Entre pacientes com diagnóstico de TB, idade mais jovem de início de sintomas de humor, presença de fobia social, TC e/ou TOD, automutilações e funcionamento global reduzido ao longo da vida foram preditores independentes mais robustos de maiores sintomas de TPB.[25]

A comorbidade com o TPB parece desempenhar um papel significativo para uma maior complexidade do seguimento de longo prazo dos pacientes, que geralmente apresentam maior comprometimento funcional, carga sintomática mais intensa e piores desfechos de recuperação, tanto sintomática, quanto funcional, em longo prazo em comparação com aqueles sem transtornos da personalidade. Além disso, estudos apontam que pacientes com TB e TPB comórbido apresentam maior incidência de ideação e tentativas de suicídio, hospitalizações mais longas e frequentes e resultados mais pobres de farmacoterapia, com maior necessidade de polifarmácia, maior uso de antipsicóticos e resposta mais reduzida ao lítio.[25]

EVOLUÇÃO E IMPORTÂNCIA DO DIAGNÓSTICO NA ADOLESCÊNCIA

Embora o TPB afete apenas cerca de 1 em cada 100 a 200 (0,5-1%) indivíduos, aqueles com o diagnóstico são desproporcionalmente representados em instalações de tratamento de saúde mental.[6] Entre adolescentes, o TPB é relatado em até 11% dos pacientes ambulatoriais e em 33 a 49% dos pacientes internados.[4]

Em momentos agudos, com tentativas de suicídio e outros comportamentos impulsivos, visitas frequentes a prontos-socorros, hospitalizações e cuidados intensivos de longo prazo são comuns.

Pesquisas sugerem três trajetórias para indivíduos com sintomas de TPB na adolescência: 1) continuidade dos sintomas de TPB ao longo do tempo; 2) remissão dos sintomas; e 3) desenvolvimento de outros transtornos.

Como os sintomas do TPB interferem nos processos normativos do desenvolvimento relacionados ao aumento da autonomia e do autocontrole, os jovens com esses sintomas têm um risco aumentado de resultados pobres na idade adulta. Por isso, para muitos indivíduos, os sintomas do TPB na adolescência e no início da vida adulta não refletem um problema transitório no funcionamento, mas podem indicar um prognóstico desfavorável.[6] Esses indivíduos frequentemente experimentam comprometimento social, educacional, profissional e financeiro de longo prazo, têm uma necessidade substancial de assistência médica[4] e estão propensos a enfrentarem uma série de resultados negativos, incluindo estigma social (especialmente no sistema de saúde mental), baixa resposta ao tratamento e resultados sociais e ocupacionais precários.[6]

Ao mesmo tempo, estudos epidemiológicos mostram que a prevalência do TPB e dos níveis de traços diminuem da adolescência média para a idade adulta jovem, indicando que muitos pacientes poderão apresentar melhora sintomática significativa com o passar dos anos. As mudanças no desenvolvimento associadas à maturação da personalidade estão relacionadas a um declínio significativo nos traços de emoção negativa e desinibição comportamental durante a transição da adolescência para a idade adulta jovem.[3]

O risco de que os indivíduos desenvolvam outros tipos de psicopatologia clinicamente relevantes apoia a ideia de que adolescentes com sintomas de TPB são um grupo clinicamente vulnerável devido à sua sintomatologia atual, mas também devido aos riscos de psicopatologia futura. Isso ajuda a explicar a morbidade de longo prazo associada à condição e os resultados tão devastadores na idade adulta.[4]

Apesar de sua prevalência e inclusão como um transtorno adolescente pelo DSM-5, o TPB não é regularmente diagnosticado pelos psiquiatras da infância e da adolescência, em favor de diagnósticos de transtornos do humor na maioria dos casos. A relutância em diagnosticar o TPB em adolescentes reflete preocupações sobre distinguir com precisão o TPB de um transtorno do humor, crenças de que a personalidade está em construção e de que comportamentos características do transtorno são normativos em populações adolescentes, bem como o estigma geral em torno do diagnóstico.[5]

DIAGNÓSTICO NA ADOLESCÊNCIA E IMPLICAÇÕES NO TRATAMENTO E PROGNÓSTICO

O diagnóstico precoce é fundamental para a aplicação de intervenções que possam agir no desenvolvimento de capacidades cognitivas e afetivas relacionadas à personalidade.

A literatura aponta para a importância de abordagens psicoterapêuticas individuais, familiares e grupais para adolescentes com TPB. Trata-se de um campo ainda em exploração, especialmente se considerado em comorbidade com os transtornos do humor, porém com algumas evidências significativas.

No tratamento de pacientes adolescentes graves, diversos fatores relacionados a especificidades psicopatológicas, como fatores familiares, barreiras de acesso ao tratamento e tipos de intervenção, foram associados à adesão ao tratamento. Por exemplo, pacientes com TPB tendem a aderir mais à psicoterapia em grupo, ao passo que pacientes com transtorno de ansiedade preferem sessões de psicoterapia individual; além disso, a participação da família no tratamento está associada à maior adesão ao tratamento.[28,29]

A terapia comportamental dialética (DBT, do inglês *dialetical behavior therapy*) e as terapias de base psicodinâmica, como a terapia focada na transferência (TFP) e a terapia baseada na mentalização (MBT, do inglês *mentalization based therapy*), incidem de modo eficaz, por exemplo, sobre a regulação emocional, o controle da impulsividade (inclusive automutilação e comportamento suicida) e a integração identitária.[30-32] Por meio da relação terapêutica, colocam-se em evidência as dificuldades interpessoais dos pacientes e suas vivências internas – por exemplo, sentimentos de vazio, abandono, instabilidade e radicalização que caracterizam o TPB – e busca-se transformá-los no "aqui e agora".

Com frequência, é necessário realizar contratos com o paciente e a família sobre intervenções em situações de urgência (p. ex., quando há risco de passagem ao ato e angústia exacerbada), de forma a preservar o espaço psicoterapêutico sem sujeitá-lo a efeitos secundários e, ao mesmo tempo, oferecer a proteção necessária ao paciente.[33] Salienta-se que a capacidade de mentalização entre adolescentes e adultos difere, demandando do psicoterapeuta intervenções que sejam mais claras, diretas e assertivas.[34]

A família é considerada parte integrante e fundamental no tratamento do adolescente, quer seja por meio de intervenções psicoeducativas que engajem e promovam conhecimento da psicopatologia do jovem por parte dos familiares e melhorem aspectos de sua comunicação,[35] quer seja assumindo mais profundamente a centralidade das interações familiares nas relações de causa e efeito que perpassam a adolescência com TPB: dependência afetiva e desamparo, desregulação e turbulência emocional, comunicações malsucedidas e dificuldade de suporte em momentos de crise. Diferentes abordagens sobre a família contribuem na modificação das inter-relações, na capacidade de continência aos momentos críticos e na melhora na comunicação entre os entes da família.[36]

As abordagens grupais, que são efetivas para a população em geral, adequam-se mais especificamente à adolescência, devido ao seu próprio período de desenvolvimento, que se caracteriza pela consolidação da personalidade por meio da relação com os pares,[37] especialmente nos pacientes com TPB.[38] A situação grupal favorece a expressão e a resolução de problemáticas interpessoais, que se destacam no TPB, desde que ocorra a mediação por parte dos terapeutas de grupo. Se conduzidos de forma consistente teórica e tecnicamente, grupos de pacientes adolescentes com TPB, com ou sem comorbidade, apresentam melhoras em relação a comportamentos como automutilação,[39] na contramão do senso comum, que suporia uma intensificação dos comportamentos autolesivos pela via do contágio.

Em uma recente revisão sistemática e metanálise, Gartlehner e colaboradores[40] encontraram evidência limitada quanto à eficácia do tratamento farmacológico para TPB. Em ensaios clínicos, antipsicóticos de segunda geração, anticonvulsivantes e antidepressivos não reduziram a gravidade dos sintomas. Estudos com baixa ou muito baixa evidência indicam a eficácia da utilização de anticonvulsivantes na diminuição de sintomas como raiva, agressão e labilidade afetiva, e nenhuma das farmacoterapias melhorou o funcionamento desses pacientes.

CONSIDERAÇÕES FINAIS

O TPB por si só já demanda dificuldades para reconhecimento diagnóstico na adolescência. Em casos de estado comórbido com algum tipo de transtorno do humor, a situação fica ainda mais complexa. Há necessidade de monitorar a evolução em longo prazo para não prejudicar o crescimento e o desenvolvimento de capacidades cognitivas e afetivas do jovem.

REFERÊNCIAS

1. Beeney JE, Forbes EE, Hipwell AE, Nance M, Mattia A, Lawless JM, et al. Determining the key childhood and adolescent risk factors for future BPD symptoms using regularized regression: comparison to depression and conduct disorder. J Child Psychol Psychiatry. 2021;62(2):223-31.
2. Sharp C, Tackett JL, editors. Handbook of borderline personality disorder in children and adolescents. New York: Springer; 2014.
3. Bornovalova MA, Verhulst B, Webber T, McGue M, Iacono WG, Hicks BM. Genetic and environmental influences on the codevelopment among borderline personality disorder traits, major depression symptoms, and substance use disorder symptoms from adolescence to young adulthood. Dev Psychopathol. 2018;30(1):49-65.
4. Winsper C, Lereya ST, Marwaha S, Thompson A, Eyden J, Singh SP. The aetiological and psychopathological validity of borderline personality disorder in youth: a systematic review and meta-analysis. Clin Psychol Rev. 2016;44:13-24.
5. Dyce L, Sassi RB, Boylan K. Examining the predictive association of irritability with borderline personality disorder in a clinical sample of female adolescents. Personal Ment Health. 2020;14(2):167-74.
6. Stepp SD. Development of borderline personality disorder in adolescence and young adulthood: introduction to the special section. J Abnorm Child Psychol. 2012;40(1):1-5.
7. American Psychiatric Association. Diagnostic and statistical manual of mental disorders: DSM-5. 5th ed. Washington: APA; 2013.
8. National Collaborating Centre for Mental Health. Borderline personality disorder: treatment and management. Leicester: British Psychological Society; 2009.
9. Garnet KE, Levy KN, Mattanah JJF, Edell WS, McGlashan TH. Borderline personality disorder in adolescents: ubiquitous or specific? Am J Psychiatry. 1994;151(9):1380-2.
10. Reich DB, Zanarini MC. Developmental aspects of borderline personality disorder. Harv Rev Psychiatry. 2001;9(6):294-301.
11. Cohen J. Statistical power analysis for the behavioral sciences. 2nd ed. Hillsdale: Lawrence Erlbaum; 1988.
12. Griffiths M. Validity, utility and acceptability of borderline personality disorder diagnosis in childhood and adolescence: Survey of psychiatrists. Psychiatrist. 2011;35(1):19-22.

13. Zanarini MC, Athanasiadi A, Temes CM, Magni LR, Hein KE, Fitzmaurice GM, et al. Symptomatic disorders in adults and adolescents with borderline personality disorder. J Pers Disord. 2021;35(Suppl B):48-55.
14. Durbin CE, Hicks BM. Personality and psychopathology: a stagnant field in need of development. Eur J Pers. 2014;28(4):362-86.
15. Walter HJ, Abright AR, Bukstein OG, Diamond J, Keable H, Ripperger-Suhler J, et al. Clinical practice guideline for the assessment and treatment of children and adolescents with major and persistent depressive disorders. J Am Acad Child Adolesc Psychiatry. 2023;62(5):479-502.
16. Kiviruusu O, Strandholm T, Karlsson L, Marttunen M. Outcome of depressive mood disorder among adolescent outpatients in an eight-year follow-up. J Affect Disord. 2020;266:520-7.
17. Caye A, Kieling C. Editorial: the developmental science of borderline personality disorder. J Am Acad Child Adolesc Psychiatry. 2021;60(5):573-4.
18. Giselowitz B, Whalen DJ, Tillman R, Barch DM, Luby JL, Vogel A. Preschool agePredictors of adolescente borderline personality symptoms. J Am Acad Child Adolesc Psychiatry. In Press. https://doi.org/10.1016/j.jaac.2020.07.908
19. Pinto A, Grapentine WL, Francis G, Picariello CM. Borderline personality disorder in adolescents: affective and cognitive features. J Am Acad Child Adolesc Psychiatry. 1996;35(10):1338-43.
20. Wright AGC, Hopwood CJ, Zanarini MC. Associations between changes in normal personality traits and borderline personality disorder symptoms over 16 years. Personal Disord. 2015;6(1):1-11.
21. Fahrendorff AM, Pagsberg AK, Kessing LV, Maigaard K. Psychiatric comorbidity in patients with pediatric bipolar disorder: a systematic review. Acta Psychiatr Scand. 2023;148(2):110-32.
22. Grande I, Berk M, Birmaher B, Vieta E. Bipolar disorder. Lancet. 2016;387(10027):1561-72.
23. Smith DJ, Muir WJ, Blackwood DH. Is borderline personality disorder part of the bipolar spectrum? Harv Rev Psychiatry. 2004;12(3):133-9.
24. Akiskal HS. Demystifying borderline personality: critique of the concept and unorthodox reflections on its natural kinship with the bipolar spectrum. Acta Psychiatr Scand. 2004;110(6):401-7.
25. Fonseka TM, Swampillai B, Timmins V, Scavone A, Mitchell R, Collinger KA, et al. Significance of borderline personality-spectrum symptoms among adolescents with bipolar disorder. J Affect Disord. 2015;170:39-45.
26. Gunderson JG. Borderline personality disorder: ontogeny of a diagnosis. Am J Psychiatry. 2009;166(5):530-9.

27. Kutcher SP, Marton P, Korenblum M. Adolescentbipolarillnessand personality disorder. J Am Acad Child Adolesc Psychiatry. 1990;29(3):355-8.
28. Rufino NC, Fidalgo TM, Santos JC., Tardelli VS, Lima MA, Frick LP, et al. Treatment compliance and risk and protective factors for suicide ideation to completed suicide in adolescents: a systematic review. Braz J Psychiatry. 2021;5(43):550-8.
29. Yen S, Fuller AK, Solomon J, Spirito A. Follow-up treatment utilization by hospitalized suicidal adolescents. J Psychiatr Pract. 2014;20(5):353-62.
30. Bliss S, McCardle M. An exploration of common elements in dialectical behavior therapy, mentalization based treatment and transference focused psychotherapy in the treatment of borderline personality disorder. Clin Soc Work J. 2014;42(1):61-9.
31. Briggs S, Netuveli G, Gould N, Gkaravella A, Gluckman NS, Kangogyere P, et al. The effectiveness of psychoanalytic/psychodynamic psychotherapy for reducing suicide attempts and self-harm: Systematic review and meta-analysis. Br J Psychiatry. 2019;214(6):320-8.
32. Wong J, Bahji A, Khalid-Khan S. Psychotherapies for adolescents with subclinical and borderline personality disorder: a systematic review and meta-analysis. Can J Psychiatry. 2020;65(1):5-15.
33. Yeomans FE, Levy KN, Caligor E. Transference-focused psychotherapy. Psychotherapy. 2013;50(3):449-53.
34. Bo S, Vilmar JW, Jensen SL, Jørgensen MS, Kongerslev M, Lind M, et al. What works for adolescents with borderline personality disorder: towards a developmentally informed understanding and structured treatment model. Curr Opin Psychol. 2021;37:7-12.
35. Miklowitz DJ, George EL, Axelson DA, Kim EY, Birmaher B, Schneck C, et al. Family-focused treatment for adolescents with bipolar disorder. J Affect Disord. 2004;82(Suppl 1):S113-28.
36. Santisteban DA, Muir JA, Mena MP, Mitrani VB. Integrative borderline adolescent family therapy: meeting the challenges of treating adolescents with borderline personality disorder. Psychotherapy. 2003;40(4):251-64.
37. Esposito B. Um meio maleável: aportes psicanalíticos para grupos terapêuticos de adolescentes com comportamento suicida ou de automutilação [dissertação]. São Paulo: Universidade de São Paulo; 2022.
38. Hayward M. Mentalization-based Treatment for borderline personality disorder: a practical guide. By Anthony Bateman & Peter Fonagy. Oxford University Press. 2006. £19.95 (pb). 204 pp. ISBN 0198570902. Psychiatr Bull. 2008;32(5):200.

39. Wood A, Trainor G, Rothwell J, Moore A, Harrington R. Randomized trial of group therapy for repeated deliberate self-harm in adolescents. J Am Acad Child Adolesc Psychiatry. 2001;40(11):1246-53.
40. Gartlehner G, Crotty K, Kennedy S, Edlund MJ, Ali R, Siddiqui M, et al. Pharmacological treatments for borderline personality disorder: a systematic review and meta-analysis. CNS Drugs. 2021;35(10):1053-67.

LEITURAS RECOMENDADAS

Berk M, Kapczinski F, Andreazza AC, Dean OM, Giorlando F, Maes M, et al. Pathways underlying neuroprogression in bipolar disorder: focus on inflammation, oxidative stress and neurotrophic factors. Neurosci Biobehav Rev. 2011;35(3):804-17.

Chia MF, Cotton S, Filia K, Phelan M, Conus P, Jauhar S, et al. Early intervention for Bipolar Disorder: do current treatment guidelines provide recommendations for the early stages of the disorder? J Affect Disord. 2019;257:669-77.

Gore FM, Bloem PJ, Patton GC, Ferguson J, Joseph V, Coffey C, et al. Global burden of disease in young people aged 10-24 years: a systematic analysis. Lancet. 2011;377(9783):2093-102.

Grande I, Fries GR, Kunz M, Kapczinski F. The role of BDNF as a mediator of neuroplasticity in bipolar disorder. Psychiatry Investig. 2010;7(4):243-50.

Kapczinski F, Magalhaes PV, Balanza-Martinez V, Dias VV, Frangou S, Gama CS, et al. Staging systems in bipolar disorder: an international society for bipolar disorders task force report. Acta Psychiatr Scand. 2014;130(5):354-63.

Konopaske GT, Lange N, Coyle JT, Benes FM. Prefrontal cortical dendritic spine pathology in schizophrenia and bipolar disorder. JAMA Psychiatry. 2014;71(12):1323-31.

Rufino NC, Mirkovic B, Consoli A, Pellerin H, Santos JPM, Fidalgo TM, et al. Suicide attempts among French and Brazilian adolescents admitted to an emergency room: a comparative study of risk and protective factors. Front Psychiatry. 2020;11:742.

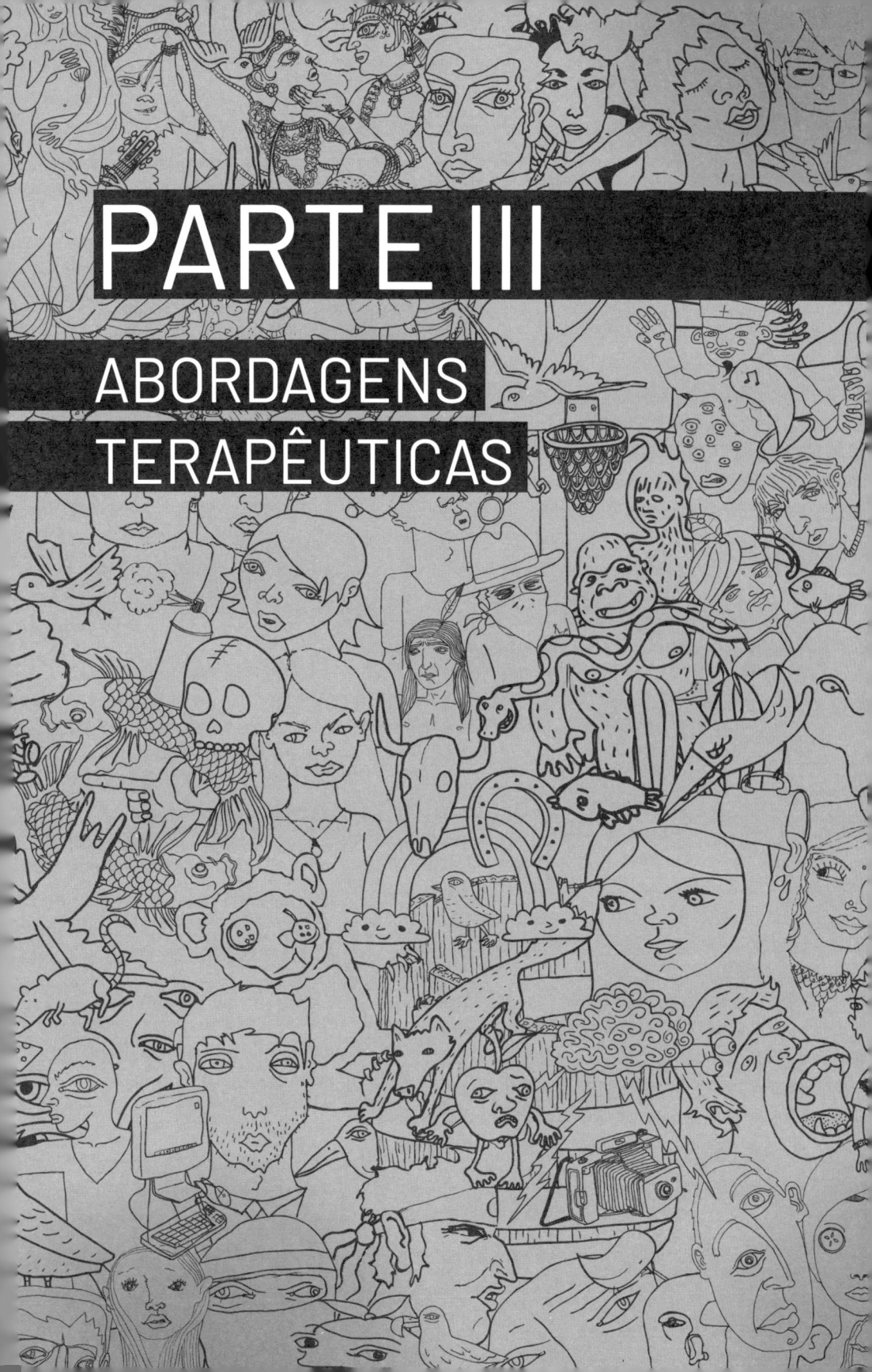

PARTE III
ABORDAGENS TERAPÊUTICAS

16

Planejamento terapêutico e tratamento psicofarmacológico dos transtornos do humor na infância e adolescência

Miguel Angelo Boarati ▪ Lee Fu-I

Ao planejar o tratamento farmacológico de crianças e adolescentes com transtornos do humor, seja o transtorno do humor unipolar (transtorno depressivo maior [TDM], transtorno depressivo persistente [TDP], também conhecido como distimia, transtorno disruptivo de desregulação de humor [TDDH]) ou o transtorno bipolar (TB), em suas diferentes fases (mania, hipomania, fase mista e depressiva), deve-se considerar características farmacodinâmicas e farmacocinéticas inerentes a cada fase do desenvolvimento.

A escolha do tratamento psicofarmacológico, psicossocial ou combinado (psicofarmacológico associado a abordagens multidisciplinares) para cada um desses estágios depende da gravidade do episódio, da fase da doença, do tipo de transtorno (p. ex., subtipo ou fase de TB, TDDH ou TDM com fatores de risco para o desenvolvimento do TB), da cronicidade, de condições comórbidas, entre outros fatores.

É possível observar que, apesar da grande evolução que ocorreu nos últimos 20 anos, com diferentes esquemas medicamentosos tendo sido aprovados pelos órgãos reguladores, ainda hoje se tem muitas medicações utilizadas *off-label*.

O foco deste capítulo será nas principais abordagens psicofarmacológicas e em outros tratamentos biológicos disponíveis para o tratamento dos transtornos do humor, considerando as características de cada diagnóstico e os principais níveis de evidência de cada medicação.

ASPECTOS GERAIS DO TRATAMENTO PSICOFARMACOLÓGICO DE CRIANÇAS E ADOLESCENTES COM TRANSTORNOS DO HUMOR

Dentro do processo de planejamento terapêutico, é fundamental o fortalecimento do vínculo médico-paciente e com os familiares, pois o transtorno do humor trata-se de uma patologia grave com forte estresse psicossocial associado. O tratamento apresenta três fases distintas e sequenciais: fase aguda, continuação e manutenção. O objetivo do tratamento da fase aguda é controlar ou melhorar os sintomas que mais afetam o funcionamento psicossocial da criança ou do adolescente ou colocam em risco a vida dos pacientes. Uma vez obtido redução total ou parcial ou remissão dos sintomas, é necessário prosseguir com o tratamento de continuação para consolidar a resposta terapêutica já adquirida no tratamento agudo e evitar recaídas. O principal objetivo do tratamento de manutenção é evitar novos episódios ou recorrências.[1]

O Quadro 16.1 descreve um resumo de cada fase, os objetivos a serem alcançados e os pontos de atenção a serem observados. As fases do tratamento descritas são válidas para todos os transtornos do humor, independentemente das características do episódio.

É altamente recomendado realizar exames laboratoriais de controle (Quadro 16.2) tanto previamente ao início das medicações quanto como controle trimestral ou semestral.[1] A principal finalidade é avaliar o estado de saúde geral e monitorar possíveis efeitos colaterais que as medicações possam causar ao paciente, principalmente por se tratar de criança ou adolescente, ou seja, em fase de desenvolvimento. A avaliação de altura e peso (índice de massa corporal [IMC]) e dos sinais vitais e a medida da circunferência abdominal devem ser registradas, e sinais e sintomas de possíveis eventos adversos devem ser avaliados com os pacientes e suas famílias em todas as consultas.

No início do tratamento, deverá ser realizado o trabalho de psicoeducação, com explicação a respeito do transtorno depressivo e suas características, diferenciando os sintomas de aspectos relacionados ao temperamento e à personalidade da criança ou do adolescente, e acolhimento ao sofrimento da família e ao estresse, com orientações sobre as abordagens terapêuticas a serem adotadas.

QUADRO 16.1

Fases do tratamento de transtornos do humor na infância e adolescência

Fases do tratamento	Objetivos principais	Cuidados a serem observados
Aguda	Alcançar a resposta terapêutica, com remissão sintomática.	É uma fase bastante crítica, pois é o período de maior risco para desfechos desfavoráveis, como efeitos colaterais e paradoxais ao tratamento medicamentoso, risco de suicídio, levando à resistência ou ao abandono do tratamento. Em geral, dura de quatro a oito semanas.
Continuação	Consolidar a resposta da fase aguda, na qual manejos e adequações poderão ser realizadas como ajustes de dose da medicação, associações ou introdução de outras intervenções.	Dura cerca de três a seis meses após a fase aguda, sendo o momento em que a criança ou o adolescente retoma suas atividades plenamente, às vezes apresentando algum nível de dificuldade. É importante manter a observação sobre efeitos adversos e persistência de sintomas residuais.
Manutenção	Observar a remissão total do quadro, evitando a recorrência e a cronificação da doença.	É um período bastante delicado, no qual pais e pacientes podem considerar que o tratamento já está concluído, visto que os sintomas estão remitidos, e o funcionamento pré-mórbido, restabelecido, sendo possível ocorrer falha de adesão ou abandono do tratamento sem a avaliação médica. Não há uma duração previamente estabelecida, dependendo das características do episódio depressivo. No caso do TDM, em quadros crônicos ou com múltiplos episódios anteriores, indica-se tempo superior a um ano de manutenção do tratamento.[2]

Entre os fatores que determinam o tipo de tratamento a ser adotado com o paciente estão:

1. a idade do paciente – se criança pequena, na adolescência inicial ou na adolescência tardia;
2. o nível de desenvolvimento cognitivo e emocional;
3. a gravidade clínica – presença de sintomas psicóticos, ideação suicida;

4. o subtipo de depressão – se unipolar ou bipolar, depressão maior ou depressão persistente (distimia);
5. a cronicidade – presença de episódios anteriores;
6. comorbidades psiquiátricas presentes que definiriam o prognóstico ou a necessidade de tratamentos farmacológicos e psicoterápicos complementares;
7. história familiar positiva para transtornos do humor, em especial o TB;
8. resposta terapêutica obtida por familiares de primeiro grau que apresentam o mesmo diagnóstico;
9. tolerabilidade apresentada em tratamentos anteriores;
10. expectativas que o paciente e a família têm com o tratamento;
11. fatores culturais;
12. disponibilidade financeira para comprar a medicação ou obtê-la na rede pública.

Esses passos são processos importantes que precisam ser discutidos com a família e com o paciente, a depender do nível de compreensão que ele apresenta. Isso porque existem vários mitos e tabus relacionados ao tratamento da depressão em crianças e adolescentes, principalmente quando se trata do uso de medicação. Muitas vezes, existem expectativa de melhora

---

QUADRO 16.2

Exames laboratoriais a serem realizados no início e ao longo do tratamento farmacológico

1. Hemograma completo
2. Ferro sérico e ferritina
3. Provas de função tireoidiana (T3, T4, T4 livre e TSH)
4. Provas de função hepática (TGO, TGP, bilirrubina, gama-GT e amilase)
5. Glicemia, perfil lipídico (colesterol total e frações, triglicérides)
6. Provas de função renal (ureia e creatinina)
7. Eletrólitos (sódio, potássio, cálcio e magnésio)
8. Teste de gravidez (para adolescentes sexualmente ativas)
9. Prolactina
10. Eletrocardiograma
11. Dosagem sérica das medicações (lítio, carbamazepina, divalproato de sódio (quando iniciado o uso dessas medicações)

T3: tri-iodotironina; T4: tiroxina; TSH: hormônio estimulante da tireoide;
TGO: transaminase glutâmico-oxalacética; TGP: transaminase glutâmica pirúvica;
gama-GT: gama-glutamiltransferase.
Fonte: Nogueira-Lima e colaboradores.[1]

rápida, medos e receios dos efeitos da medicação sobre o desenvolvimento da criança ou do adolescente e o tempo de uso da medicação, bem como uma tendência ao questionamento de outras possíveis abordagens a serem realizadas.

TRATAMENTO DO TRANSTORNO DEPRESSIVO MAIOR E DO TRANSTORNO DEPRESSIVO PERSISTENTE

O TDM e o TDP em crianças e adolescentes apresentam alta taxa de morbidade e comorbidades clínicas e psiquiátricas, com aumento do risco de suicídio e prejuízo psicossocial.

O episódio depressivo varia de duração, frequência e intensidade e gravidade dos sintomas. Esses pontos são muito importantes quando se planeja o tratamento a ser realizado. Episódios únicos de duração breve e gravidade dos sintomas mais leves terão abordagem totalmente diferente de episódios recorrentes, com maior duração ou gravidade. Além disso, é importante considerar se o episódio depressivo apresenta características de risco para bipolaridade, pois isso será crucial na decisão do tratamento farmacológico a ser adotado, visto que o uso de antidepressivos ou a não utilização de medicação poderá ser bastante prejudicial ao paciente.

O objetivo do tratamento é a remissão total do episódio depressivo, com retorno ao funcionamento pré-mórbido. Respostas parciais aumentam o risco de desfechos psicossociais desfavoráveis, comportamento suicida, problemas relacionados a substâncias psicoativas (uso, abuso e dependência), recaídas e recorrências, além do desenvolvimento de quadro refratários.

O USO DE ANTIDEPRESSIVOS NO TRANSTORNO DEPRESSIVO MAIOR

O uso de antidepressivos em crianças e adolescentes apresentou importante crescimento no final da década de 1990 e início da década de 2000, aumentando de 1,5% entre 1996 e 1998 para 2,5% entre 2003 e 2005 para diferentes quadros psiquiátricos, não somente a depressão.[3] Entretanto, esse aumento sofreu um importante impacto a partir de 2003, devido ao potencial de aumento do risco de suicídio, o que fez as embalagens apresentarem essa advertência.[2] A partir de então, houve uma queda no uso, estabilizando-se nos anos seguintes, mantendo-se em 2,6%.

Apesar de existirem diferentes classes de antidepressivos aprovadas para o tratamento de depressão em adultos, a principal classe que se mostra eficaz no tratamento de depressão em crianças e adolescentes é a dos inibidores seletivos da recaptação de serotonina (ISRSs). Somente dois antidepressivos dessa classe foram aprovados pela agência americana que regula alimentos e medicações, a Food and Drug Administration (FDA): a fluoxetina e o escitalopram.[4,5]

Isso porque diferentes estudos realizados com outros ISRSs que têm outros mecanismos de ação, como os inibidores da recaptação de noradrenalina e serotonina (IRNSs) (venlafaxina e duloxetina) e os inibidores da recaptação de dopamina e noradrenalina (IRNDs) (bupropiona), não demonstraram efetividade em diferentes ensaios clínicos randomizados controlados com placebo.[6] Outra classe de antidepressivos muito utilizada no passado e que se mostrou pouco efetiva no tratamento da depressão em crianças e adolescentes foi a dos antidepressivos tricíclicos (ADTs).[7]

Na metanálise realizada por Zhou e colaboradores[6] analisando 71 ensaios clínicos randomizados, com um total de 9.510 crianças e adolescentes, avaliou-se o tratamento medicamentoso isolado, psicoterápico ou combinado. O estudo demonstrou que a fluoxetina ou a fluoxetina combinada com a terapia cognitivo-comportamental (TCC) apresentava eficácia superior à do placebo na maioria dos estudos.

A fluoxetina foi o primeiro antidepressivo aprovado para o tratamento da depressão a partir dos 8 anos, sendo posteriormente também aprovada para o tratamento de transtorno obsessivo-compulsivo. Já o escitalopram foi aprovado para adolescentes a partir dos 12 anos.[4]

Existem alguns ensaios clínicos randomizados controlados com placebo que foram os primeiros estudos bem conduzidos realizados com a fluoxetina que demostraram a sua eficácia no tratamento do quadro agudo de depressão em crianças e adolescentes. Um ensaio de oito semanas com 96 crianças e adolescentes entre 7 e 17 anos mostrou eficácia medida pela Escala de Impressão Clínica Global (CGI, do inglês Clinical Global Impression). Do grupo tratado, observou-se 56% dos participantes com pontuação melhor ou muito melhor em comparação com o grupo placebo.[8] Outro estudo duplo-cego controlado com placebo com 219 crianças e adolescentes entre 8 e 17 anos apresentou melhora na Children Depression Rating Scale-Review (CDRS-R), sendo que 52% do grupo tratado apresentou importante melhora quando comparado com 37% do grupo placebo.[9]

O escitalopram está aprovado para uso em adolescentes acima dos 12 anos.[4] A sua eficácia foi avaliada em um estudo randomizado controlado por placebo que avaliou 157 adolescentes entre 12 e 17 anos com o diagnóstico de TDM que receberam escitalopram em doses entre 10 e 20 mg ou placebo durante oito semanas. O grupo medicado apresentou melhora significativa avaliada pela CDRS-R quando comparado com o grupo placebo.[10] Um estudo anterior conduzido por Wagner e colaboradores,[11] que incluía na sua amostra crianças e adolescentes entre 6 e 17 anos, demonstrou não haver melhora nas pontuações da CDRS-R quando era avaliada a amostra total. No entanto, quando a análise era feita somente com a população adolescente (entre 12 e 17 anos), a melhora era significativa quando comparada com o grupo placebo. Esse estudo já predizia dois pontos importantes no uso de antidepressivos para o tratamento de crianças e adolescentes com depressão; o primeiro é que as crianças apresentam taxas de respostas baixas quando comparadas com o grupo placebo; a segunda é que tanto nessa população como entre os adolescentes o efeito placebo era bastante significativo, ou seja, o tamanho de efeito (*effect size*) dos antidepressivos no tratamento da depressão em crianças e adolescentes é geralmente muito baixo (mesmo dos antidepressivos aprovados) quando comparado com o de outras classes farmacológicas, como os antipsicóticos e os psicoestimulantes.

Diversos estudos mais recentes mantiveram a observação de que o efeito de resposta aos antidepressivos no tratamento da depressão em crianças e adolescentes apresentava pouca diferença em relação ao placebo. A resposta ao placebo nos estudos com antidepressivos em crianças e adolescentes com TDM excede àquelas observadas nos estudos com transtorno de ansiedade[12] e são muito mais frequentes do que as observadas em estudos com adultos com depressão.[13]

Em uma metanálise feita por Feeney e colaboradores[14] que analisou estudos sobre o uso de antidepressivos em crianças e adolescentes e a influência do efeito placebo, foram considerados vários aspectos relacionados aos tipos de estudos que são realizados com essa população e que se mostram diferentes do que é feito com a população adulta. Algumas dessas diferenças são: maior homogeneidade da população estudada (faixa etária mais ampla, com diferenças importantes), a possibilidade de erro diagnóstico de depressão em crianças e adolescentes (visto que, em cada fase do desenvolvimento, a apresentação clínica de um quadro depressivo pode variar bastante) e a menor sensibilidade da escala de avaliação clínica em crianças e adolescentes (CDRS-R) quando comparada com a escala de avaliação clínica em adultos (Escala de Depressão de Hamilton ou de Montgomery-Asberg), cujas propriedades clínicas e psicométricas são superiores, além de maior sensibilidade para detecção dos sinais de resposta terapêutica. Esse estudo discute também a necessidade de desenvolvimento de medicações antidepressivas específicas para a utilização em crianças e adolescentes com depressão, e não o uso de medicamentos previamente produzidos para tratar a depressão na população adulta, principalmente porque quadros de depressão de início precoce apresentam forte sobreposição genética a outros transtornos mentais, como o TB, a esquizofrenia e o transtorno do déficit de atenção/hiperatividade (TDAH), quando comparados com os quadros de depressão que se iniciam na vida adulta, indicando características fisiopatológicas e de respostas a tratamento biológico específico.

Por estarem em plena fase do desenvolvimento, crianças e adolescentes apresentam fatores de imaturidade neuronal, com mudanças em receptores cerebrais para hormônios e neurotransmissores que os tornam mais sensíveis a fatores de estresse ambiental e a apresentarem respostas mais exacerbadas a estímulos sociais negativos produzidos pela desregulação do eixo hipotálamo-hipófise-suprarrenal. Dessa forma, eles seriam mais sujeitos a responderem melhor às intervenções ambientais do que à ação direta dos antidepressivos.[6]

Na tentativa de ampliar o arsenal farmacoterapêutico em crianças e adolescentes com transtorno depressivo, vários estudos com a vortioxetina foram realizados com a população infantojuvenil ainda no período de lançamento da medicação, considerando tratar-se de um antidepressivo multimodal com diferentes efeitos sobre o sistema serotoninérgico e que poderia apresentar resultados mais satisfatórios para o tratamento do TDM em crianças e adolescentes.[15]

A vortioxetina funciona como inibidor da recaptação da serotonina, agonista, agonista parcial e antagonista de diferentes receptores serotoninérgicos,[15] conforme ilustra a Figura 16.1.

Foi realizado um ensaio clínico aberto estendido de seis meses por Findling e colaboradores[16] a partir de fase inicial de avaliação da farmacocinética da vortioxetina em crianças e adolescentes com o diagnóstico de depressão ou ansiedade nas doses utilizadas em adultos (de 5-20 mg/dia).[17] O objetivo principal desse estudo era verificar se doses aprovadas para adultos (5-20 mg/dia) teriam bom perfil de segurança e tolerabilidade em crianças e adolescentes por um período estendido de avaliação e se o resultado seria efetivo para futuros

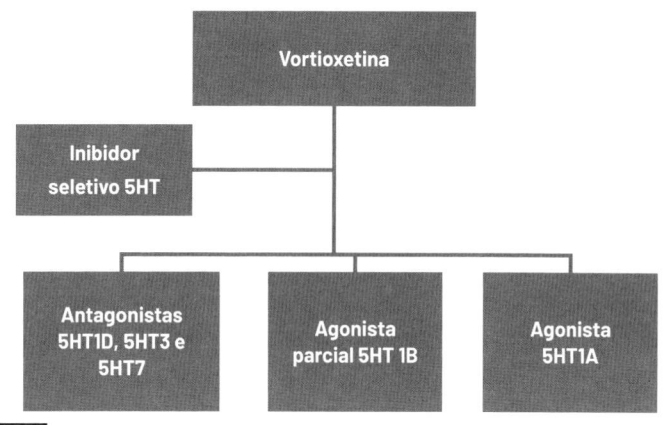

```
                    ┌─────────────┐
                    │ Vortioxetina│
                    └──────┬──────┘
         ┌─────────────┐   │
         │  Inibidor   │───┤
         │seletivo 5HT │   │
         └─────────────┘   │
        ┌─────────────────┼─────────────────┐
┌───────┴────────┐ ┌──────┴───────┐ ┌───────┴──────┐
│  Antagonistas  │ │   Agonista   │ │   Agonista   │
│  5HT1D, 5HT3 e │ │ parcial 5HT 1B│ │    5HT1A    │
│      5HT7      │ │              │ │              │
└────────────────┘ └──────────────┘ └──────────────┘
```

FIGURA 16.1
Perfil farmacológico da vortioxetina.

ensaios clínicos dessa medicação em quadros de depressão e ansiedade. Dos 47 pacientes que haviam concluído o estudo anterior, 41 mantiveram o uso da vortioxetina, sendo que 95% (39 pacientes) permaneceram com a dose inicialmente utilizada. Desse grupo, 21 pacientes (51%) desistiram do estudo por diferentes razões (perda de eficácia, problemas operacionais e presença de efeitos colaterais). Nos pacientes que mantiveram o estudo até o final, efeitos adversos leves e moderados foram observados, mas com a tendência de melhora ao longo do seguimento. Esse estudo permitiu considerar que a vortioxetina seria uma medicação bem tolerada, segura e que possibilitaria futuros ensaios clínicos em crianças e adolescentes com depressão e ansiedade, pois a resposta de melhora clínica pareceu, em primeira análise, ser positiva.

No entanto, um estudo mais recente com a vortioxetina[16] comparada com placebo e fluoxetina em crianças e adolescentes de 12 a 17 anos que haviam apresentado resposta insatisfatória após quatro semanas de intervenção psicossocial breve e mantinham escores maiores que 40 pontos na CDRS ou redução menor que 40% dos sintomas depressivos avaliados pela pontuação da Escala de Avaliação Global dos Pais os randomizou em quatro diferentes grupos:

- 10 mg de vortioxetina;
- 20 mg de vortioxetina;
- 20 mg de fluoxetina;
- placebo.

Os quatro grupos apresentaram melhora dos sintomas depressivos avaliados pela CDRS-R, e, apesar de a medicação ter se mostrado segura e bem tolerável para a população infantojuvenil, o resultado do estudo foi considerado negativo, pois não houve importante diferença entre a medicação ativa e o placebo. Com isso, conclui-se que a vortioxetina não apresenta um padrão de efeito de resposta significativo em crianças e adolescentes com depressão ou ansiedade, como é observado em adultos.

Dessa forma, serão necessários futuros estudos desenhados especificamente para crianças e adolescentes, provavelmente com amostras mais homogêneas quanto à idade (p. ex., faixa etária mais restrita, separando crianças de adolescentes), tempo maior de observação e ausência de possíveis viés (estressores psicossociais), que poderão trazer resultados mais promissores.

TRATAMENTO DA DEPRESSÃO REFRATÁRIA

Cerca de 40% dos adolescentes com quadros depressivos importantes apresentam respostas insatisfatórias aos tratamentos de comprovada eficácia, como ISRS e TCC e/ou terapia interpessoal. Alguns fatores de risco estão associados a quadros de refratariedade, entre eles episódios graves e recorrentes, com manutenção de sintomas residuais em episódios anteriores, presença de comorbidades psiquiátricas e de estressores psicossociais.

Um estudo multicêntrico realizado em meados da década de 2010, conhecido com TORDIA (Treatment of SSRI-Resistant Depression in Adolescents), avaliou, além dos fatores de risco para o desenvolvimento de quadros de depressão refratária em adolescentes, os caminhos a serem seguidos nessas situações.[18]

Quando se define um padrão de refratariedade a um primeiro ensaio clínico com dose e tempo suficientes de tratamento (p. ex., fluoxetina 20-40 mg por dois meses), é possível optar pela associação da intervenção psicoterápica ou pela troca por outro ISRS ou pela venlafaxina. Outros tratamentos medicamentosos, como associação de estabilizadores de humor (lítio, quetiapina) ou eletroconvulsoterapia, cetamina ou estimulação magnética transcraniana, poderão ser considerados. As abordagens mais recentes serão discutidas nos Capítulos 17 e 18.

EFEITOS ADVERSOS E RISCOS ASSOCIADOS

A maioria das diretrizes que avalia risco e benefício para o uso de antidepressivos em crianças e adolescentes com depressão assinala questões relacionadas ao aumento do risco de suicídio, quando, na verdade, crianças e adolescentes apresentam padrões diferentes de resposta (maiores taxas de resposta ao placebo nos ensaios clínicos, além de maiores taxas de resposta insatisfatória e outros efeitos colaterais, como ativação comportamental, sintomas maniformes, ansiedade, alterações do sono e apetite, quando comparados com os adultos). Em um estudo de revisão acerca dos efeitos adversos observados no tratamento farmacológico para depressão em crianças e adolescentes, Westergren e colaboradores[19] concluíram não haver consenso entre os principais riscos de efeitos colaterais associados ao uso de antidepressivos no tratamento de crianças e adolescentes. Algumas diretrizes não trazem destaque para os efeitos colaterais somáticos comuns ou outros efeitos psiquiátricos, focando apenas no risco de suicidalidade, como se este fosse o único efeito adverso ao qual o clínico deveria ficar atento. Isso se deve, em parte, por esse tema ter ganhado importante nível de discussão científico-acadêmica no período em que foi observado o aumento da ideação suicida durante os ensaios clínicos com antidepressivos que eram realizados no início da década de 2000.

Outros importantes riscos associados ao uso de antidepressivos em crianças e adolescentes com depressão são a ativação comportamental e a virada maníaca, que estão muito relacionadas à predisposição para o desenvolvimento de TB. Histórico familiar positivo para TB em familiares de primeiro grau, episódios depressivos graves com sintomas psicóticos ou catatonia de início muito precoce são alguns dos sinais de risco que precisam ser considerados no momento da introdução da medicação antidepressiva.

Os efeitos adversos e, principalmente, o risco de suicídio e a virada maníaca são pontos de cuidado a serem observados no início do tratamento psicofarmacológico da depressão em crianças, bem como o próprio risco em si associado ao comportamento suicida ou de abrir o quadro de TB. Por essa razão, é fundamental que a introdução da medicação antidepressiva seja realizada de maneira lenta e gradual, com doses baixas. Nesse aspecto, a fluoxetina e o escitalopram facilitam esse processo, pois há, no mercado, a apresentação em gotas, que facilita essa introdução. A criança e/ou o adolescente deverá ser monitorado no primeiro mês da introdução da medicação, e a família deverá ser orientada a respeito dos possíveis efeitos adversos ou riscos que a medicação apresenta para que possa acessar o serviço médico de urgência caso esse evento indesejado ocorra.

TRATAMENTO DO TRANSTORNO DISRUPTIVO DA DESREGULAÇÃO DO HUMOR

O TDDH é caracterizado como um quadro de irritabilidade grave, crônica e não episódica associado a episódios frequentes de explosão de raiva e que geram importante prejuízo psicossocial.[20] É um diagnóstico criado para separar essas crianças e adolescentes dos que apresentam TB, diferenciando-se destes por não apresentarem sintomas maniformes ou irritabilidade cíclica. Em estudos de seguimento clínico, observou-se que crianças e adolescentes com TDDH evoluem para depressão e ansiedade, e não para TB tipo I ou II.[20]

Além de reduzir os diagnósticos inadequados de TB nessas crianças e adolescentes, outra proposta desse diagnóstico seria a de reduzir o risco de polifarmácia, a exemplo do que acontece nas crianças e nos adolescentes que apresentam o diagnóstico de TB, pois eles necessitam de diferentes esquemas medicamentosos para obter a remissão das oscilações do humor e atingir a eutimia. No entanto, apesar de ter ocorrido a diminuição dos diagnósticos de TB em crianças e adolescentes e o aumento do diagnóstico de TDDH desde a publicação desse transtorno na 5ª edição do *Manual diagnóstico e estatístico de transtornos mentais* (DSM-5), houve um aumento importante no uso de antipsicóticos e da polifarmácia nos estudos de coorte do TDDH quando comparados com os estudos de coorte do TB.[21] Isso ocorreu porque a proporção de sintomas disruptivos entre as crianças com TDDH era maior do que a observada nas crianças com TB, especialmente a associação com sintomas opositores desafiantes. Sendo assim, a inclusão do diagnóstico de TDDH não levou à redução da polifarmácia, do uso de antipsicóticos e dos casos de internação, mas, ao contrário, houve aumento das prescrições de antipsicóticos nessa população.

Nas atuais diretrizes, não existe um protocolo de medicações a serem utilizadas no controle dos sintomas do TDDH. As principais abordagens estudadas envolvem o uso de intervenções psicoterápicas com a criança e a família e orientação escolar. Abordagens farmacológicas têm sido empregadas principalmente em quadros mais graves e com comorbidades psiquiátricas, como TDAH, depressão, ansiedade e presença de sintomas de oposição desafiante associados ao quadro de irritabilidade. Na maioria das vezes, são utilizadas aprovações para outros quadros clínicos, como o uso de risperidona e aripiprazol para quadros de irritabilidade no transtorno do espectro autista[4] ou a experiência clínica em quadros como o Tourette e o TDAH, nos quais irritabilidade e explosões de raiva (*ranges*) se manifestam frequentemente e melhoram com o uso de antipsicóticos em baixa dosagem.

Ensaios clínicos utilizando lítio e antiepilépticos ou foram negativos ou tiveram resultados pouco conclusivos, principalmente quando são avaliadas metanálises de tratamentos medicamentosos para TDDH.[22]

Alguns ensaios clínicos com metilfenidato, antipsicóticos de segunda geração e ISRSs mostraram resultados positivos, principalmente quando os pacientes apresentavam comorbidade com TDAH ou sintomas depressivos e/ou ansiosos.

Um estudo aberto[23] avaliando o uso do metilfenidato na apresentação OROS (Concerta®) em crianças e adolescentes com TDDH comórbido com TDAH (comorbidade bastante frequente) demonstrou melhora dos sintomas de irritabilidade tanto na perspectiva do paciente quanto na observação dos pais, que perceberam melhora da regulação emocional, além da melhora dos sintomas de TDAH que já havia sido observada anteriormente ao início do estudo. Esse estudo foi consistente com outros anteriores que demonstraram melhora dos sintomas principais do TDDH, tendo sido o primeiro a avaliar a resposta sobre a irritabilidade e outros aspectos emocionais, como regulação emocional em pacientes com TDDH e TDAH.

Outro estudo também aberto[24] com crianças e adolescentes com TDDH com comorbidade com TDAH avaliou, durante seis semanas, o uso de metilfenidato associado a aripiprazol (até a dose de 5 mg). Essa combinação melhorou os sintomas cardinais do TDAH (hiperatividade, impulsividade e desatenção) e de TDDH (irritabilidade crônica com explosões de raiva), os sintomas internalizantes, como depressão, ansiedade e problemas sociais, e a reatividade extrema. Também houve melhora das funções cognitivas que estão prejudicadas no TDAH. Além disso, a piora da irritabilidade e dos tiques, frequentemente observada em pacientes com TDAH no momento da introdução do psicoestimulante, também foi muito minimizada.

Considerando-se que a comorbidade entre TDDH e TDAH é bastante frequente, que o controle dos sintomas do TDAH somente ocorrerá com a medicação psicoestimulante e que o psicoestimulante poderá intensificar os sintomas de irritabilidade do TDDH, um ensaio clínico randomizado comparando o uso de metilfenidato associado ao placebo e ao citalopram conduzido por Towbin e colaboradores[25] demonstrou que a associação do citalopram com o metilfenidato melhora os sintomas de irritabilidade quando comparada com o uso de metilfenidato com o placebo.

Em resumo, o TDDH é um diagnóstico ainda em processo de construção, cujo tratamento também necessita de novos estudos, especialmente o farmacológico. A definição de amostras fenotipicamente mais homogêneas para ensaios clínicos poderá trazer a possibilidade de tratamentos com melhor nível de evidência.

TRATAMENTO PSICOFARMACOLÓGICO DO TRANSTORNO BIPOLAR

O TB é uma condição psiquiátrica crônica grave, cujos primeiros sintomas comumente começam na adolescência. Em geral, o TB necessita de cuidados e monitoramento ao longo da vida, o que engloba não só o tratamento medicamentoso, mas também intervenções psicossociais.[1] Como a desregulação emocional e as oscilação de humor do TB costumam ser muito prejudiciais ao funcionamento global dos indivíduos, não intervir e deixar o curso natural da doença seguir não deve ser uma escolha. Além disso, tanto a doença de início precoce quanto a demora para o início do tratamento são fatores de risco que aumentam de maneira independente e significativa a morbidade na idade adulta. Portanto, diagnosticar e tratar adequadamente crianças com TB nos estágios iniciais da doença é de suma importância.

Ao longo das últimas décadas, houve um aumento das pesquisas com foco em TB de início precoce que permitiu melhor compreensão da fenomenologia clínica e do tratamento, principalmente o farmacológico.[26] Várias medicações disponíveis até o momento mostraram eficácia no tratamento de crianças e adolescentes com TB, mas infelizmente nenhum dos tratamentos convencionais atuais (comumente, antipsicóticos, lítio e anticonvulsivantes) pôde reivindicar um alto nível de eficácia combinado com boa tolerabilidade nessa população. Na prática clínica, quase 50% ou mais dos adolescentes com mania requerem tratamento com associação de mais de um medicamento, mas isso frequentemente está associado ao risco de eventos adversos (EAs), que podem ser potencialmente graves e que, em consequência, acabam por levar à descontinuidade do tratamento.[27]

A maioria dos ensaios clínicos visa ao manejo da fase aguda de episódios mistos/maníacos, e há menos pesquisas com foco no tratamento de episódios depressivos ou de manutenção do TB. Ainda mais raras são pesquisas que focam na segurança do manejo de longo prazo em crianças e adolescentes com TB. No entanto, apesar de haver a preocupação sobre os EAs (em curto e longo prazos) com os psicofármacos prescritos para TB em crianças e adolescentes, o não tratamento pode ter consequências graves e, às vezes, letais (p. ex., risco de suicídio).

Assim, é essencial que os profissionais da saúde sejam capazes de pesar os riscos e benefícios de diferentes agentes psicofarmacológicos para otimizar a assistência aos pacientes, com o objetivo de destacar os medicamentos que têm evidências de eficácia no TB de início precoce, bem como os EAs comuns e graves e os EAs que levam à descontinuação de tratamento, a fim de manejá-los ao longo do tratamento.

TIPOS DE MEDICAMENTOS COM EVIDÊNCIA COMPROVADA PARA TRATAMENTO DE TRANSTORNO BIPOLAR EM CRIANÇAS MAIS UTILIZADOS

LÍTIO

O lítio tem aprovação da agência de controle de medicamentos e alimentos dos Estados Unidos[4] para tratamento agudo e de manutenção de episódios mistos e maníacos de TB tipo I em crianças e adolescentes de 7 a 17 anos.

Vários ensaios clínicos demonstraram a eficácia do lítio nos episódios maníacos ou mistos agudos e identificaram alguns EAs associados. Destaca-se principalmente um estudo randomizado, duplo-cego, controlado por placebo, de oito semanas com crianças e adolescentes com episódios mistos ou de mania, no qual se verificou uma significativa redução dos sintomas maníacos com o uso de lítio em comparação com placebo.[28] Os EAs mais comuns relatados nesse estudo foram náuseas, vômitos e aumento significativo da concentração de tireotropina (3,0 ± 3,1 mUI/L) em comparação com o placebo.

Já há estudos específicos que concluíram que o nível sérico de lítio eficiente no tratamento agudo de TB para crianças e adolescentes é de 0,8 a 1,2 mEq/L. Devido à estreita janela terapêutica, o paciente e os cuidadores devem ser orientados sobre a possibilidade de intoxicação e os sintomas relacionados (p. ex., tontura, marcha instável, fala arrastada, tremores grosseiros, dor abdominal, vômitos, sedação, confusão, visão embaçada e marcha ébria).[29,30]

ANTIEPILÉPTICOS COM AÇÃO ESTABILIZADORA DO HUMOR

Apesar de nenhum antiepiléptico ter aprovação da FDA para tratamento de crianças e adolescentes com TB, na prática clínica, o seu uso pode ser eficiente no controle de sintomas de TB de início precoce. Além disso, o perfil de tolerabilidade e segurança, bem como a farmacocinética e a farmacodinâmica, estão bem estabelecidos nessa população devido ao seu uso de longa data nos quadros de epilepsia infantojuvenil.

Os antiepilépticos têm efeitos colaterais neurológicos, cognitivos e gastrintestinais que, salvo casos de reações alérgicas, podem ser manejados com ajustes de dose. Os aumentos de dose devem ser graduais, e exames de sangue periódicos são recomendados para monitorar o nível sérico e possíveis efeitos colaterais raros, mas graves (p. ex., insuficiência hepática, pancreatite, trombocitopenia).

Valproato/divalproato de sódio

Nas pesquisas, observou-se que não houve diferenças significativas na ocorrência de EAs entre os grupos que usaram valproato/divalproato e placebo. Alguns estudos têm associado esses fármacos ao aparecimento de síndrome dos ovários policísticos em meninas após uso prolongado. Caso ocorra qualquer alteração significativa no ciclo menstrual e/ou hirsutismo durante período de uso desse medicamento, o ginecologista deve ser consultado.[27]

Lamotrigina

Evidências da eficácia da lamotrigina no manejo clínico de TB de início precoce são limitadas. Em um ensaio aberto de 18 semanas seguido por uma retirada duplo-cega de 36 semanas, jovens com TB tipo I não apresentaram melhora significativa; houve apenas eficácia sugerida em um subconjunto de participantes adolescentes. A lamotrigina é geralmente bem tolerada, com risco relativamente baixo para ganho de peso e sedação, porém, quando a dose é aumentada rapidamente, pode causar reações dermatológicas graves, como síndrome de Stevens-Johnson ou necrólise epidérmica tóxica.[31]

Carbamazepina

Apesar de não haver estudos randomizados controlados por placebo de carbamazepina para tratamento de TB de início precoce, vários ensaios abertos sugeriram o benefício de utilidade da carbamazepina no tratamento de jovens em episódios agudos mistos ou maníacos. Em um ensaio aberto randomizado de seis semanas que estudou 42 pacientes de 8 a 18 anos com TB visando a comparar os efeitos de lítio, divalproato de sódio e carbamazepina, houve resultados significativos para todos os três medicamentos. Entretanto, os participantes que utilizaram carbamazepina relataram a maior frequência de EAs (em 46%), predominantemente leves a moderados.[32]

Oxcarbazepina e topiramato não foram incluídos nesta revisão devido à falta de eficácia em todos os ensaios clínicos randomizados e controlados por placebo.[33]

Antipsicóticos de segunda geração

Vários antipsicóticos de segunda geração (ASGs) têm sido estudados para controlar a fase aguda de episódios com características mistas e maníacas de crianças e adolescentes com TB, assim como tratamento de manutenção.[27] Atualmente, risperidona, aripiprazol, quetiapina, olanzapina e asernapina são aprovados pela FDA para o tratamento de episódios mistos/maníacos de TB, ao passo que a associação de olanzapina-fluoxetina (OFC) e a lurasidona estão aprovadas para o tratamento da depressão bipolar em crianças e adolescentes.[4]

O Quadro 16.3 mostra a lista dos medicamentos aprovados até o momento para tratamento de TB de início precoce (< 18 anos). Deve-se ressaltar que há

QUADRO 16.3
Medicamentos aprovados para o transtorno bipolar de início precoce

Episódio de mania		Episódio de depressão bipolar		Seguimento/ manutenção	
Ano	Medicação	Ano	Medicação	Ano	Medicação
1970	Lítio	2014	Combinação de olanzapina + fluoxetina	1974	Lítio
2007	Risperidona			2008	Aripiprazol
2008	Aripiprazol				
2009	Quetiapina				
2009	Olanzapina				
2015	Asenapina				
Off+	Lurasidona	Off+	Quetiapina Lamotrigina	Off+	Todos os ASGs não aprovados

*Off+ = medicação *off-label* mais utilizada.
Fonte: Elaborado com base em Food and Drug Administration[5] e Findling e colaboradores.[34]

diversos medicamentos que, apesar de não serem aprovados oficialmente, são prescritos para pacientes jovens com TB devido a evidências em ensaios clínicos abertos.[34]

Os ASGs já estudados para tratamento de TB em crianças e adolescentes, as doses preconizadas e seus EAs estão listados no Quadro 16.4. Existem diferenças entre eles, como sintomas extrapiramidais, aumento dos níveis de prolactina e ganho de peso.

O perfil de EAs dos antipsicóticos difere muito daquele do lítio e dos antiepilépticos e requer consideração quanto à escolha de medicamentos para tratar o TB de início precoce.

- **Aripiprazol:** alguns estudos randomizados controlados por placebo com aripiprazol documentaram a segurança e a eficácia no tratamento de episódio agudo de mania e mania com caraterísticas mistas em crianças e adolescentes com TB. O aripiprazol foi geralmente bem tolerado, com taxas mais altas de EAs ocorrendo com doses diárias de 30 mg em comparação com doses de 10 mg. A segurança e a eficácia do aripiprazol também foram avaliadas em uma coorte de crianças menores de 4 a 9 anos diagnosticadas com TB tipo I, TB tipo II e TB relacionado com outra especificação e ciclotimia.[27] Nesse ensaio aberto, os participantes receberam até 16 semanas de tratamento com aripiprazol, seguido por um estudo duplo-cego, randomizado e controlado por placebo de 72 semanas de manutenção.[27]
- **Risperidona:** em 2012, Geller e colaboradores,[35] no ensaio *Treatment of Early Age*, realizaram uma avaliação comparativa direta de risperidona, divalproato de sódio e lítio durante oito semanas com crianças e adolescentes com TB em fase maníaca e mista. Os participantes que receberam risperidona apresentaram redução mais rápida de sintomas de mania, mas ganharam significativamente mais peso do que aqueles tratados com lítio ou divalproato. Alterações nos parâmetros laboratoriais únicos para grupos individuais incluíram prolactina elevada nos pacientes que tomaram risperidona, aumento do nível de tireotropina nos que tomaram lítio e diminuição da contagem de plaquetas nos que tomaram divalproato de sódio.[35]
- **Quetiapina:** a segurança e a eficácia em curto prazo da quetiapina foram documentadas em um estudo duplo-cego, controlado por placebo e de três semanas com jovens com mania aguda. De modo curioso, os EAs foram aproximadamente similares entre quetiapina 400 mg/dia e grupos de

QUADRO 16.4

Antipsicóticos utilizados no tratamento do TB na infância e adolescência

Medicação	Dose efetiva	Indicação	Aprovação da FDA	Efeitos colaterais
Risperidona	0,5-6 mg no TB	TB (mania)	10-17 anos na fase de mania do TB 5-16 anos na irritabilidade associada ao autismo	Aumento de apetite e peso, efeitos extrapiramidais, sonolência, aumento de prolactina. Maior risco de síndrome neuroléptica maligna (SNM) entre os atípicos
Olanzapina	2,5-5 mg no TB	TB (mania ou fase mista)	13-17 anos para TB (mania e fase mista)	Importante ganho de peso e aumento de apetite, dislipidemia, boca seca, sedação
Quetiapina	400-600 mg no TB	TB e depressão bipolar	10-17 anos para TB na fase de mania e depressão bipolar	Sonolência importante, fadiga, aumento de apetite e peso (menos significativo que olanzapina e risperidona)
Ziprasidona	40-160 mg no TB	TB e depressão bipolar	NA	Aumento do intervalo QTc no ECG
Aripiprazol	TB (dose máxima: 30 mg)	TB (mania)	10-17 anos para TB fase aguda de mania ou mista	Sonolência, acatisia, efeitos extrapiramidais, sialorreia, visão borrada
Clozapina	50-400 mg	TB (quadros refratários)	NA	Aumento de peso e apetite, diminuir o limiar epiléptico, sedação excessiva, agranulocitose
Lurasidona	20-80 mg	TB e depressão bipolar	De 10 a 17 anos para depressão bipolar	Nause, sonolência, ganho de peso, vomito, tontura insônia

Fonte: Adaptado de Nogueira-Lima e colaboradores.[1]

600 mg/dia.[36] Já a quetiapina de liberação lenta não demonstrou eficácia no tratamento da depressão bipolar em um estudo duplo-cego, controlado por placebo, de oito semanas, com 193 participantes com idade entre 10 e 17 anos com TB tipo I ou tipo II.[27]

- **Olanzapina:** a eficácia da olanzapina no episódio maníaco agudo em adolescentes foi estabelecida em um estudo duplo-cego de três semanas, controlado por placebo.[37] A eficácia e a tolerabilidade da olanzapina foram estabelecidas em combinação com fluoxetina (OFC) para o tratamento agudo da depressão bipolar,[38] levando à aprovação pela FDA de OFC para o tratamento da depressão bipolar em crianças e adolescentes de 10 a 17 anos. A associação OFC não foi diferente do placebo em sinais vitais ou EAs graves.
- **Ziprasidona:** em um estudo que consistia em uma fase de tratamento agudo randomizado controlado por placebo de quatro semanas com ziprasidona, constatou-se que houve diminuição significativa dos sintomas maníacos em jovens de 10 a 17 anos com TB tipo I. Esse estudo seguiu por uma fase de manutenção em ensaio aberto de 26 semanas. Durante o tratamento agudo, 18 participantes tomando ziprasidona, em comparação com 11 recebendo placebo, descontinuaram a medicação devido aos EAs relacionados ao tratamento.[39]
- **Lurasidona:** a eficácia da lurasidona no tratamento da depressão bipolar em adolescentes foi estabelecida em um estudo duplo-cego e controlado por placebo de seis semanas, o que levou à aprovação pela FDA para essa indicação.[40]
- **Asernapina:** a asernapina mostrou eficácia no tratamento agudo de episódios maníacos e mistos de crianças e adolescentes com TB tipo I em um estudo duplo-cego, randomizado e controlado por placebo de três semanas. Esse estudo levou à aprovação pela FDA para o tratamento da mania e de estados mistos no TB na infância e adolescência.[41]

NOVAS PROPOSTAS DE TRATAMENTOS

Embora a fisiopatologia do TB em crianças e adolescentes permaneça indefinida, as evidências emergentes apontam para potenciais características neurobiológicas, como anormalidades de glutamato e da substância branca na região do cíngulo. Estudos genéticos em TB de início precoce têm mostrado resultados que sugerem que o início precoce do TB está associado a riscos entre ele e o TDAH e concluem que pode haver diferentes mecanismos genéticos envolvidos no início precoce e tardio do TB,[42] justificando, provavelmente, a maior dificuldade no tratamento em comparação com os pacientes que apresentaram início tardio de TB.

Os EAs ganho de peso, tremores, inquietação motora, acne e desconforto gastrintestinal e a necessidade de monitoramento de exames de sangue podem reduzir a adesão ao tratamento. Cada vez mais, médicos, pesquisadores e pacientes e familiares estão recorrendo a uma variedade de produtos de venda livre considerados tratamentos complementares ou alternativos. Alguns suplementos alimentares parecem ser seguros e até mesmo saudáveis, o que os torna opções atraentes, especialmente para crianças muito pequenas e para aqueles com quadro clínico leve a moderado ou como complemento ao tratamento convencional. No entanto, existem poucos estudos para apoiar seu uso em populações pediátricas.

Pensando em potenciais características neurobiológicas, como anormalidades de glutamato e anormalidades da substância branca na região do cíngulo, a N-acetilcisteína (NAC) pode ser uma alternativa. A NAC é um aminoácido acetilado e um precursor da glutationa. Quando ingerida, a NAC aumenta os níveis de cisteína e permite a síntese de mais glutationa no cérebro. A glutationa é um antioxidante que atua para reduzir o estresse oxidativo, que tem sido implicado no distúrbio da pressão arterial e no TDM.[43] Um estudo-piloto com uso de NAC até 900 mg ao dia para tratamento de crianças e adolescentes em diferentes fases de TB (isto é, em mania, hipomania, depressão, com características mistas, associado ou não a outras drogas) mostrou resultado promissor.[42]

A NAC vem sendo apontada como benéfica para tratamento de crianças e adolescentes com histórico familiar de TB que apresentam sintomas de transtornos psiquiátricos heterotípicos, como transtornos de ansiedade e depressão, para evitar o uso de antidepressivos.[45]

Outras opções utilizadas em fase prodrômica de TB incluem acetil-L-carnitina e ômega-3.[45]

TRATAMENTO EM DIFERENTES FASES DO TRANSTORNO BIPOLAR

EPISÓDIO DE MANIA AGUDA E EPISÓDIOS MISTOS

Embora o uso seja menos estudado em crianças e adolescentes, a eficácia da monoterapia com lítio, valproato, carbamazepina e ASGs já é largamente comprovada para tratamento em crianças e adolescentes com TB em episódios de mania e episódios mistos não psicóticos.[35-37] Estudos recentes sugerem que os ASGs podem ser mais eficazes do que os estabilizadores de humor tradicionais (lítio e anticonvulsivantes).

HIPOMANIA

Não há estudos em crianças e adolescentes que abordem especificamente o tratamento da hipomania, pois os estudos geralmente têm amostras com misto de pacientes em mania e hipomania. Sendo assim, são recomendados tratamentos semelhantes aos descritos para mania, até serem publicados dados mais robustos sobre segurança e eficácia nessa condição.

DEPRESSÃO BIPOLAR

Crianças e adolescentes com depressão bipolar passam a maior parte do tempo com sintomas depressivos ou depressão maior, contexto que prejudica significativamente seu funcionamento psicossocial e aumenta o risco de suicídio.

Uma revisão[46] avaliou e comparou quatro ensaios clínicos randomizados distintos: um com lurasidona, outro com a combinação olanzapina e fluoxetina (OFX), e outros dois com quetiapina (um de liberação lenta e outro de liberação imediata). Todos os estudos foram comparados com placebo e preencheram todos os critérios de inclusão para serem comparados. Essa revisão concluiu que lurasidona e OFX demonstraram melhorias semelhantes e estatisticamente significativas na escala de depressão infantil, mas a quetiapina não. A lurasidona foi associada a alterações menores em peso, colesterol e triglicerídeos desde a linha de base em comparação com OFX e quetiapina. Não houve diferenças nas mudanças nos níveis de glicose entre os antipsicóticos. Além disso, a lurasidona foi associada a uma alteração menor nos níveis de prolactina em comparação com OFX, mas não com a quetiapina.[46]

Além de lurasidona e OFX, o uso de lítio tem sido relatado como uma alternativa para tratamento de depressão bipolar em crianças e adolescentes.[27] Outra possibilidade pode ser lamotrigina.[31]

CONSIDERAÇÕES FINAIS

O tratamento psicofarmacológico em crianças e adolescentes com transtornos do humor é parte essencial do planejamento terapêutico, especialmente no TB, visto que a remissão dos sintomas de mania, hipomania e fase mista só ocorrerá mediante a ação direta da farmacoterapia.

Existe uma importante lacuna em relação ao efeito de resposta com o uso de antidepressivos no TDM e no TDP, além da ausência de medicações aprovadas para o tratamento do TDDH. Estudos futuros poderão definir melhor quais são as possíveis abordagens psicofarmacológicas mais efetivas e seguras.

É importante que sejam realizadas abordagens psicoterápicas, reabilitação neurocognitiva e intervenção psicopedagógica, além de intervenção familiar. Os transtornos do humor apresentam impacto sobre o desenvolvimento da criança e do adolescente, estresse familiar e possibilidade de desfechos desfavoráveis durante o crescimento e na vida adulta, sendo necessárias intervenção precoce e monitorização dos efeitos adversos das medicações, a fim de minimizar esse impacto.

REFERÊNCIAS

1. Nogueira-Lima G, Kaio CH, Fu-I L. Tratamento do transtorno do humor bipolar na infância e adolescência. In: Miguel EC, Lafer B, Elkis H, Forlenza OV, editores. Clínica Psiquiátrica: a terapêutica psiquiátrica. 2. ed. Barueri: Manole; 2021. p. 680-92.
2. Valluri S, Zito JM, Safer DJ, Zuckerman IH, Mullins CD, Korelitz JJ. Impact of the 2004 Food and Drug Administration pediatric suicidality warning on antidepressant and psychotherapy treatment for new onset depression. Med Care. 2010;48(11):947-54.
3. Vitiello B, Ordóñez AE. Pharmacological treatment of children and adolescents with depression. Expert Opin Pharmacother. 2016;17(17):2273-9.
4. Food and Drug Administration. Depression medicines. Silver Spring: FDA; 2019.
5. Food and Drug Administration. Antidepressants approved for children and adolescents [Internet]. Silver Spring: FDA; 2023 [capturado em 23 jul. 2023]. Disponível em: https://www.fda.gov/search?s=antidepressants+approved+for+children+and+adolescents&sort_bef_combine=rel_DESC.
6. Zhou X, Teng T, Zhang Y, Del Giovane C, Furukawa TA, Weisz JR, et al. Comparative efficacy and acceptability of antidepressants, psychotherapies, and their combination for acute treatment of children and adolescents with depressive disorder: a systematic review and network meta-analysis. Lancet Psychiatry 2020;7(7):581-601.

7. Hazell P, O'Connell D, Heathcote D, Henry D. Tricyclic drugs for depression in children and adolescents. Cochrane Database Syst Rev. 2002;(2):CD002317.
8. Emslie GJ, Rush AJ, Weinberg WA, Kowatch RA, Hughes CW, Carmody T, et al. A double-blind, randomized, placebo-controlled trial of fluoxetine in children and adolescents with depression. Arch Gen Psychiatry. 1997;54(11):1031-7.
9. Emslie GJ, Heiligenstein JH, Wagner KD, Hoog SL, Ernest DE, Brown E, Nilsson M, et al. Fluoxetine for acute treatment of depression in children and adolescents: a placebo-controlled, randomized clinical trial. J Am Acad Child Adolesc Psychiatry. 2002;41(10):1205-15.
10. Emslie GJ, Ventura D, Korotzer A, Tourkodimitris S. Escitalopram in the treatment of adolescent depression: a randomized placebo-controlled multisite trial. J Am Acad Child Adolesc Psychiatry. 2009;48(7):721-9.
11. Wagner KD, Jonas J, Findling RL, Ventura D, Saikali K. A double-blind, randomized, placebo-controlled trial of escitalopram in the treatment of pediatric depression. J Am Acad Child Adolesc Psychiatry. 2006;45(3):280-8.
12. Cohen D, Deniau E, Maturana A, Tanguy ML, Bodeau N, Labelle R, et al. Are child and adolescent responses to placebo higher in major depression than in anxiety disorders? A systematic review of placebo-controlled trials. PLoS One. 2008;3(7):e2632.
13. Meister R, Abbas M, Antel J, Peters T, Pan Y, Bingel U, et al. Placebo response rates and potential modifiers in double-blind randomized controlled trials of second and newer generation antidepressants for major depressive disorder in children and adolescents: a systematic review and meta-regression analysis. Eur Child Adolesc Psychiatry. 2020;29(3):253-73.
14. Feeney A, Hock RS, Fava M, Hernández Ortiz JM et al. Antidepressants in children and adolescents with major depressive disorder and the influence of placebo response: A meta-analysis. J Affect Disord.. 2022 May 15;305:55-64.
15. Findling RL, Robb AS, DelBello M, Michael Huss, MD,4 Nora McNamara, MD,5 Elias Sarkis, et al. Pharmacokinetics and safety of vortioxetine in pediatric patients. J Child Adolesc Psychopharmacol. 2017;27(6):526-34.
16. Findling R, DelBello MP, Zuddas A, Emslie GJ, Ettrup A, Petersen ML, et al. Vortioxetine for major depressive disorder in adolescents: 12-week randomized, placebo-controlled, fluoxetine-referenced, fixed-dose study. J Am Acad Child Adolesc Psychiatry. 2022;61(9):1106-18.e2.
17. Findling R, Robb AS, DelBello MP, Huss M, McNamara NK, Sarkis EH, et al. A 6-month open-label extension study of vortioxetine in pediatric patients with depressive or anxiety disorders. J Child Adolesc Psychopharmacol. 2018;28(1):47-54.

18. DeFilippis M, Wagner K. Management of treatment-resistant depression in children and adolescents. Pediatr Drugs. 2014;16(5):353-61.
19. Westergren T, Sigrid Narum S, Klemp M. Adverse effects information in clinical guidelines on pharmacological treatment of depression in children and adolescents: a systematic review. BMJ Open. 2020;10(7):e036412.
20. American Psychiatric Association. Diagnostic and statistical manual of mental disorders: DSM-5. 5th ed. Washington: APA; 2013.
21. Findling RL, Zhou X, George P, Chappell PB. Diagnostic trends and prescription patterns in disruptive mood dysregulation disorder and bipolar disorder. J Am Acad Child Adolesc Psychiatry. 2022;61(3):434-45.
22. Tourian L, LeBoeuf A, Breton JJ, Cohen D, Gignac M, Labelle R, et al. Treatment options for the cardinal symptoms of disruptive mood dysregulation disorder. J Can Acad Child Adolesc Psychiatry. 2015;24(1):41-54.
23. Winters DE, Fukui S, Leibenluft E, Hulvershorn LA. Improvements in irritability with open-label methylphenidate treatment in youth with comorbid attention deficit/hyperactivity disorder and disruptive mood dysregulation disorder. J Child Adolesc Psychopharmacol. 2018;28(5):298-305.
24. Pan PY, Fu AT, Yeh CB. Aripiprazole/methylphenidate combination in children and adolescents with disruptive mood dysregulation disorder and attention-deficit/hyperactivity disorder: an open-label study. J Child Adolesc Psychopharmacol. 2018;28(10):682-9.
25. Towbin K, Vidal-Ribas P, Brotman MA, Andrew Pickles 4, Katherine V Miller 1, Ariela Kaiser, et al. A double-blind randomized placebo-controlled trial of citalopram adjunctive to stimulant medication in youth with chronic severe irritability. J Am Acad Child Adolesc Psychiatry. 2020;59(3):350-61.
26. Van Meter AR, Burke C, Kowatch RA, Findling RL, Youngstrom EA. Ten-year updated meta-analysis of the clinical characteristics of pediatric mania and hypomania. Bipolar Disord. 2016;18(1):19-32.
27. Sun AY, Woods S, Findling RL, Stepanova E. Safety considerations in the psychopharmacology of pediatric bipolar disorder. Expert Opin Drug Saf. 2019;18(9):777-94.
28. Findling RL, Robb A, McNamara NK, Pavuluri MN, Kafantaris V, Scheffer R, et al. Lithium in the acute treatment of bipolar I disorder: a double-blind, placebo-controlled study. Pediatrics. 2015;136(5):885-94.
29. Findling RL, McNamara NK, Pavuluri M, Frazier JA, Rynn M, Scheffer R, et al. Lithium for the maintenance treatment of bipolar I disorder: A double-blind, placebo-controlled discontinuation study. J Am Acad Child Adolesc Psychiatry. 2019;58(2):287-96.

30. Findling RL, Kafantaris V, Pavuluri M, McNamara NK, McClellan J, Frazier JA, et al. Dosing strategies for lithium monotherapy in children and adolescents with bipolar I disorder. J Child Adolesc Psychopharmacol. 2011;21(3):195-205.
31. Findling RL, Chang K, Robb A, Foster VJ, Horrigan J, Krishen A, et al Adjunctive maintenance lamotrigine for pediatric bipolar I disorder: a placebo-controlled, randomized withdrawal study. J Am Acad Child Adolesc Psychiatry. 2015;54(12):1020-31.
32. Findling RL, Ginsberg LD. The safety and effectiveness of open-label extended-release carbamazepine in the treatment of children and adolescents with bipolar I disorder suffering from a manic or mixed episode. Neuropsychiatr Dis Treat. 2014;10:1589-97.
33. Wagner KD, Kowatch RA, Emslie GJ, Findling RL, Wilens TE, McCague K, et al. A double-blind, randomized, placebo-controlled trial of oxcarbazepine in the treatment of bipolar disorder in children and adolescents. Am J Psychiatry. 2006;163(7):1179-86.
34. Findling RL, Stepanova E, Youngstrom EA, Young AS. Progress in diagnosis and treatment of bipolar disorder among children and adolescents: an international perspective. Evid Based Ment Health. 2018;21(4):177-81.
35. Geller B, Luby JL, Joshi P, Wagner KD, Emslie G, Walkup JT, et al. A randomized controlled trial of risperidone, lithium, or divalproex sodium for initial treatment of bipolar I disorder, manic or mixed phase, in children and adolescents. Arch Gen Psychiatry. 2012;69(5):515-28.
36. Pathak S, Findling RL, Earley WR, Acevedo LD, Stankowski J, Delbello MP. Efficacy and safety of quetiapine in children and adolescents with mania associated with bipolar I disorder: a 3-week, double-blind, placebo-controlled trial. J Clin Psychiatry. 2013;74(1):e100-9.
37. Tohen M, Kryzhanovskaya L, Carlson G, Delbello M, Wozniak J, Kowatch R, et al. Olanzapine versus placebo in the treatment of adolescents with bipolar mania. Am J Psychiatry. 2007;164(10):1547-56.
38. Detke HC, DelBello MP, Landry J, Usher RW. Olanzapine/fluoxetine combination in children and adolescents with bipolar I depression: a randomized, double-blind, placebo-controlled trial. J Am Acad Child Adolesc Psychiatry. 2015;54(3):217-24.
39. Findling RL, Cavus I, Pappadopulos E, Vanderburg DG, Schwartz JH, Gundapaneni BK, et al. Efficacy, long-term safety, and tolerability of ziprasidone in children and adolescents with bipolar disorder. J Child Adolesc Psychopharmacol. 2013;23(8):545-57.
40. DelBello MP, Goldman R, Phillips D, Deng L, Cucchiaro J, Loebel A. Efficacy and safety of lurasidone in children and adolescents with bipolar I depression:

a double-blind, placebo-controlled study. J Am Acad Child Adolesc Psychiatry. 2017;56(12):1015-25.
41. Findling RL, Landbloom RL, Szegedi A, Koppenhaver J, Braat S, Zhu Q, et al. Asenapine for the acute treatment of pediatric manic or mixed episode of bipolar I disorder. J Am Acad Child Adolesc Psychiatry. 2015;54(12):1032-41.
42. Wozniak J, DiSalvo M, Farrell A, Vaudreuil C, Uchida M, Ceranoglu TA, et al. Findings from a pilot open-label trial of N-acetylcysteine for the treatment of pediatric mania and hypomania. BMC Psychiatry. 2022;22(1):314.
43. Berk M, Kapczinski F, Andreazza AC, Dean OM, Giorlando F, Maes M, et al. Pathways underlying neuroprogression in bipolar disorder: focus on infammation, oxidative stress and neurotrophic factors. Neurosci Biobehav Rev. 2011;35(3):804-17.
44. Smaga I, Pomierny B, Krzyzanowska W, Pomierny-Chamiolo L, Miszkiel J, Niedzielska E, et al. N-acetylcysteine possesses antidepressant-like activity through reduction of oxidative stress: behavioral and biochemical analyses in rats. Prog Neuropsychopharmacol Biol Psychiatry. 2012;39(2):280-7.
45. Post RM, Goldstein BI, Birmaher B, Findling RL, Frey BN, DelBello MP, et al. Toward prevention of bipolar disorder in at-risk children: potential strategies ahead of the data. J Affect Disord. 2020;272:508-20
46. DelBello MP, Kadakia A, Heller V, Singh R, Hagi K, Nosaka T, et al. Systematic review and network meta-analysis: efficacy and safety of second-generation antipsychotics in youths with bipolar depression. J Am Acad Child Adolesc Psychiatry. 2022;61(2):243-54.

17

Neuromodulação no tratamento dos transtornos do humor na infância e adolescência

André Brunoni ▪ Anne Fonseca Meira Brito ▪ Miguel Angelo Boarati

O avanço científico e, em particular, o avanço das neurociências têm proporcionado uma compreensão cada vez mais clara do funcionamento cerebral e dos processos mentais, de como o cérebro se desenvolve ao longo da vida, especialmente durante a infância e a adolescência. Também são foco de atenção sua capacidade de modificação e de aprendizagem e como ele adoece a partir de fatores diversos (biológicos, psicológicos e ambientais), bem como as formas de intervenção e tratamento.

O surgimento da psicofarmacologia em meados do século passado trouxe uma importante contribuição para a compreensão desse funcionamento, além de possibilitar o tratamento de doenças graves e altamente incapacitantes, como os transtornos mentais e neurológicos.

Uma grande proporção dos transtornos mentais surge ou manifesta-se por meio dos primeiros sintomas ainda durante a infância e a adolescência, período crítico de desenvolvimento e maturação cerebral, aquisição de habilidades e competências fundamentais para a vida adulta. Identificar e tratar adequadamente esses transtornos é necessário para evitar prejuízos que podem se tornar permanentes.

Transtornos mentais de início na infância e adolescência, como os transtornos do humor, apresentam curso crônico, com recidivas e pior padrão de resposta aos tratamentos convencionais. Além disso, o tratamento farmacológico apresenta efeitos indesejados e riscos importantes, o que requer monitoração constante no caso de uso prolongado; não raramente, o tratamento precisa ser suspenso pela falta de resposta satisfatória ou por efeito adverso grave.

Assim, é importante que outras abordagens biológicas sejam desenvolvidas, principalmente para quadros com características de refratariedade. Dessa forma, novas abordagens terapêuticas vêm sendo estudadas, e sua aplicabilidade é observada em crianças e adolescentes com diferentes transtornos mentais. É nesse contexto que surge a psiquiatria intervencionista, que utiliza técnicas de neuromodulação.

O QUE É NEUROMODULAÇÃO?

A neuromodulação engloba um conjunto de tecnologias e técnicas do campo da medicina e da bioengenharia com capacidade de atuar diretamente em neurônios, modulando-os por meio de estímulos elétricos ou farmacológicos em determinada área do cérebro.[1] Embora a eletricidade e o campo magnético tenham sido utilizados em diversos momentos da história da humanidade para tratar condições médicas, somente no século XX a neuromodulação começou a ser utilizada extensiva e sistematicamente como uma alternativa segura e eficaz de tratar pacientes com diversos transtornos psiquiátricos.

TIPOS DE NEUROMODULAÇÃO E SUAS APLICAÇÕES NO ADULTO

A neuromodulação é uma área de constante inovação e otimização das suas diversas técnicas para o tratamento de transtornos psiquiátricos. As abordagens podem ser divididas em técnicas convulsivas (eletroconvulsoterapia), invasivas (estimulação cerebral profunda, estimulação do nervo vago) e técnicas não invasivas (estimulação magnética transcraniana, estimulação elétrica transcraniana).[2]

A eletroconvulsoterapia (ECT) induz convulsões com propriedades terapêuticas a partir de correntes elétricas de alta frequência, que atingem o sistema nervoso por meio de eletrodos posicionados no couro cabeludo.[3] A principal aplicação da ECT em adultos é em casos de depressão refratária, podendo também ser utilizada em pacientes com esquizofrenia quando há resistência ao tratamento farmacológico, catatonia ou ideação suicida.

A estimulação cerebral profunda (ECP) baseia-se na estimulação elétrica, gerada por eletrodos implantados cirurgicamente em regiões específicas do cérebro, conectados a um gerador de pulsos, que geralmente é colocado abaixo da clavícula como um marca-passo.[4] A principal utilização da ECP atualmente é na doença de Parkinson; entretanto, estudos mostram que ela pode ser eficaz em pacientes resistentes a tratamento farmacológico com síndrome de

Tourette, transtorno do estresse pós-traumático (TEPT) e em outros transtornos psiquiátricos.

A estimulação do nervo vago é composta de um sistema de gerador de pulso que transmite sinais elétricos para o nervo vago através do eletrodo;[5] sua principal utilização na prática psiquiátrica é em pacientes com depressão.

A estimulação magnética transcraniana (EMT) baseia-se na produção de uma corrente focal induzida por meio de uma bobina, que, em contato com o cérebro, induz um campo elétrico secundário de potenciais excitatórios ou inibitórios, dependendo do protocolo, do local de aplicação e da finalidade; em adultos,[2] a EMT é utilizada clinicamente no tratamento de transtornos do humor e transtornos psicóticos.

A estimulação transcraniana por corrente contínua (ETCC), por sua vez, injeta uma corrente elétrica de baixa intensidade por meio de eletrodos posicionados em regiões específicas do couro cabeludo, que produzem uma estimulação não focal, capaz de gerar atividade inibitória ou excitatória.[2] A ETCC vem sendo utilizada para o tratamento de uma série de transtornos neuropsiquiátricos, sendo os mais importantes: distúrbios do movimento, dor, acidente vascular cerebral (AVC), esclerose lateral amiotrófica, esclerose múltipla, epilepsia, distúrbios da consciência, zumbido, depressão, distúrbios de ansiedade, transtorno obsessivo-compulsivo, esquizofrenia, desejo/vício e transtornos de conversão.[6]

Evidências apontam que as modalidades de estimulação cerebral não invasiva (NIBS, do inglês *non-invasive brain stimulation*) – EMT e ETCC – são eficazes para o tratamento de episódios depressivos.[7] Além disso, os efeitos colaterais das NIBS são mais toleráveis e menos frequentes em comparação com os tratamentos farmacológicos, e – ao contrário das técnicas de estimulação cerebral convulsiva ou invasiva – elas não necessitam de sedação para serem realizadas.

NEUROMODULAÇÃO EM CRIANÇAS E ADOLESCENTES

O estudo e a aplicação clínica de métodos de neuromodulação na psiquiatria da infância e adolescência deve levar em consideração as particularidades neurofisiológicas e anatômicas dessa população, como a maturação da excitabilidade cortical,[8] o *status* de desenvolvimento dos neurônios GABAérgicos (ácido gama-aminobutírico [GABA]) e glutamatérgicos,[9] bem como o fechamento da fontanela e o crescimento do canal auditivo externo.[8] Embora as preocupações sejam, de fato, relevantes, à luz das evidências de que o tratamento com EMT é mais efetivo em adultos jovens do que em pessoas mais velhas,[10] características individuais, além da maior plasticidade encontrada em cérebros mais jovens, poderiam gerar melhores resultados. Dessa forma, em 2009, a partir da Conferência de Consenso de Siena, foram sugeridos riscos teóricos do uso de neuromodulação em menores de 2 anos, considerando-se cautelosamente seguras as técnicas de EMT de pulso único e pulso pareado em crianças maiores de 2 anos.[8]

Entre 2010 e 2023, inúmeros estudos foram realizados evidenciando segurança similar entre adultos e crianças; entretanto, outros desafios apareceram ao longo do caminho, como o posicionamento das bobinas, os parâmetros de pulso e a corrente elétrica/magnética. Nesse sentido, a literatura existente sobre neuromodulação em crianças e adolescentes está em processo de crescimento, englobando cada vez mais transtornos psiquiátricos.[11]

NEUROMODULAÇÃO E EPISÓDIOS DEPRESSIVOS

A depressão na infância e adolescência é um problema emergente na saúde pública global e pode ser unipolar – quando causada por um transtorno depressivo maior (TDM) – ou bipolar – quando causada pelo transtorno bipolar (TB). Além dos efeitos colaterais e da baixa adesão, o tratamento dessa população é frequentemente subótimo, levando a uma cronificação da doença de base e, em consequência, a uma grande perda de anos de vida por inaptidão.[12] Os antidepressivos são a primeira linha de tratamento para a população adulta, mas com exceção da fluoxetina, podem não ter vantagem em comparação com o placebo para uma grande parte das crianças e dos adolescentes.[13] Já a depressão bipolar, que representa o polo predominante de humor no TB, está associada a um grande prejuízo funcional e, com frequência, a uma pobre resposta ao tratamento farmacológico.[14] A depressão bipolar resistente a tratamentos está presente em 25% dos pacientes com TB.[15]

A depressão na infância e adolescência está associada a uma série de outros problemas, como transtornos por uso de substâncias, transtornos ansiosos e piores desfechos na saúde.[16]

As evidências apontam que tanto a EMT quanto a ETCC são eficazes no tratamento de depressão em adultos,[7] e a neuromodulação vem emergindo como uma alternativa para crianças e adolescentes com depressão que não respondem aos tratamentos de primeira linha.

ESTIMULAÇÃO MAGNÉTICA TRANSCRANIANA

Desbalanços na neurocircuitaria cortical frontolímbica, em neurônios GABAérgicos e glutamatérgicos potencialmente participam da fisiopatologia da depressão de adolescentes, sendo responsáveis pela resposta patológica ao estresse e pela anedonia presentes na apresentação clínica da doença.[17] Outro dado que aponta positivamente para a eficácia da EMT em adolescentes e crianças é o fato de que a menor idade é associada a melhores prognósticos na resposta ao tratamento em adultos, sugerindo que, ao ser utilizada em pacientes mais jovens, seus resultados poderiam ser ainda melhores.[18] Nesse sentido, a EMT baseia-se nas suas propriedades eletromagnéticas para, a partir de métodos que auxiliam o encontro de circuitos de interesse do cérebro, modular a excitabilidade cortical. Evidências apontam que a EMT é capaz de reduzir significativamente a severidade da depressão em adolescentes.[18] Normalmente, duas abordagens costumam ser utilizadas na prática:

1. TMS de alta frequência (> 5 Hz) no córtex pré-frontal dorsolateral (DLPFC) esquerdo, com o objetivo de corrigir uma suposta hipoatividade dessa região;
2. EMT de baixa frequência (≤ 1 Hz) no DLPFC direito, com o objetivo de reduzir uma suposta hiperatividade relativa dessa área.

Apesar de seu uso ser bem estabelecido para adultos, com a validação de agências reguladoras nacionais e internacionais, ainda há algumas limitações na aplicação da EMT em crianças e adolescentes. Ainda não há consensos na literatura sobre alguns aspectos importantes para a prática clínica, como parâmetros de estimulação – tipo de bobina, local de estimulação, frequência, intensidade e duração dos pulsos, número de sessões, etc. – e variações frontolímbicas de acordo com a fase do neurodesenvolvimento e os biomarcadores que representem a atividade de neurônios envolvidos na fisiopatologia da doença.[17]

Com relação à segurança e à tolerabilidade, a frequência de efeitos colaterais é relativamente baixa, e muitos deles são transitórios e de fácil resolução, como dor de cabeça e dor no local da aplicação; efeitos colaterais menos frequentes, como episódios de síncopes e convulsões, ocorreram em somente 1,2% da população entre 3 e 18 anos.[19] Dessa forma, a EMT é considerada segura, apesar de o seu perfil de tolerabilidade e segurança variar de acordo com os diversos estágios do neurodesenvolvimento.[17] Necessita-se de mais dados de estudos sistemáticos e de acompanhamento em longo prazo em crianças e adolescentes expostos à EMT para que essa modalidade de tratamento seja oficialmente aprovada por agências reguladoras para tratamento de crianças e adolescentes.

ESTIMULAÇÃO TRANSCRANIANA POR CORRENTE CONTÍNUA

As mesmas considerações a respeito de potenciais papéis de hipo e hiperatividade de circuitarias cerebrais específicas na fisiopatologia da depressão que sustentam o tratamento por EMT participam do arcabouço teórico por trás das pesquisas envolvendo a estimulação transcraniana por corrente contínua (ETCC). Dessa forma, a estimulação anódica da ETCC cumpriria a função de aumentar a excitabilidade de áreas corticais hipoativas, ao passo que a estimulação catódica cumpriria a função de diminuir a excitabilidade de áreas corticais hiperativas.[20]

Estudos mostraram que a ETCC é eficiente e segura no tratamento de depressão em adultos, sem efeitos adversos sérios associados à sua administração.[21] Em crianças e adolescentes, evidências apontam resultados positivos no tratamento de transtorno de déficit de atenção/hiperatividade (TDAH) e transtorno do espectro autista (TEA); entretanto, o número limitado de dados sobre a eficácia real e os possíveis efeitos adversos de utilizar a ETCC nessa população ainda restringe seu uso em pesquisas.[22]

CETAMINA

Embora os tratamentos atualmente disponíveis para a depressão na adolescência possam ser eficazes em muitas situações, há uma porção considerável de adolescentes em que as opções terapêuticas falham.[23] Aproximadamente 40% dos pacientes persistem deprimidos apesar do tratamento com inibidores seletivos da recaptação de serotonina (ISRSs),[24] e metade dos pacientes resistentes aos ISRSs não responde à troca de antidepressivos ou à potencialização do tratamento. Dessa forma, um em cada cinco pacientes não apresenta remissão do quadro depressivo com os tratamentos atualmente disponíveis.[25] Esses dados evidenciam a necessidade de novos tratamentos com diferentes alvos neuroquímicos.

O tratamento com cetamina[26] tem mostrado efeitos positivos de forma rápida e clinicamente significante em adultos com transtornos do humor resistentes ao tratamento.[27,28] Um dos desfechos mais robustos do tratamento com cetamina é a redução da ideação suicida.[29]

O tratamento com infusão de cetamina é considerado um tratamento de neuromodulação farmacológica,[30] e o seu principal mecanismo de ação é atuando como antagonista do receptor do *N*-metil-D-aspartato (NMDA). A ligação a esse receptor resulta no bloqueio da liberação GABAérgica, que, por sua vez, desinibe neurônios glutamatérgicos, levando à liberação de glutamato, que influencia a plasticidade e a conectividade sinápticas.[31] Vale ressaltar que a cetamina também impacta outros neurotransmissores, alterando o funcionamento colinérgico, opioidérgico, monoaminérgico e GABAérgico.[26]

Múltiplas vias de administração podem ser utilizadas para o tratamento da depressão e de outras condições psiquiátricas, sendo as mais comuns a intravenosa, a subcutânea e a intranasal, cada uma delas com uma farmacocinética específica.[26]

Diante da segurança e do sucesso no tratamento de adultos com o TDM, a cetamina tem sido considerada no tratamento dos transtornos do humor refratários em adolescentes. Apesar disso, em comparação à literatura disponível em adultos, a literatura do uso da cetamina em adolescentes é limitada. Apesar disso, um número crescente de estudos tem sido publicado, esclarecendo o papel da cetamina no tratamento dos transtornos psiquiátricos na adolescência.

O sistema glutamatérgico continua a maturar em adolescentes, e estudos *pre clinocs* mostram que a cetamina reverte o fenótipo depressivo em ratos adolescentes.[32] Diversos estudos têm demonstrado eficácia e segurança no uso da cetamina para o tratamento de adolescentes com transtornos do humor.[33-36] Recentemente, foi realizado um estudo randomizado por Dwyer e colaboradores[35] com um grupo-controle de 16 adolescentes entre 13 e 17 anos que preenchiam critérios para depressão e já tinham realizado tratamento com antidepressivos sem resposta terapêutica. Os participantes foram submetidos a uma dose única de cetamina endovenosa ou midazolam (placebo psicoativo). O grupo que recebeu a cetamina apresentou uma redução rápida dos sintomas depressivos, com persistência por 14 dias (tempo de acompanhamento do paciente). Esse estudo traz resultados promissores na eficácia e segurança do uso de cetamina endovenosa em adolescentes com depressão.[35]

CASO CLÍNICO

Evelyn, 16 anos, tem acompanhamento psiquiátrico desde os 12 anos. Apresenta humor deprimido e anedonia. Ela gosta de frequentar o grupo de jovens da igreja, mas está há cerca de três meses sem ir por "não sentir vontade". Nas vezes em que os pais a forçaram a ir, sentiu-se mal e pediu para ir embora logo. Relata desesperança de que possa sair desse quadro, refere que está cansada de tomar medicações e fazer tratamentos "que não funcionam" e acredita que não vale a pena viver dessa forma e só não tenta tirar a sua vida devido às suas crenças religiosas. Aos 13 anos, passou por internação hospitalar por dois meses. Desde o primeiro episódio depressivo, aos 12 anos, teve abstenções escolares prolongadas. No último ano, parou de frequentar a escola e tem feito *home schooling*. Está em uso de escitalopram 20 mg e quetiapina 200 mg e faz psicoterapia há dois anos (pontuação na MADRS = 36). Já fez uso de fluoxetina, sertralina, lamotrigina e lurasidona. Diante da refratariedade do quadro depressivo, a psiquiatra que acompanha a paciente a encaminhou para a realização de infusão de cetamina por via endovenosa.

Foram prescritas oito infusões de escetamina, na dosagem de 0,5 mg/kg diluídos em 100 mL de soro fisiológico por via endovenosa em bomba de infusão contínua, por 1 hora, duas vezes por semana, ao longo de quatro semanas. Evelyn teve melhora de cerca de 30% dos sintomas já na primeira infusão, com melhoras subsequentes nas infusões seguintes. Ao final de oito sessões, ela negava tristeza e anedonia, voltou a frequentar o grupo de jovens da igreja e planeja voltar para a escola (pontuação na MADRS = 3).

CONSIDERAÇÕES FINAIS

Os transtornos psiquiátricos na infância e adolescência, em especial os transtornos do humor, são uma importante questão de saúde pública na atualidade.[12] Seus impactos podem ser observados tanto no nível individual (sofrimento psíquico) quanto no nível coletivo (na economia, nos sistemas de saúde e na previdência).[12] Apesar de serem extremamente prevalentes e incapacitantes, os transtornos psiquiátricos da infância e da adolescência ainda têm uma grande limitação de arsenal terapêutico, com altas taxas de refratariedade e cronificação.[12,37] Nesse sentido, a busca por novas estratégias terapêuticas deve ser uma das prioridades na agenda da comunidade médica e científica.

As diversas modalidades de neuromodulação são alternativas comprovadamente viáveis, seguras e eficazes para o tratamento de diversas patologias, com destaque para as psiquiátricas.[2,3] Nos últimos anos, agências reguladoras ao redor do mundo aprovaram o uso de técnicas de neuromodulação em adultos, com destaque para as modalidades de neuromodulação não invasiva na população com depressão refratária.[3]

Embora muitas dessas técnicas já sejam consideradas seguras e eficazes no tratamento de adultos,[2,3] a literatura a respeito do seu uso em crianças e adolescentes ainda é limitada. Evidências apontam que o uso da neuromodulação em faixas etárias mais baixas pode estar associado a melhores resultados.[18] No entanto, o conhecimento de mecanismos neurobiológicos envolvidos na fisiopatologia de transtornos psiquiátricos em crianças e adolescentes pode ser um indicativo positivo de que técnicas de neuromodulação podem exercer efeitos terapêuticos.[17]

Devido à necessidade de desenvolvimento de novas estratégias terapêuticas para transtornos psiquiátricos, em especial na infância e adolescência, espera-se que a neuromodulação, sobretudo as técnicas não invasivas (EMT, ETCC, farmacológica – ou seja, infusão de cetamina), seja cada vez mais utilizada. Nesse sentido, apesar da plausibilidade biológica e dos resultados promissores, mais estudos são necessários na faixa etária da infância e adolescência para que a neuromodulação ocupe um espaço cada vez maior na prática clínica da psiquiatria da infância e adolescência.

REFERÊNCIAS

1. Thomson S. A brief history of neuromodulation [Internet]. San Francisco: INS; 2022 [capturado em 23 jul. 2023]. Disponível em: https://www.neuromodulation.com/brief-history-neuromodulation.
2. Brunoni AR, Sampaio-Junior B, Moffa AH, Aparício LV, Gordon P, Klein I, et al. Noninvasive brain stimulation in psychiatric disorders: a primer. Braz J Psychiatry. 2019;41(1):70-81.
3. Razza LB, Santos LA, Borrione L, Bellini H, Branco LC, Cretaz E, et al. Appraising the effectiveness of electrical and magnetic brain stimulation techniques in acute major depressive episodes: an umbrella review of meta-analyses of randomized controlled trials. Braz J Psychiatry. 2021;43(5):514-24.
4. Aum DJ, Tierney TS. Deep brain stimulation: foundations and future trends. Front Biosci. 2018;23(1):162-82.

5. Wheless JW, Gienapp AJ, Ryvlin P. Vagus nerve stimulation (VNS) therapy update. Epilepsy Behav. 2018;88S:2-10.
6. Lefaucheur JP, André-Obadia N, Antal A, Ayache SS, Baeken C, Benninger DH, et al. Evidence-based guidelines on the therapeutic use of repetitive transcranial magnetic stimulation (rTMS). Clin Neurophysiol. 2014;25(11):2150-206.
7. Rosson S, Filippis R, Croatto G, Collantoni E, Pallottino S, Guinart D, et al. Brain stimulation and other biological non-pharmacological interventions in mental disorders: an umbrella review. Neurosci Biobehav Rev. 2022;139:104743.
8. Rossi S, Hallett M, Rossini PM, Pascual-Leone A; Safety of TMS Consensus Group. Safety, ethical considerations, and application guidelines for the use of transcranial magnetic stimulation in clinical practice and research. Clin Neurophysiol. 2009 Dec;120(12):2008-2039.
9. Lee JC, Kenney-Jung DL, Blacker CJ, Camsari DD, Lewis CP. Transcranial direct current stimulation in child and adolescent psychiatric disorders. Child Adolesc Psychiatr Clin N Am. 2019;28(1):61-78.
10. Fregni F, Marcolin MA, Myczkowski M, Amiaz R, Hasey G, Rumi DO, et al. Predictors of antidepressant response in clinical trials of transcranial magnetic stimulation. Int J Neuropsychopharmacol. 2006;9(6):641-54.
11. Croarkin PE, Wall CA, Lee J. Applications of transcranial magnetic stimulation (TMS) in child and adolescent psychiatry. Int Rev Psychiatry. 2011;23(5):445-53.
12. Vos T, Lim SS, Abbafati C, Abbas KM, Abbasi M, Abbasifard M, et al. Global burden of 369 diseases and injuries in 204 countries and territories, 1990-2019: a systematic analysis for the Global Burden of Disease Study 2019. Lancet. 2020;396(10258):1204-22.
13. Cipriani A, Zhou X, Del Giovane C, Hetrick SE, Qin B, Whittington C, et al. Comparative efficacy and tolerability of antidepressants for major depressive disorder in children and adolescents: a network meta-analysis. Lancet. 2016;388(10047):881-90.
14. Shen YC. Treatment of acute bipolar depression. Ci Ji Yi Xue Za Zhi. 2018;30(3):141-147.
15. Diaz AP, Fernandes BS, Quevedo J, Sanches M, Soares JC. Treatment-resistant bipolar depression: concepts and challenges for novel interventions. Braz J Psychiatry. 2022;44(2):178-86.
16. Copeland WE, Alaie I, Jonsson U, Shanahan L. Associations of childhood and adolescent depression with adult psychiatric and functional outcomes. J Am Acad Child Adolesc Psychiatry. 2021;60(5):604-11.

17. Croarkin PE, MacMaster FP. Transcranial magnetic stimulation for adolescent depression. Child Adolesc Psychiatr Clin N Am. 2019;28(1):33-43.
18. Sigrist C, Vöckel J, MacMaster FP, Farzan F, Croarkin PE, Galletly C, et al. Transcranial magnetic stimulation in the treatment of adolescent depression: a systematic review and meta-analysis of aggregated and individual-patient data from uncontrolled studies. Eur Child Adolesc Psychiatry. 2022;31(10):1501-25.
19. Krishnan C, Santos L, Peterson MD, Ehinger M. Safety of noninvasive brain stimulation in children and adolescents. Brain Stimul. 2015;8(1):76-87.
20. Miniussi C, Harris JA, Ruzzoli M. Modelling non-invasive brain stimulation in cognitive neuroscience. Neurosci Biobehav Rev. 2013;37(8):1702-12.
21. Kuo MF, Paulus W, Nitsche MA. Therapeutic effects of non-invasive brain stimulation with direct currents (tDCS) in neuropsychiatric diseases. Neuroimage. 2014;85 Pt 3:948-60.
22. Muszkat D, Polanczyk GV, Dias TGC, Brunoni AR. Transcranial direct current stimulation in child and adolescent psychiatry. J Child Adolesc Psychopharmacol. 2016;26(7):590-97.
23. Dwyer JB, Stringaris A, Brent DA, Bloch MH. Defining and treating pediatric treatment-resistant depression. J Child Psychol Psychiatry. 2020 Mar;61(3):312-332.
24. Kennard BD, Silva SG, Tonev S, Rohde P, Hughes JL, Vitiello B, et al. Remission and recovery in the Treatment for Adolescents with Depression Study (TADS): acute and long-term outcomes. J Am Acad Child Adolesc Psychiatry. 2009;48(2):186-95.
25. Vitiello B, Emslie G, Clarke G, Wagner KD, Asarnow JR, Keller MB, et al. Long-term outcome of adolescent depression initially resistant to selective serotonin reuptake inhibitor treatment: a follow-up study of the TORDIA sample. J Clin Psychiatry. 2011;72(3):388-96.
26. Wallach J, Brandt SD. 1,2-diarylethylamine-and ketamine-based new psychoactive substances. In: Maurer HH, Brandt SD, editors. New psychoactive substances: pharmacology, clinical, forensic and analytical toxicology. Cham: Springer; 2018. p. 305-52.
27. Kishimoto T, Chawla JM, Hagi K, Zarate CA, Kane JM, Bauer M, et al. Single dose infusion ketamine and non-ketamine N-methyl-d-aspartate receptor antagonists for unipolar and bipolar depression: a meta-analysis of efficacy, safety, and time trajectories. Psychol Med. 2016;46(7):1459-72.
28. Dore J, Turnipseed B, Dwyer S, Turnipseed A, Andries J, Ascani G, et al. Ketamine assisted psychotherapy (KAP): patient demographics, clinical data and outcomes in three large practices administering ketamine with psychotherapy. J Psychoactive Drugs. 2019;51(2):189-98.

29. Di Vincenzo JD, Siegel A, Lipsitz O, Ho R, Teopiz KM, Ng J, et al. The effectiveness, safety and tolerability of ketamine for depression in adolescents and older adults: a systematic review. J Psychiatr Res. 2021;137:232-41.
30. Trapp, N. T., & Williams, N. R. (2021). The Future of Training and Practice in Neuromodulation: An Interventional Psychiatry Perspective. Frontiers in psychiatry, 12, 734487.
31. Aleksandrova LR, Phillips AG, Wang YT. Antidepressant effects of ketamine and the roles of AMPA glutamate receptors and other mechanisms beyond NMDA receptor antagonism. J Psychiatry Neurosci. 2017;42(4):222-9.
32. Parise EM, Alcantara LF, Warren BL, Wright KN, Hadad R, Sial OK, et al. Repeated ketamine exposure induces an enduring resilient phenotype in adolescent and adult rats. Biol Psychiatry. 2013;74(10):750-9.
33. Papolos DF, Teicher MH, Faedda GL, Murphy P, Mattis S. Clinical experience using intranasal ketamine in the treatment of pediatric bipolar disorder/ fear of harm phenotype. J Affect Disord. 2013;147(1-3):431-6.
34. Dolansky G, Shah A, Mosdossy G, Rieder MJ. What is the evidence for the safety and efficacy of using ketamine in children? Paediatr Child Health. 2008;13(4):307-8.
35. Dwyer JB, Beyer C, Wilkinson ST, Ostroff RB, Qayyum Z, Bloch MH. Ketamine as a treatment for adolescent depression: a case report. J Am Acad Child Adolesc Psychiatry. 2017;56(4):352-4.
36. Cullen KR, Amatya P, Roback MG, Albott CS, Schreiner MW, Ren Y, et al. Intravenous ketamine for adolescents with treatment-resistant depression: an open-label study. J Child Adolesc Psychopharmacol. 2018;28(7):437-44.
37. Whiteford HA, Degenhardt L, Rehm J, Baxter AJ, Ferrari AJ, Erskine HE, et al. Global burden of disease attributable to mental and substance use disorders: findings from the Global Burden of Disease Study 2010. Lancet. 2013;382(9904):1575-86.

18

Abordagem psicoterápica de transtornos do humor com início na infância e adolescência

Filipe Augusto Colombini ▪ Marcela Braz Ferraretto

Primeiro, destaca-se o enorme desafio de discutir a "abordagem psicoterápica" para os casos de transtorno do humor com início na infância e adolescência, devido à própria complexidade do diagnóstico diferencial, que envolve suas comorbidades; à consideração do nível do desenvolvimento, na qual a imaturidade (ou maturidade) cognitiva e emocional precisa ser avaliada nos contextos sociais vigentes; à ação dos mais variados hormônios; e à formação da identidade, entre outros aspectos importantes e influentes.

Dificuldades escolares e sociais, baixa tolerância à frustração, agressividade, impulsividade e dificuldades de regular o humor são características sinalizadoras nos transtornos do humor na infância e adolescência que também podem estar presentes em outras condições psiquiátricas. Entretanto, apesar do desafio com toda essa "mescla" de variáveis e contextos, cabe também à psicologia, esse campo de saber também "mesclado" com variadas abordagens e visões de homem e de mundo, pautar-se em evidências clínicas em psicoterapia, priorizando o progresso e a efetividade terapêutica, sem se limitar ao baixo número de pesquisas de intervenção.[1] Por exemplo, a prestação de serviços cotidiana e a troca constante com equipes multidisciplinares nos oferecem um campo fértil também para adaptarmos e flexibilizarmos as intervenções indicadas existentes, estimulando novos objetivos de pesquisa e, portanto, novos questionamentos vindos da prática.

Um dos grandes objetivos da abordagem terapêutica é não excluir a individualidade e a variabilidade que cada criança/adolescente nos apresenta no dia a dia e manter o equilíbrio teórico-técnico com as diretrizes dos manuais de tratamento padronizados. Para a abordagem psicoterápica, cada paciente apresenta-se como um novo desafio, de forma que se torna importante adaptar e ajustar as intervenções psicoterápicas às necessidades individuais, de acordo com a apresentação do quadro.[2]

O transtorno depressivo maior (TDM), ou depressão maior, vem alcançando níveis epidemiológicos preocupantes entre crianças e adolescentes, com taxas de prevalência-ano em crianças entre 0,4 e 3,0%, e, nos adolescentes, de 3,3 a 12,4%, sendo atualmente considerada um problema de saúde pública. Observam-se aumento crescente da prevalência e início cada vez mais precoce. A depressão pode causar prejuízos e limitações, sendo o prejuízo mais crítico o alto risco de suicídio, que exige abordagens terapêuticas eficazes para seu manejo.[3]

Apesar do grande investimento em pesquisas, a definição de transtorno bipolar (TB) em crianças ainda continua imprecisa, e os sistemas de classificação e diagnóstico ainda não permitem aplicar um diagnóstico específico para casos de início precoce. Na literatura,[3] há termos como: TB pediátrico, TB juvenil, mania juvenil, mania pediátrica, entre outros. Essas denominações podem se referir a uma mesma condição clínica apresentada por crianças e adolescentes com o mesmo padrão de instabilidade do humor, assim como podem representar crianças com quadros clínicos totalmente diferentes.

PSICOEDUCAÇÃO

O tratamento psicoterápico complementa o tratamento medicamentoso e tem como um dos seus principais objetivos a psicoeducação sobre o transtorno do humor, buscando a adesão ao tratamento por meio de explicações sobre os medicamentos e suas funções, os efeitos colaterais, a rotina medicamentosa, entre outros. Busca-se essa ênfase para estabilizar o tratamento e evitar a ocorrência de crises.[4] Estabeleceu-se como foco, na psicoeducação, o TB em crianças e adolescentes, uma vez que engloba diversos aspectos dos transtornos do humor.

Os pesquisadores[5] observaram alta ocorrência de sintomas recorrentes no TB em crianças e adolescentes: 1) episódio de humor (mania/hipomania), 2) problemas no sono, 3) impulsividade/raiva, 4) sintomas psicóticos, 5) humor triste/mal-humorado, 6) humor eufórico, 7) flutuação rápida do humor, 8) grandiosidade/autoestima inflada, 9) pressão na fala ou pensamentos acelerados, 10) diminuição na necessidade de sono (diferente de insônia) e 11) hipersexualidade.

Não cabe aqui detalhar os critérios diagnósticos, o diagnóstico diferencial e/ou as comorbidades existentes. Entretanto, é importante estarmos conectados com informações atualizadas via leitura de pesquisas e *feedbacks* constantes com todos os profissionais envolvidos, para que possamos auxiliá-los também na psicoeducação junto aos pacientes e familiares.

A psicoeducação se caracteriza como a transmissão de conhecimento sobre o quadro clínico, as estratégias de acolhimento psicológico e a promoção de conhecimento (e, posteriormente, autoconhecimento) sobre o estado de saúde (aspectos físicos e mentais) do paciente.[4] Reúne conhecimentos psicológicos e educativos, além de recorrer a outras disciplinas e campos de conhecimento, como a medicina e a nutrição, a fim de ampliar o fornecimento de informações para a pessoa e seus familiares. Com isso, espera-se que o paciente obtenha conhecimento amplo e empoderamento acerca de sua demanda em saúde.[4] Além disso, discute-se que a psicoeducação vai mais além, pois um dos objetivos principais dela é fazer do paciente um colaborador ativo e aliado dos profissionais de saúde envolvidos e, consequentemente, tornar o procedimento terapêutico mais efetivo.[6]

O uso da psicoeducação como uma ferramenta adicional tem sido reconhecido por diversas diretrizes de tratamento, como as da American Psychiatric Association (APA), sendo o TB a temática mais relacionada com essa técnica e sua efetividade – tanto individualmente como em grupo. Outro dado que parece sugerir a referida eficácia da psicoeducação é devido ao relativo empobrecimento na habilidade de realizar *insight*, comum em pacientes com TB.[6]

Em contraposição, é difícil afirmar se a eficácia observada ocorre devido ao tipo de informação provida aos pacientes, pois sabe-se que pessoas com TB, assim como quaisquer outros pacientes com outros diagnósticos, podem se beneficiar melhor do processo terapêutico caso tenham entendido a natureza da própria doença e sua influência no tratamento.[7]

Partindo para a psicoeducação de crianças e adolescentes, obrigatoriamente se insere a necessidade de incluir os pais, familiares e/ou responsáveis.[4,6,7] Os benefícios dessa participação são visíveis na adesão tanto das crianças e adolescentes como dos próprios familiares, que conseguem ter elementos importantes para cuidar de sua própria saúde mental – que também se abala devido ao estresse constante.[7]

Em relação à psicoeducação focalizada para crianças e adolescentes, a depender da avaliação inicial realizada, pode-se utilizar elementos lúdicos (como brincadeiras, livros didáticos, vídeos, figuras, histórias em quadrinhos, desenhos, metáforas), com o objetivo de auxiliá-los a distinguirem o que é do transtorno e o que é de ordem comportamental. Vale destacar que crianças e adolescentes têm um curso crônico, e os ciclos do humor podem variar diversas vezes ao longo do dia, sendo importante essa psicoeducação e a discriminação constante, pois a avaliação do contexto e do manejo parental é essencial.[3,8]

DIRETRIZES PSICOTERAPÊUTICAS

Paralelamente à psicoeducação, salienta-se a importância dos objetivos terapêuticos após a formulação do caso, que podem variar da abordagem psicoterapêutica. Entretanto, com base nas evidências recentes,[9] destacam-se a terapia cognitivo-comportamental (TCC) e a terapia familiar (que será discutida no Capítulo 19).

A formulação do caso é a elaboração da teoria sobre o paciente, por meio da integração da história pessoal, familiar, relacional, das dificuldades e da evolução dos problemas atuais, visando à compreensão de como a pessoa desenvolveu e está mantendo tais dificuldades. Por meio dessa formulação inicial e da qualidade da relação terapêutica, estabelecem-se os objetivos terapêuticos – que precisam ser atualizados, revisados, alterados e discutidos constantemente durante todo o processo terapêutico.[3]

Partindo dessa formulação, que, necessariamente, é individual, este capítulo destacará as diretrizes terapêuticas comuns às crianças e aos adolescentes que têm transtornos do humor. Serão feitas generalizações, a partir da descrição dos sintomas, com o intuito de que diferentes pacientes possam se beneficiar com a previsibilidade e a estruturação de problemas, facilitando a elaboração de soluções e propostas terapêuticas.

A abordagem psicoterapêutica se aproxima muito da descrita dos casos de depressão. Como se trata de uma recente classificação diagnóstica, há poucos estudos que façam essa sistematização, sendo possível basear-se em recomendações de estudos de tratamento de crianças com desregulação do humor e/ou comportamento agressivo.[3,9]

Em geral, os recursos são utilizados para desenvolver habilidades como regulação, administração dos problemas, com especial atenção para os sintomas de irritabilidade. A seguir, são descritas as articulações entre os sintomas e os processos cognitivo-comportamentais envolvidos.

REGULAÇÃO E AUTORREGULAÇÃO EMOCIONAL

Em virtude da volatilidade dos estados do humor, da irritabilidade e da impulsividade, destaca-se, segundo estudos recentes, a necessidade de se focar em processos comportamentais envolvidos na regulação emocional.

Diferentes autores propõem uma conceitualização compreensiva e multidimensional da regulação emocional, e os elementos comuns a essas pesquisas e seus respectivos programas são os seguintes:[10] a) a consciência e a compreensão das emoções; b) a aceitação das emoções; c) a capacidade para controlar comportamentos impulsivos e agir de acordo com os objetivos desejados, principalmente quando há a vivência de emoções negativas; e d) a capacidade para usar, de modo flexível, estratégias de regulação emocionais apropriadas à situação, que modulem as respostas emocionais, de modo a alcançar os objetivos individuais e as exigências da situação.

Em uma pesquisa recente sobre irritabilidade crônica e grave,[11] os autores aplicaram um protocolo da TCC utilizando técnicas de monitoramento, exposição e regulação emocional. Nele, primeiro foi estabelecido o contato inicial, orientando o adolescente e os pais para o tratamento e fornecendo psicoeducação sobre a irritabilidade e as metas de tratamento. Os terapeutas e o adolescente desenvolveram uma hierarquia de situações individualizadas que provocavam frustração, raiva e explosões de raiva. O adolescente forneceu "avaliações de temperatura" de sua intensidade emocional em resposta a cada situação em uma escala de 0 a 10. A exposição ocorreu de forma gradual, baseada na hierarquia planejada: a) concluir tarefas domésticas (com itens relevantes trazidos para a sessão); b) ter um dispositivo eletrônico retirado; c) perder em um jogo quando o adversário violar uma regra; d) mudar de uma atividade preferida para uma não preferida; e e) concluir trabalhos escolares desafiadores.

Durante a exposição, o jovem forneceu avaliações de temperatura (técnica de monitoramento) e foi incentivado pelos terapeutas a tolerar suas respostas emocionais. Não se tinha o objetivo de reduzir a emoção, que poderia ser manejada por meio de estratégias comportamentais alternativas às situações, como o treinamento de respiração, a alteração da temperatura corporal e a promoção de atividades físicas. O foco foi a tolerância emocional, em vez de a redução emocional no momento. Atividades de *role-play* das situações provocativas também foram conduzidas à medida que eram provocadas as respostas emocionais do adolescente em prol da "prática da tolerância". Exposições fora da sessão também foram realizadas e eram revisadas na própria sessão.

Em relação às crianças, os pais foram convidados para um programa de treinamento parental, no qual ambos praticaram a exposição e tolerância emocional. Além disso, focou-se a psicoeducação na relação entre pais e filhos: elogiar e reconhecer comportamentos adaptativos da criança; ignorar ativamente comportamentos mal-adaptativos da criança; dar comandos e estabelecer limites; e aumentar o tempo gasto em atividades positivas coletivas.

Embora não seja o foco deste capítulo aprofundar os processos de regulação emocional, discute-se a necessidade de esmiuçar a regulação emocional, que pode ir além de um sistema de tolerância das emoções.[11] As pessoas podem praticar, proativamente, na interação com os estímulos antecedentes: 1) seleção da situação (aproximar-se ou evitar certos estímulos evocativos; 2) modificação da situação (mudança do ambiente); 3) mobilização da atenção (prestar atenção a aspectos determinados ou diferentes da situação; e 4) explorar novos significados dos estímulos – foco cognitivo. O terapeuta necessita, então: 1) encorajar o paciente a discriminar diversos estímulos que ocorrem simultaneamente com as emoções; 2) melhorar a eficácia dos processos de controle; e 3) combinar os processos de controle com a resposta ou situação, fazendo a leitura do ambiente.[12]

Há, também, técnicas de flexibilização[12] para desenvolver o que é chamado de "mapa da regulação emocional":

1. praticar diferentes tipos de avaliação e reavaliações (p. ex., o registro diário de pensamentos);
2. praticar diferentes tipos de aceitação (como sensações corporais, impulsos, memórias);
3. regular uma gama de emoções (tanto as que são mais fáceis de lidar quanto as mais difíceis);
4. contrarregular (algumas vezes, é útil aumentar as emoções negativas e diminuir as positivas);
5. regular por meio de contextos sociais (variar o apoio social recebido e contextos sociais/locais);
6. trocar estratégias (encorajar os pacientes a criarem experimentos com diferentes estratégias).

Adaptando todos esses conceitos abstratos e relacionais para crianças e adolescentes, a terapia comportamental dialética (DBT, do inglês *dialectical behavior therapy*)[13] para adolescentes e a TCC estabelecem atividades lúdicas, ativas e de monitoria/automonitoria para crianças e adolescentes, como:

"termômetros de sentimentos", "mapas de rostos de sentimentos", "baralhos das emoções", entre outros. Com isso, os seguintes princípios são seguidos: a) compreender as emoções vivenciadas (observar e descrever as emoções); b) saber o que as emoções fazem por você (prejuízos e/ou favorecimento); c) reduzir a frequência de emoções indesejadas; e d) diminuir o sofrimento emocional e inibir emoções indesejadas assim que aflorarem (uso do *mindfulness* e mudanças pela execução de ações opostas).

RESOLUÇÃO DE PROBLEMAS E AUTOGERENCIAMENTO

A terapia de soluções de problemas (TPS)[14] é uma intervenção psicossocial que, muitas vezes, está inserida dentro da TCC. Tem como objetivo adotar e aplicar atitudes para a resolução de problemas, lidando efetivamente com as exigências dos eventos estressantes.

A resolução de um problema exige atenção concentrada, dedicação de energia e tempo, a fim de entender o problema, avaliar alternativas e implementar ações. A seguir, seguem estratégias básicas sistematizadas pela TCC:[14]

1. anotar informações relevantes;
2. usar imagens mentais para esclarecer o problema e ensaiar a implementação da solução;
3. dividir o problema em partes menores – passo a passo.

Enquanto adultos podem se beneficiar mais facilmente de técnicas complexas e do passo descrito anteriormente, crianças e alguns adolescentes exigem algumas modificações. As crianças muito jovens que ainda não sabem ler e escrever precisam de instrumentos lúdicos em que há o auxílio constante para a construção de ideias para resolução de problemas. Por isso, o psicólogo precisa incluir em seu trabalho o uso de materiais lúdicos, como bonecos e personagens, que atendem à aprendizagem principalmente por modelos (modelação).[14]

A resolução de problemas é uma habilidade que pode ser estimulada desde muito cedo. No entanto, é muito comum que a criança tenha dificuldade em identificar o seu problema; por isso, há a necessidade da ludicidade e de trazer situações concretas do seu dia a dia. Com o problema identificado, o terapeuta pode ensinar o passo a passo da solução de um problema, por exemplo, utilizando o *Baralho dos problemas*;[15] o *Cope Plan*;[16] histórias com diferentes desfechos para a discussão; *role-playing* para a atuação em situações da realidade da criança e para a avaliação das consequências; e atuação em ambiente natural a partir do atendimento fora do consultório, proporcionando espaço para a criação de novas ideias destinadas a resolver determinado problema e avaliar ponderações, ideias e planejamentos.

ATIVAÇÃO, EXPOSIÇÃO E TREINAMENTO DE HABILIDADES SOCIAIS

Tais processos estão intimamente relacionados dentro do processo terapêutico, visto que as crianças e os adolescentes com transtorno do humor, a depender dos sintomas presentes e do histórico envolvido, acabam se afastando do convívio social, perdendo oportunidades de exposição e aprendizagem social e, com isso, não desenvolvendo habilidades sociais importantes para a convivência em grupo. Quando expostas sem cuidado e avaliação, podem sofrer inúmeras punições e invalidações, esquivando-se de qualquer tentativa de exposição social devido ao intenso sofrimento (ansiedade, medo, frustração, raiva, sensação de baixa eficácia).[9]

As exposições são individualizadas para lidar com os comportamentos de esquiva e para os medos existentes, envolvendo, na maioria dos casos, uma hierarquia de exposição combinada entre terapeuta, paciente e/ou familiares.[17] A exposição pode ser ao vivo, no caso do atendimento fora do consultório e de técnicas combinadas fora do consultório; interoceptiva, no que se refere à indução de sensações físicas aversivas; e imaginária, quando não é possível e/ou inviável ter acesso a situações, locais e imagens fóbicas.[17]

Junto à exposição, normalmente há outras técnicas comportamentais envolvidas e avaliadas, como a modelação: processo com demonstração prática pelo terapeuta e reprodução pelo paciente durante a sessão; manejo de contingências de identificação e modificação de situações relacionadas ao estímulo fóbico, que não o próprio estímulo; e procedimentos de automonitoramento e relaxamento. Algumas diretrizes são fundamentais à exposição:[17]

1. criar a hierarquia de exposição;
2. escolher a primeira exposição;
3. identificar os resultados negativos antecipados;
4. testar os resultados negativos antecipados;
5. fazer perguntas de acompanhamento durante a exposição.

Ao se realizar o treinamento de habilidades sociais, deve-se considerar, a partir da situação da criança ou do adolescente, as diretrizes relacionadas às situações de exposição devido aos comportamentos generalizados de fuga/esquiva e a todos os sentimentos e pensamentos aversivos envolvidos.[9]

Um repertório social empobrecido também pode constituir um sintoma ou correlato de problemas psicológicos. No caso do transtorno do humor, pode expressar-se como dificuldades interpessoais que precisam de intervenção a partir de classes de habilidades relevantes na infância e adolescência, como: autocontrole e expressividade emocional, habilidades de civilidade, empatia, assertividade, solução de problemas interpessoais, estabelecimento de amizades e habilidades sociais acadêmicas.[18]

Com efeito, muitos estudos mostram que a competência social na infância, termo que reflete julgamento social sobre a qualidade geral do desempenho individual em uma determinada situação, apresenta correlação positiva com vários indicadores de funcionamento adaptativo, como rendimento acadêmico, responsabilidade, independência e cooperação.[19] É nesse ínterim que o conceito de ativação comportamental se mostra essencial e relacionado com as condições de aprendizagem no ambiente, visto que há a necessidade de "ativar" os comportamentos do paciente para que este possa emitir ações "valorosas".

Esse processo também está conectado com as condições mencionadas sobre a exposição e o treinamento de habilidades sociais, ficando marcante a necessidade de uma atuação diretamente no ambiente (ou seja, no dia a dia, na rotina) para que a pessoa consiga emitir ações com o objetivo não só de diminuir o seu sofrimento e/ou o das pessoas ao seu redor, mas de lidar com esse sofrimento em prol dos seus objetivos e valores de vida. No caso de crianças e adolescentes, destaca-se a importância da consonância dos objetivos e valores parentais/familiares e da utilização de mediadores lúdicos que acessem as crianças/adolescentes.[20]

Busca-se, assim, promover atividades e oportunidades que levem à resolução de problemas, como já detalhado, e, com isso, ao aumento do contato com condições que produzam o engajamento do paciente; à sensação de prazer e satisfação; e ao aumento da autoestima, autoconfiança, autonomia e independência.[20]

É importante considerar que a promoção de atividades e oportunidades não se dá de maneira simplista, ou seja, não é apenas fazer "quaisquer coisas" para obter as melhoras descritas desejadas. É, na verdade, por meio de uma relação profissional genuína e de confiança, identificar, guiar e perseguir as circunstâncias que têm relação com as demandas e os objetivos do paciente e de sua família:[20]

1. ações que o paciente parou de fazer desde que teve o transtorno psiquiátrico e/ou dificuldade, mas com as quais gostaria de se envolver novamente;
2. ações que evitam situações e pessoas e produzem sofrimento;
3. principais situações que gostaria de mudar com o objetivo de resgatar ou se aproximar de uma vida mais enriquecida, valorosa, saudável, legal, agradável, entre outros qualificadores.

O objetivo da ativação comportamental é quebrar esse ciclo de evitação e inatividade de forma gradual, focando nos pequenos ganhos, independentemente da melhora do humor, principalmente nos passos iniciais. Foca-se, então, em fazer o paciente ter algum tipo de controle, domínio e conquista sobre a sua vida, tornando-o mais ativo.[21]

Ironicamente, o engajamento nessas atividades, mesmo quando os pacientes estão se sentindo desmotivados em fazê-las, pode aumentar a motivação (e/ou "reverter a desmotivação"). Esse processo é denominado comumente como "de fora para dentro", já que o engajamento nessas atividades não se dá pela motivação inicial, mas pelo efeito posterior à realização das atividades, já que, após emitir comportamentos de compromisso em direção aos valores de vida, o cliente passa a se engajar mais e a sentir-se mais motivado em comportar-se em direção ao que lhe é importante.[20]

HIGIENE DO SONO

Outro aspecto muito comum em casos de transtorno do humor diz respeito às queixas relacionadas ao sono, cabendo ao psicólogo fazer esse manejo junto à equipe multiprofissional, tendo como referência o desenvolvimento de habilidades e medidas de organização e higiene do sono.

A higiene do sono consiste em práticas diárias que iniciam durante o dia e são estendidas ao horário do início do sono, buscando a promoção de um sono de boa qualidade. Com isso, cria-se um ambiente mais previsível e menos estressante para a criança/o adolescente e seus familiares.

Para crianças menores, as rotinas devem iniciar 20 a 30 minutos antes da hora de ir para a cama e consistir em atividades calmas, como contar histórias/

ler, escutar músicas tranquilas ou conversar sobre o dia; para as crianças maiores, pode-se iniciar 30 a 60 minutos antes. As rotinas devem ocorrer de forma a iniciar fora e terminar dentro do quarto da criança (jantar, tomar banho, escovar os dentes, colocar o pijama e ler uma história).[22,23]

Nesse período, a criança não deve fazer atividades físicas ou brincadeiras que a deixem agitada, manipular *tablets* ou *smartphones*, jogar jogos eletrônicos ou mesmo estudar. A cama não deve ser associada a outras atividades que não o início do sono; assim, deve ser desestimulado que a criança brinque ou jogue jogos eletrônicos na cama durante o dia. Além disso, o sono deve iniciar na cama da criança, sem que os pais estejam deitados junto a ela, não devendo também se iniciar no sofá ou na cama dos pais, para que a criança associe o início do sono com a própria cama.[23]

Especificamente entre adolescentes, demonstrou-se[24] que medidas de higiene do sono são responsáveis por adiantar o início do sono, reduzir a latência e aumentar o tempo total de sono. Por outro lado, jogos eletrônicos, uso de *smartphones*, acesso à internet e iluminação excessiva noturna se relacionaram a ir para a cama mais tarde nessa faixa etária.[23,24]

AUTOMUTILAÇÃO

As queixas de automutilação fazem parte de uma gama de demandas psiquiátricas, ocorrendo também no TB.[4] A automutilação pode ser definida como qualquer comportamento intencional envolvendo agressão direta ao próprio corpo sem intenção consciente de suicídio. Esse comportamento é repetitivo, chegando, em alguns casos, a mais de cem vezes em um período de 12 meses. As técnicas empregadas costumam ser de baixa letalidade, ou não seria possível a repetição frequente.

Segundo o *Manual diagnóstico e estatístico de transtornos mentais* (DSM-5), a automutilação é classificada como transtorno psiquiátrico com necessidade de estudos futuros. Na *Classificação internacional de doenças e problemas relacionados à saúde* (CID-10), ela é tida como transtorno do controle do impulso não específico, ou como um dos sintomas de transtornos da personalidade, como o *borderline*. Assim, não há consenso entre os estudos sobre o conceito de automutilação, mas sim uma concordância em explicar as formas mais consideradas frequentes nesses casos. Por exemplo, cortes superficiais, queimaduras, arranhões, mordidas e bater partes do corpo contra a parede ou objetos.

Alguns pacientes apresentam rituais de automutilação e passam muito tempo pensando em como executá-los, lembrando sintomas compulsivos, porém com intenso componente de impulsividade.[25]

Considerando o aumento expressivo do comportamento de automutilação, justifica-se a importância de estudar e desenvolver esse tema. Automutilação pode ser uma maneira nociva de lidar com situações: aprender habilidades mais funcionais para lidar com os problemas e adaptar estratégias de enfrentamento, regulação de afeto, tolerância à frustação e comunicação interpessoal. Explorar aspectos da história de vida, sensações, fantasias e relações interpessoais ajuda a identificar possíveis gatilhos que contribuem para utilizar a dor como esquiva do mal-estar emocional. Alguns dos fatores de risco são: abusos emocional, físico e sexual na infância; viver com apenas um dos pais; conflitos familiares; conhecimento de que algum colega ou familiar pratica automutilação; abuso de álcool e outras substâncias; ser vítima de *bullying* na adolescência; presença de sintomas depressivos, ansiosos, impulsividade e baixa autoestima; ideação ou tentativa de suicídio prévia; sensação de abandono e vazio.[26]

A automutilação é seguida das sensações de bem-estar e alívio, que podem persistir por dias e, comumente, retornam aos sentimentos anteriores. Durante o comportamento, é comum não sentir dor associada às lesões. Esses comportamentos podem ter a função de reforço negativo, com a intenção de expressar a raiva ou diminuir a dor emocional e o sentimento de culpa. Também podem se configurar como reforço positivo, com o objetivo de "sentir alguma coisa", comum nos casos de apatia. Além disso, pode ocorrer o reforço social positivo, com a intenção de chamar atenção ou mostrar aos outros como se sente, e o reforço social negativo, com a intenção de fugir de alguma responsabilidade ou algo socialmente desprazeroso.[25]

Algumas técnicas, como a de segurar gelo, segurar um objeto com força, fazer atividade física intensa e distrair-se com atividades prazerosas, podem auxiliar no momento de dor emocional intensa e como alternativa para comportamentos autolesivos. Na psicoterapia, é importante desenvolver com o paciente em crise o aumento do repertório comportamental social; reduzir comportamentos de esquiva; reforçar qualidades e autoestima compatíveis com as reais contingências do paciente; desenvolver repertório discriminativo de expressão de sentimentos; eliminar e/ou reduzir comportamentos de autolesão; manter a adesão medicamentosa e a construção da aliança terapêutica; ampliar o repertório de habilidades sociais, o refinamento das habilidades no uso, o aumento da exposição de sentimentos de forma assertiva e a busca de rede de suporte e solução de problemas; identificar e descrever comportamentos apropriados para a idade da criança/do adolescente; e treinar solução de problemas e educação efetiva.

SUICÍDIO

Pessoas com TB são as que apresentam o maior risco de cometer suicídio entre todos os pacientes com transtornos mentais, podendo ser o risco de 20 a 30 vezes maior do que na população geral.[4] É preciso prestar atenção em algumas características do quadro que representam maior risco de comportamento suicida, como ansiedade, agitação, angústia, comportamento instável e irritabilidade. Pacientes que se afastam de apoio social, como família, amigos e escola, também correm maior perigo.

Deve-se abordar a ideação suicida no início dos atendimentos de forma clara e cuidadosa e identificar pensamentos e estratégias usadas por crianças e adolescentes. Abordar a ideação é útil para poder ensinar habilidades de enfrentamento adequadas e demonstrar empatia com o sofrimento do paciente.

As crianças expressam seu potencial suicida com diferentes linguagens e metáforas. Os adolescentes já conseguem descrever de forma mais clara a ideação. É importante avaliar planos e tentativas passadas. Para isso, podem ser usados o esquema de perguntas, inventários e escalas.

Deve-se garantir a segurança do paciente, envolvendo os pais e cuidadores e alertando-os sobre os potenciais riscos. É importante que os pais tenham acesso aos profissionais que cuidam do caso e recebam orientações sobre como identificar possíveis pensamentos suicidas e oferecer estratégias para solução de problemas. As instruções para garantir a segurança das crianças/dos adolescentes incluem a retirada de medicamentos, facas, navalhas e outros meios que podem sugerir risco para o paciente.

Abordar o assunto com a família é sempre delicado, pois os pais tendem a não enxergar tamanho risco na infância. No entanto, oferecer ao paciente e à família um contrato para segurança da infância é uma boa estratégia. Fazer uma lista de possíveis comportamentos funcionais na hora da crise também pode ajudar. Trabalhar a projeção do tempo funciona para ampliar a visão de futuro. O paciente em crise não consegue identificar a "luz no fim do túnel" e possibilidades de uma vida mais funcional, portanto o terapeuta deve ampliar a visão de futuro, prevendo que emoções, pensamentos e eventos desagradáveis podem ser diferentes em um dia, uma semana e um ano. Oferecer uma possível visão de futuro ajuda o paciente a entender que o suicídio é uma solução permanente para um problema temporário.[27]

Crianças e adolescentes deprimidos tendem a demonstrar maior dificuldade para acreditar que a vida pode melhorar. O suicídio também pode servir como esquiva de fortes emoções, como frustração e raiva. Promover um programa de atividades prazerosas, que o paciente pode iniciar por conta própria ou com a ajuda de um acompanhante terapêutico, pode contribuir para aliviar a apatia e o retraimento social. Estratégias citadas anteriormente neste capítulo, como automonitoramento, treino de habilidades sociais, resolução de problemas e regulação emocional, podem ser valiosas para enfrentar o momento de crise, a fim de evitar tentativas ou o suicídio.

Se a família e os responsáveis não puderem promover um ambiente seguro, a internação deve ser considerada para proteger o paciente de risco de vida.

CONSIDERAÇÕES FINAIS

Embora seja desafiador descrever as possíveis abordagens psicoterápicas para crianças e adolescentes com transtorno do humor, é possível elencar uma série de medidas terapêuticas que vêm se mostrando eficazes no tratamento de seus aspectos dentro da abordagem cognitivo-comportamental. As estratégias descritas foram a formulação de caso, a psicoeducação, a regulação emocional, a resolução de problemas, as técnicas de exposição e ativação comportamental e a higiene do sono.

São necessários avanços na compreensão da eficácia dessas medidas em quadros específicos como o transtorno do humor infantil. Ainda assim, elas formam um arcabouço técnico e teórico que permite ao terapeuta cognitivo-comportamental, considerando os aspectos individuais de seus pacientes, oferecer estratégias terapêuticas sólidas para as crianças e os adolescentes atendidos e suas famílias.

REFERÊNCIAS

1. Boarati MA, Costa CZG, Moraes AJJ, Panatno T, Vizzotto ADB. Intervenção multidisciplinar no atendimento de crianças e adolescentes com transtornos de humor e de ansiedade. In: Boarati MA, Pantano T, Scivoletto S, organizadores. Psiquiatria da infância e adolescência: cuidado multidisciplinar. Barueri: Manole; 2016. p. 350-90.

2. Carlson GA, Pataki C. Understanding early age of onset: a review of the last 5 years. Curr Psychiatry Rep. 2016;18(12):114.
3. Bahls SC, Bahls FRC. Psicoterapias da depressão na infância e na adolescência. Estud Psicol. 2023;20(2):25-34.
4. Moraes C, Silva FMBN, Andrade ER. Diagnóstico e tratamento de transtorno bipolar e TDAH na infância: desafios na prática clínica. J Bras Psiquiatr. 2007;56(suppl 1):19-24.
5. Maia RS, Araújo TCS, Maia EMC. Aplicação da psicoeducação na saúde: revisão integrativa. Rev Bras Psicoter. 2018;20(2):53-63.
6. Van Meter AR, Burke C, Youngstrom EA, Faedda GL, Correll CU. The bipolar prodrome: meta-analysis of symptom prevalence prior to initial or recurrent mood episodes. J Am Acad Child Adolesc Psychiatry. 2016;55(7):543-55.
7. Figueiredo AL, Souza L, Dell´Áglio Jr JC, Argimon IIL. O uso da psicoeducação no tratamento do transtorno bipolar. Rev Bras Ter Comport Cogn. 2009;11(1):15-24.
8. Basco MR, Rush AJ. Cognitive-behavioral therapy for bipolar disorder. London: Guilford; 2005.
9. Jairam R, Prabhuswamy M, Dullur P. Do we really know how to treat a child with bipolar disorder or one with severe mood dysregulation? Is there a magic bullet? Depress Res Treat. 2012;2012:967302.
10. Khafif TC. Autorregulacão emocional e comportamental em adolescentes com transtorno de humor bipolar [dissertação]. São Paulo: Universidade de São Paulo; 2021.
11. Gratz KL, Roemer L. Multidimensional assessment of emotion regulation and dysregulation: development, factor structure, and initial validation of the difficulties in emotion regulation scale. J Psychopathol Behav Assess. 2004;26(1):41-54.
12. Kircanski K, Clayton ME, Leibenluft E, Brotman MA. Psychosocial treatment of irritability in youth. Curr Treat Options Psychiatry. 2018;5(1):129-40.
13. Papa A, Epstein EM. Emotion and emotional regulation. In: Hayes S, Hofmann S, editors. Process based CBT. Oakland: Context; 2018. p. 137-52.
14. Nezu AM, Greenfield AP, Nezu CM. Contemporary problem-solving therapy: a transdiagnostic intervention. In: Nezu CM, Nezu AM, editors. The Oxford handbook of cognitive and behavioral therapies. Oxford: Oxford University; 2016. p. 160-71.
15. Melo WV, Oliveira IR, Fava DC, Bakos DS. Automonitoramento e resolução de problemas. In: Melo WV, organizador. Estratégias psicoterápicas e a terceira onda em terapia cognitiva. Novo Hamburgo: Sinopsys; 2014. p. 83-121.

16. Lopes RFF, Lopes EJL. Baralho dos problemas. Novo Hamburgo: Sinopsys; 2013.
17. Friedberg RD. Inpatient cognitive therapy: clinical and administrative considerations. In: Roberts AR, editor. Crisis intervention and time-limited cognitive treatment. Philadelphia: Sage; 1998. p. 67-80.
18. Craske MG, Liao B, Brown L, Vervliet B. Role of inhibition in exposure therapy. J Exp Psychopathol. 2012;3(3):322-45.
19. Gonçalves ES, Murta GS. Avaliação dos efeitos de uma modalidade de treinamento de habilidades sociais para crianças. Psicol Reflex Crit. 2008;21(3):430-6.
20. Del Prette ZAP, Del Prette A. Um sistema de categorias de habilidades sociais educativas. Paidéia. 2008;18(41):517-30.
21. Manos RC, Kanter JW, Rusch LC, Turner LB, Roberts NA, Busch AM. Integrating functional analytic psychotherapy and behavioral activation for the treatment of relationship distress. Clin Case Stud. 2009;8(2):122-38.
22. Martell CR, Addis ME, Jacobson NS. Depression in context: strategies for guided action. New York: W. W. Norton & Comany; 2001.
23. Macedo MJ. Abordagens eficazes para a higiene do sono na infância: uma revisão sistemática. RPMGF. 2014;30(6):415-7.
24. El Halal CS, Nunes ML. Organização e higiene do sono na infância e adolescência. Residência Pediátrica. 2018;8(supl 1):45-8.
25. Giusti JS. Automutilação: características clínicas e comparação com pacientes com transtorno obsessivo compulsivo [tese]. São Paulo: Unversidade de São Paulo; 2013.
26. Abreu CN, Tavares H, Táki Athanássios Cordás TA, organizadores. Manual clínico dos transtornos do controle dos impulsos. Porto Alegre: Artmed; 2008.
27. Faedda GL, Baldessarini RJ, Marangoni C, Bechdolf A, Berk M, Birmaher B, et al. An International Society of Bipolar Disorders task force report: precursors and prodromes of bipolar disorder. Bipolar Disord. 2019;21(8):720-40.

LEITURAS RECOMENDADAS

Bartel KA, Gradisar M, Williamson P. Protective and risk factors for adolescent sleep: a meta-analytic review. Sleep Med Rev. 2015;21:72-85.

Groves S, Backer HS, van den Bosch W, Miller A. Dialectical behaviour therapy with adolescents. Child Adolesc Ment Health. 2012;17(2):65-75.

19

Orientação parental na abordagem familiar dos transtornos do humor com início na infância e adolescência

Andréa Callonere

Ser pai ou mãe de filhos que apresentam comportamentos diferentes dos esperados para a maioria das crianças ou dos adolescentes é uma tarefa que pressupõe necessidades cotidianas potencializadas, em comparação com as demandas dos pais em geral. Assim, para facilitar rotinas inerentes ao cuidado com os filhos, é importante o acesso dos pais às diferentes redes de apoio com conhecimento nas áreas de saúde física e psicológica, na área jurídica, de direitos e cidadania, bem como na área de educação formal e informal, no âmbito da interação social mais ampla, para além do convívio no grupo familiar e no contexto escolar.

Em seus estudos e atuação prática, os profissionais da psicologia já têm recebido, nas últimas décadas, reconhecimento de seu papel e atuação na promoção de saúde e de melhoria na interação familiar em diferentes contextos diagnósticos.[1-8] Neste capítulo, vamos discutir o papel do psicólogo na identificação e na compreensão das necessidades dos pais e as formas para ajudá-los a entenderem as necessidades dos filhos para além do diagnóstico. Por meio da terapia parental (TP), espera-se que os pais/cuidadores consigam se alinhar como casal parental e direcionar funcionalmente os seus próprios comportamentos no cotidiano com os filhos com transtornos do humor com início na infância e adolescência. Além disso, a TP tem o objetivo de ensinar aos pais a importância de analisarem os seus próprios comportamentos disfuncionais, que dificultam a convivência dos filhos, com desenvolvimento típico ou não.

O olhar para a TP, com enfoque na orientação parental, não exclui um olhar para a importância das relações fraternais como um suporte fundamental na adaptação e no enfrentamento de dificuldades no convívio social, promovendo a capacidade resiliente de todos os membros da família.[9] O entendimento das relações familiares entre pais, filhos e irmãos requer o estudo detalhado das emoções e suas formas de expressão no ambiente familiar e as modelagens para seu estabelecimento e sua manutenção. Com a análise funcional desses padrões de expressão emocional, espera-se chegar a um entendimento e ao posterior treinamento para um relacionamento mais adaptativo e funcional.[2,3,8]

Nas relações familiares, os padrões de expressão emocional na comunicação verbal ou não verbal nas interações é modelado no convívio entre todos com um viés adaptativo a partir de comportamentos funcionais e mantidos por seu valor adaptativo no processo de evolução,[10-12] mas também com padrões comportamentais disfuncionais que se mantêm como respostas facilitadoras do cotidiano, porém não necessariamente favoráveis para a boa interação em grupo ou para as adaptações individuais adaptativas aos desafios e às demandas para além do grupo familiar.

O psicólogo tem, nesse conjunto de emoções, um campo rico de ação para modelar e identificar padrões disfuncionais de modelagem[13] e de interação, tendo um papel importante no trabalho com os pais de filhos com transtornos ou desenvolvimento atípico, que, com frequência, sentem culpa e perguntam-se como podem ter contribuído para a manifestação do transtorno. Nesse processo de culpa, podem negligenciar os outros filhos ou o cônjuge, promovendo, entre os familiares, ressentimentos ou sentimentos de rejeição. Além disso, os irmãos podem se sentir sobrecarregados e negligenciados, tendo sentimentos ambivalentes de amor e raiva pela situação rotineira que enfrentam. O psicólogo que identifica os padrões disfuncionais precisa ser cuidadoso ao abordar tal questão com os pais, ajudando-os no treino de novos comportamentos, sem potencializar a culpa, mas direcionando o foco para a mudança funcional.[5,14,15]

Diante dos filhos com doenças mentais, os pais relatam enfrentar desafios complexos em relação à qualidade da interação entre os filhos e cônjuges e descrevem esforços contínuos na busca de tratamento adequado e suporte psicológico e emocional para lidarem com os sintomas e os comportamentos de seus filhos, como transtornos do humor, transtornos de ansiedade ou outros transtornos do desenvolvimento. Aqui também podemos pensar no psicólogo como um agente agregador e direcionador, na equipe de profissionais da saúde, para a promoção de um estilo de vida saudável e abrangente, com enfoque preventivo, por meio de divulgações, cursos, treinamentos esclarecedores e com alcance na saúde pública e privada de forma a promover aprendizagens. Assim, o psicólogo contribui para a compreensão do cliente e de seus comportamentos abertos e encobertos; nesse segundo caso, especialmente quanto aos comportamentos cognitivos e emocionais, o psicólogo tem o importante papel de garantir que os clientes recebam os cuidados integrados e abrangentes às suas necessidades em conjunto com outros profissionais da equipe.

Para tanto, o psicólogo precisa estar atualizado e alinhado, formando equipes multidisciplinares – o que é facilitado, hoje, pela possibilidade de encontros virtuais – com os demais profissionais especializados em tratamento infantil e de adolescentes. Ele tem a função de orientar os pais, os profissionais qualificados e os grupos terapêuticos de apoio que ajudem a enfrentar os desafios cotidianos de forma emocionalmente segura para os membros da família. Assim, ainda que cada profissional atue em seu consultório particular, eles devem ir além do contato eventual em alguns casos, para a formação mais efetiva de redes de apoio, garantindo a melhor eficácia no estudo e no tratamento do caso.

Os aspectos citados corroboram os dados coletados em pesquisas com pais de filhos com transtornos ou com comportamentos atípicos; esses dados revelam que os pais se queixam de dificuldades emocionais frequentes e potencializadas quanto a sentimentos de medo, culpa, tristeza, vergonha, preocupação financeira e insegurança sobre quais profissionais precisam procurar e quando procurar nas diferentes etapas do tratamento dos filhos.[2,4,16]

Os pais relatam se sentir em constante desafio em balancear a vida profissional, social e familiar diante das demandas desafiadoras com os filhos. Cabe também ao psicólogo a tarefa de ajudá-los a perceber que, apesar de as dificuldades estarem possivelmente potencializadas pelo contexto que enfrentam, elas são esperadas nas diferentes etapas do ciclo de vida familiar, como parte das etapas adaptativas e evolutivas do desenvolvimento individual de todos os membros e do próprio grupo familiar.[17] O profissional da psicologia precisa auxiliar os clientes nos desafios e promover a saúde emocional de pais e filhos, propondo o cuidado psicológico e físico de cada membro da família, ajudando os pais a priorizarem as próprias necessidades e a fazerem, se necessário, terapia individual para aceitação e superação do luto pelo filho idealizado.[16,18] Além disso, deve propor terapia de orientação parental independentemente do atendimento psicológico do filho, pois o enfoque parental direto leva à identificação e à compreensão da situação e possibilita a análise das funções dos comportamentos nos contextos, indicando manejos funcionais a serem praticados com os filhos.[19]

TRANSTORNOS DO HUMOR NA INFÂNCIA E ADOLESCÊNCIA: A FAMÍLIA

Assim como nas três últimas décadas os cuidados com transtornos comportamentais em crianças e adolescentes com diferentes posologias aumentaram, em decorrência de maior conscientização e disponibilidade de recursos diagnósticos, também aumentou o foco aos pais e às suas necessidades como condição *sine qua non* à atenção psicológica e psiquiátrica dos filhos.

Muitos estudos parentais investigaram níveis de sobrecarga psicológica, qualidade de vida, saúde física, qualidade do sono, interação com os demais filhos, qualidade de interação conjugal, privação de interações sociais e os benefícios obtidos com psicoterapias e *mindfulness*.[20] Tem sido relatado que os pais de crianças com diferentes transtornos do desenvolvimento enfrentam níveis mais altos de estresse e, consequentemente, comportamento parental mais negativo, conforme apontaram Yamada e colaboradores.[20] Esse estudo identificou maior predominância de estresse entre as mães, o que pode comprometer o relacionamento conjugal, bem como associações entre experiências familiares adversas ao longo dos primeiros anos da infância, considerando-se a manifestação entre escores de qualidade de vida mais baixos do que os da população geral japonesa (grupo de estudo) associados à psicopatologia subsequente dos filhos.

Assim, podemos ver que os diagnósticos precoces dos filhos predispõem a maiores estresses nos pais e, como consequências na família, ainda podem potencializar a manifestação futura de transtornos psiquiátricos nos filhos, como em uma contingência comportamental entrelaçada,[7,21] o que corrobora a premissa de que os problemas psicológicos que levam à psicoterapia se estabelecem no nível cultural de seleção do comportamento no processo de adaptação ao meio.[11,12,22] Conforme Glenn,[7] essas contingências comportamentais apontam relações entre eventos e auxiliam o estudo do comportamento de pessoas em grupo; a consequência é contingente ao produto da colaboração entre indivíduos, mas não ao comportamento de indivíduos isoladamente. Vale destacar que famílias com altos níveis de conflitos, ambientes negligentes e abusivos estabelecem-se como significativas variáveis sociais que elevam os índices de recaídas em crianças e adolescentes já com diagnóstico de depressão. Sem excluir que afetam os demais membros da família, crianças e adolescentes são mais vulneráveis a sintomas psicopatológicos e aos comportamentos autolesivos e suicidas.

No âmbito do familiar, Faedda e colaboradores[23] citam, em seu estudo, conjuntos de sinais ou sintomas que podem aparecer antes do início do diagnóstico de transtorno do humor em crianças e adolescentes cujos pais, um deles ou ambos, tenham o diagnóstico de transtorno bipolar (TB). Além disso, os autores fazem referência a pesquisas que apontam o alto risco de filhos de pelo menos um paciente com TB apresentarem o diagnóstico de transtorno bipolar e sintomas comportamentais disruptivos. O diagnóstico precoce pode resultar em melhor prognóstico, por meio da implementação de tratamentos precoces e mais eficazes.[23] Os autores destacam a importância da análise do histórico familiar de transtornos psiquiátricos ao se avaliarem síndromes clínicas em crianças e adolescentes. Podemos até mesmo considerar de modo preventivo a importância de se monitorar jovens com históricos familiares que indiquem TB e que apresentam sintomas de ansiedade e humor.

O psicólogo que atende crianças e adolescentes, ao analisar as variáveis relacionadas aos possíveis históricos psiquiátricos dos pais ou de comportamentos disruptivos de pais e irmãos, deve fazer os devidos encaminhamentos para atendimentos parentais. Dessa forma, ele colabora para o enfoque do caso de forma abrangente e não contribui para a simplificação da queixa ao tratamento clínico do paciente identificado[3,8,21] – o que, infelizmente, ainda pode ser observado na prática clínica e, feito dessa forma, é impeditivo de uma abordagem prospectiva no avanço diagnóstico e de intervenções precoces em psicologia.[23]

Estudos sobre as práticas educativas utilizadas pelos pais que têm diagnóstico de depressão[24] apontam para maior uso de práticas parentais negativas, em detrimento de práticas parentais positivas. Esses resultados podem auxiliar o planejamento de intervenções mais efetivas por meio da parceria terapêutica entre os psicólogos que atendem os filhos e os que fazem a orientação parental. O Quadro 19.1 indica algumas práticas educativas de pais com e sem depressão, que revelam o quanto uma ou outra condição dos pais interfere na modelagem dos filhos, por meio de análise de padrões de comunicação, estabelecimento de regras e limites e expressão de sentimentos. Ao falar sobre expressão de sentimentos, estamos falando da modelagem de como lidar com emoções pela percepção e pela identificação de sentimentos e sensações. Saber o que eu sinto fisicamente e o que eu sinto emocionalmente é algo a se aprender e treinar, pois tem papel fundamental nas comunicações verbal e não verbal.

As práticas parentais positivas são as que promovem maior habilidade social, maior enfrentamento das dificuldades cotidianas e resiliência nos filhos,

QUADRO 19.1
Práticas educativas de pais com e sem depressão

	Pais com depressão	Pais sem depressão
Comunicação	Conversam menos diante de problemas de comportamento externalizante dos filhos e, em diversos momentos do dia, as conversas são sobre concepções de certo e errado.	Conversam mais em diversos momentos do dia, os conteúdos são temas diversos, e, diferentemente dos filhos dos pais com depressão, não apresentam problemas internalizantes.
Expressão de sentimento	Expressam menos sentimentos e enfrentamento.	Expressam sentimentos e enfrentamento com mais frequência.
Estabelecimento de limites	Estabelecem menos limites diante dos problemas de comportamento externalizantes e, em situações diversas, são menos frequentemente habilidosos; em consequência, os filhos respondem de forma semelhante.	Estabelecem limites diante dos problemas de comportamento externalizantes e em situações diversas e, para isso, são mais frequentemente habilidosos; em consequência, os filhos respondem de forma semelhante.

Fonte: Elaborado com base em Michelin e colaboradores.[24]

em razão da promoção de um ambiente empático entre pais e filhos, emocionalmente seguro, com comunicação clara e efetiva, definição consistente de regras e limites,[2,19] utilização de reforço para ensinar comportamentos adequados, atenção à modelagem de comportamentos adequados, sintonia entre sentimentos, sensação e comunicação e escuta às emoções dos filhos.

Práticas parentais negativas podem resultar em prejuízos emocionais, sociais e cognitivos pela prática de negligência, falta de limites claros, comunicação impositiva e pouco empática, abuso físico e emocional, regras incoerentes e inconsistentes[3] e modelagem de comportamentos inadequados e inconsistentes com a fala. Além disso, a prática parental negativa pode resultar em danos físicos, emocionais ou psicológicos para os filhos, em vez de promover bem-estar e desenvolvimento saudável.

Os dados apresentados no Quadro 19.2 indicam algumas das queixas recorrentes que os pais relatam no cotidiano familiar de crianças com transtornos disruptivos da desregulação do humor, com comportamentos que, em sua frequência e intensidade, comprometem a qualidade de vida e a interação dos

QUADRO 19.2
Dados de pesquisas sobre pais de filhos com diagnóstico de depressão

- Perda de interesse em atividades que antes eram prazerosas, alterações no apetite ou no sono, cansaço, falta de energia, irritabilidade, baixa autoestima e expressão de pensamentos de morte ou suicídio
- Variações extremas de humor, irritabilidade, impulsividade, comportamento imprudente
- Crianças com irritabilidade crônica e intensa, explosões frequentes de raiva ou comportamentos agressivos desproporcionais à situação
- Crianças com preocupação excessiva, nervosismo, problemas para dormir, fadiga, dificuldade de concentração e irritabilidade
- Identificar se o comportamento do filho é "típico" ou "atípico", ou esperado para a idade

Fonte: Elaborado com base em Lopes e colaboradores,[9] Yamada e colaboradores[19] e Waraan e colaboradores.[25]

familiares. Dados de pesquisas recentes apontam para a importância de orientar que o manejo disfuncional da situação pode provavelmente ser o gatilho para os futuros confrontos na relação entre pais e filhos.[9,20,25]

ENFOQUE COMPORTAMENTAL DA ORIENTAÇÃO PARENTAL

No Programa Comportamental de Orientação de Pais (PCOP),[19] a orientação parental tem um enfoque psicoeducativo, por meio da instrução de princípios de análise do comportamento, da terapia comportamental, da análise dos comportamentos dos pais e da análise dos contextos das situações críticas. O enfoque terapêutico e o instrucional técnico são necessários no processo de instrumentalizar os pais a compreenderem a função dos próprios comportamentos e a função dos comportamentos dos filhos, para, assim, poderem manejar as próprias condutas e promoverem um ambiente funcional que proporcione aprendizagem e melhora nas interações cotidianas e na qualidade de vida de todos.[2,5,19,26] O Quadro 19.3 lista as principais queixas apresentadas pelos pais quando buscam orientação.

No Quadro 19.4, são destacados alguns pontos abordados no PCOP[19] que ajudam os pais a compreenderem os próprios padrões de comportamento, a qualidade do relacionamento do casal conjugal e o alinhamento do casal parental – que, em casos de separação/divórcio do casal, é o que se espera ser mantido para estabelecer um ambiente emocional de segurança e confiança para todos os membros da família e, principalmente, para os filhos.[2,3,19]

QUADRO 19.3

Principais queixas dos pais quando procuram a orientação parental, com ou sem transtornos do humor

- Crise entre o casal, com excesso de críticas, acusações mútuas, desalinhamento quanto a regras e limites e desautorização de um dos pais diante dos filhos
- Mães culpadas e sobrecarregadas com as tarefas cotidianas
- Dificuldades no relacionamento entre os irmãos
- Prejuízo dos momentos de lazer em família
- Alta frequência de queixas escolares
- Irritabilidade dos filhos
- Dificuldade de interação social
- Dificuldades em manejar comportamentos inadequados dos filhos, especialmente acesso de raiva, agressividade ou apatia

Fonte: Elaborado com base em Callonere.[19]

Ao se pensar em mudança de comportamentos, é preciso abordar a aprendizagem de novos comportamentos por todos os familiares. Para isso, partimos dos pais como aqueles que, com treino e dedicação, poderão iniciar as mudanças que estabelecerão o ambiente para as mudanças comportamentais dos filhos.[15]

Ao se atentar para a frequente queixa dos pais sobre como lidar e interpretar os comportamentos extremos dos filhos, como expressão de agressividade física ou verbal, autolesão, falas destrutivas ou ameaças no enfrentamento de situações frustrantes ou no seguimento de regras, e as demais adversidades que dificultam a vida familiar e escolar dos filhos, é importante ajudá-los a compreenderem:

- o que é um comportamento típico ou atípico na infância;[27]
- se esses comportamentos causam prejuízos significativos na vida dos pais e da criança e dos irmãos;

QUADRO 19.4

Tópicos abordados no Programa Comportamental de Orientação Parental

1. Casal conjugal + casal parental + individual de cada um dos pais
2. Análise do ambiente familiar por meio dos relatos de eventos rotineiros
3. Qualidade de comunicação entre o casal
4. Qualidade nas interações familiares cotidianas
5. Como lidar com os comportamentos inadequados dos filhos
6. Como lidar com os comportamentos adequados dos filhos

Fonte: Elaborado com base em Callonere.[19]

- se podem indicar um transtorno psiquiátrico, como o TB, por exemplo;
- se, em sua característica topográfica, podem ser interpretados como "birras" ou como respostas decorrentes de desconfortos fisiológicos pontuais – como doenças, fome ou sono –, que, quando mal consequenciados, podem estabelecer padrões frequentemente disfuncionais.

O manejo parental – a forma como os pais devem responder contingencialmente aos comportamentos dos filhos – requer que os pais aprendam a fazê-lo, emocional e tecnicamente. É uma tarefa do terapeuta comportamental ajudá-los nesse processo, no entendimento dos contextos e da relação entre os estímulos do ambiente e as respostas de todos. Assim, os pais se sentirão no controle da situação, e não dependentes de uma análise externa.

No caso dos transtornos depressivos, os pais são sobrecarregados com padrões de funcionamento que acarretam sintomas emocionais, biológicos e psicológicos persistentes, acompanhados de comprometimento do funcionamento social, o que, em determinados momentos do desenvolvimento, chama mais atenção. Por exemplo, durante a primeira infância, isso se refere à entrada na escola e ao aumento da demanda na escolaridade;[25] durante a pré-adolescência e a adolescência, refere-se à cobrança social quanto à interação no grupo de iguais, e assim por diante, em diferentes momentos de exposição social maior. Nesses momentos críticos, a orientação parental é de grande ajuda.

Abordar a parceria conjugal favorece a compreensão do ambiente familiar e do engajamento dos pais na tarefa parental (casal parental), permite que os pais desenvolvam uma percepção crítica sobre a qualidade da sua relação: se é percebida pelos familiares, pais e irmãos de forma positiva ou negativa, se pode melhorar a cumplicidade e o carinho. Diante dos problemas decorrentes de manifestações inerentes aos quadros depressivos de filhos crianças e adolescentes,[9] a cooperação entre o casal reflete o comprometimento que cada um tem com a manutenção do casamento e da família, ou simplesmente da relação parental e familiar quando separados ou divorciados. Assim, sempre que possível, o psicólogo deve trabalhar para o alinhamento do casal parental, mesmo que o casal conjugal não exista mais, e, para tanto, pressupõe-se que consigam fazer uma TP juntos. No entanto, quando isso não é possível, a TP pode ser feita em paralelo com cada um dos pais, mas sem perder de vista a perspectiva de que possam frequentar o espaço terapêutico ao mesmo tempo, como um ponto de superação.

As descrições dos conflitos cotidianos entre o casal, relatados pelos pais, permitem que o psicólogo analise os padrões comportamentais que permeiam o ambiente social da família – a confiança, a segurança e o alinhamento – e identifique os vícios na comunicação e os possíveis gatilhos para comportamentos extremos em ambientes com altos padrões de agressividade verbal ou mesmo física. Assim, por meio da análise funcional, o psicólogo pode compreender e orientar os manejos apropriados, ensinando os treinos a serem feitos em busca de uma melhor qualidade na interação.[2,15,19,26]

As relações familiares entre pais e filhos abarcam a interação de diferentes gerações em acomodações adaptativas e constantes às etapas de vida de cada um dos envolvidos na relação e do próprio ciclo de vida familiar.[17] Quando existe um transtorno, como o TB, o que é esperado para a maioria, em termos sociais, educacionais e interacionais – que já não é previsível ou fácil em fases de transições, como o início da escolaridade, puberdade, adolescência, ida para faculdade, início da vida adulta jovem, entre outras –, torna-se mais difícil e requer ajuda profissional para que ocorra a superação e a evolução individual e do grupo de modo funcional.[5,20,26,28]

Revisitar o lugar da aceitação do filho tem uma importante função na orientação parental. A aceitação dos pais e o modo como olham para quem é o filho é importante para serem abordadas as expectativas em relação à realidade de forma objetiva. Assim, o psicólogo pode, por meio da modelagem, orientar manejos, como um modelo de interação para os pais lidarem com os filhos. Nesse processo, os pais também são orientados a observarem seus sentimentos, comportamentos encobertos e que função acabam tendo no relacionamento.[4]

No enfoque psicoeducativo, a relação entre o profissional e os pais já promove, mesmo por meio da modelagem, além das instruções, a aprendizagem sobre os manejos e meios de analisar as situações-problema e os gatilhos para comportamentos extremos e a forma de conduzi-los. Ao encontrar com o casal, o psicólogo já terá realizado sessões individuais com cada um deles, nas quais terá analisado seu funcionamento como casal conjugal e casal parental. Exemplos trazidos pelos pais para as sessões são trabalhados, a fim de auxiliá-los a compreenderem aspectos teóricos da abordagem e sua aplicação e, assim, orientá-los como evitar e enfrentar comportamentos físicos extremos, explosões verbais, falas destrutivas, comportamentos autolesivos, ameaças extremas, irritabilidade excessiva, desorganização com rotinas diárias, alterações de sono e outras queixas relatadas pelos pais de filhos com TB, conforme apontado anteriormente.[2,19,29]

Na sequência da orientação parental, os pais podem aprender a analisar os padrões de relacionamentos estabelecidos entre cada um deles e os filhos. É comum os pais atentarem somente para a forma como os comportamentos se expressam (topografia dos comportamentos). Contudo, eles precisam aprender a olhar para o conjunto de eventos que ocorrem no ambiente, as relações entre os estímulos e respostas e as classes de respostas[26,29] e ser treinados para identificarem resistências às mudanças necessárias para alterar os padrões viciados nos momentos críticos. Assim, com todos expostos a novas posturas diante das contingências, haverá outros padrões de respostas, em que os pais estabelecerão o controle da situação com os filhos e não mais estarão sob controle de seus comportamentos inadequados.

Na orientação parental, temas como regras e limites, especialmente com relação à comunicação, ao manejo de crises, a alimentação, higiene e cuidados pessoais, a estudos e a uso de eletrônicos são frequentemente trazidos pelos pais em meio a queixas e relatos. Cabe ao psicólogo ajudá-los a pensar nos contextos do aqui e agora e em longo prazo para lidar com essas questões com autonomia e segurança. É por isso que falamos em aprendizado no âmbito psicoeducativo do PCOP,[19] pois o objetivo é ir além do manejo dos sentimentos e chegar à aprendizagem de formas de lidar em longo prazo com as situações de conflito.[2,5]

A tarefa de abordar a qualidade de comunicação familiar entre pais e filhos tem início por meio da observação da interação verbal e não verbal entre o casal de pais e de como essa relação comportamental verbal e não verbal ocorre com o psicólogo durante o andamento da terapia de orientação parental. Os padrões comportamentais na comunicação, juntamente aos relatos das ocorrências familiares, permitem ao profissional fazer a análise funcional da situação, compreendendo os contextos em que os comportamentos analisados ocorrem e como o ambiente social da família reage: mantendo o problema em destaque, ou, ao contrário, promovendo a resolução do problema – ou seja, se há a aprendizagem de novos padrões comportamentais.[3,7,21]

Filhos com diagnóstico de TB podem apresentar características dificultadoras na comunicação, principalmente com os pais e irmãos e com demais pessoas de convivência íntima, para além das dificuldades de comunicação esperadas em quaisquer contextos relacionais e mesmo na adolescência em geral. Na comunicação de pessoas com flutuação de humor, observam-se características que se potencializam na interação social pelas respostas que predispõem a padrões disfuncionais de comunicação. Entre as alterações comumente encontradas na comunicação de adolescentes em geral e potencializadas em quadros de TB, pode-se falar de um padrão de comunicação com variações significativas no tom de voz, expressão facial raivosa, desorganização de ideias, fala acelerada com oscilação no volume do discurso, pouca informação objetiva e muita informação emocional, em desproporção ao esperado na situação, bem como dificuldade em se comunicar devido à desmotivação, à agressividade verbal e gestual, ou desinteresse com distanciamento e lentidão na fala, nos casos de episódios depressivos.

Assim, a abordagem do tema de comunicação é um ponto importantíssimo no trabalho do psicólogo parental, que precisa ensinar os pais a reconhecerem os próprios vícios e ruídos de comunicação e a aprenderem novos padrões, que serão facilitadores na convivência familiar, por modelagem, imitação e instrução verbal.[13] Promover uma comunicação de qualidade, com clareza e consistência, é um ponto nodal na melhoria da interação familiar e envolve analisar desde a topografia até conteúdo da fala, passando pela funcionalidade de uma comunicação que permite o entendimento pelo ouvinte daquilo que o falante pretende transmitir. Portanto, os itens apresentados no Quadro 19.5 precisam ser considerados para uma comunicação objetiva, que transmita informações claras conforme a intenção do falante, para a compreensão do ouvinte.[22,30]

Dada a importância da qualidade da comunicação entre pais e filhos para a promoção do equilíbrio familiar e individual de seus membros, os itens apresentados no Quadro 19.5 precisam ser trabalhados nas sessões de TP. Para a prática e a manutenção de uma comunicação eficaz em alta frequência, deve-se atentar para que o ouvinte e o falante se entendam; literalmente, quando o falante transmite uma mensagem e o ouvinte a compreende, deve-se confirmar como entendido. Assim, o psicólogo pode identificar os ruídos que normalmente ocorrem e ajudar no treino persistente para que os pais identifiquem os pontos falhos e possam mudá-los.

As duplas mensagens são perigosas, assim como o uso de ironia na comunicação com qualquer pessoa; no caso de crianças e adolescentes, o prejuízo é maior, pois os pais que assim se comunicam estão modelando padrões distorcidos de comunicação. As falas autoritárias e de topografia intensa, ameaçadora ou no padrão de mandos[12,22] favorecem o falante, e não o ouvinte, além de

QUADRO 19.5

Pontos importantes para uma comunicação de qualidade entre pais e filhos e o que evitar

Aplicar para boa comunicação	Evitar
Ter clareza e objetividade	Usar mensagem dupla, excesso de emoção
Ter coerência com a capacidade do ouvinte	Desconsiderar a idade e o conhecimentos do ouvinte
Intensidade da voz em som baixo	Gritar, alterar a voz
Estilo de linguagem informal e acessível para o filho	Usar palavras técnicas
Linguagem corporal/expressões faciais de empatia e acolhimento	Expressar raiva
Praticar empatia	Falar somente sobre si
Ser cortês e educado	Ofender, xingar, desqualificar o outro
Dar e ouvir retorno	Falar e não saber como o outro entendeu
Lembrar de que o óbvio precisa ser dito	Pressupor que o outro saiba ou entenda

Fonte: Callonere.[19]

promoverem menos aprendizagem e autonomia no ouvinte do que as falas em padrão de tatos. Estas são mais descritivas do ambiente e, assim, mais abertas, promovem maior aprendizagem e uso da criatividade do ouvinte, favorecem mais o ouvinte, permitindo uma troca entre o ouvinte e o falante. Pais costumam fazer discursos como forma de educar e se esquecem da grande dica comportamental em aprendizagem de que o que instrui verbalmente é muito menos relevante do que o que se modela por meio da convivência. Momentos de raiva e nervosismo não favorecem a boa comunicação, e expressões de raiva e gritos funcionam como uma punição positiva, cujos efeitos colaterais evocam ou desencadeiam sentimentos ruins de injustiça, medo, raiva, vingança, e distanciando-se do foco de ensinar ou engajar. Demonstrar interesse pelo que os filhos falam, legitimando o interesse como ouvinte, é um modelo para os filhos aprenderem a ouvir e a falar.[2,13,19]

Lidar com comportamentos inadequados dos filhos é uma tarefa árdua, pela dificuldade em perceber-se como agente na manutenção e até mesmo no estabelecimento de tais comportamentos. O diagnóstico precisa ser entendido como uma variável do processo, e não como uma sentença, na qual caberiam apenas atitudes remediativas. Os pais são e foram, desde o nascimento, o ambiente social dos filhos com sua modelagem e modelação,[21,31] e o trabalho do psicólogo pode ajudá-los a entenderem que podem fazer muito pelos filhos e por si próprios por meio da análise de suas próprias ações comportamentais e verbais no convívio familiar, promovendo mudanças nos familiares a partir das próprias atitudes de mudança e aprendizagem.

No processo de compreensão de ações e reações no cotidiano entre pais e filhos, é preciso considerar a importância de saber reforçar os comportamentos adequados, esperados e ensinados, pois esse é o caminho para promover a aprendizagem daquilo que se espera ser praticado e repetido nas rotinas familiares. A simples passagem do tempo também atua na definição de comportamentos, mas cabe ao psicólogo ajudar os pais a atentarem para as mudanças decorrentes de sua ação, planejadas, supervisionadas e analisadas pelo profissional, instrumentalizando-os a seguirem cientes da importância de seu manejo e controle da situação para além do diagnóstico dos filhos e para além da simples passagem do tempo. Ensinar os filhos, educando-os para a vida em seus comportamentos sociais, educacionais, emocionais, de pensamento, entre outros, pressupõe autoconhecimento das próprias condutas e segurança na tomada de decisões quanto a regras e limites. É importante lembrar que os filhos aprendem também, e em grande parte, pela aproximação sucessiva de comportamentos observados na convivência com os pais e que reforçar o comportamento adequado promove mais aprendizagem do que punir o comportamento inadequado.[12,13,29]

CONSIDERAÇÕES FINAIS

Os pais precisam definir uma forma alinhada de consequenciar os comportamentos dos filhos. Sabemos que comportamentos são mantidos por suas consequências, conforme Skinner, e que a aprendizagem ocorre pelo uso do reforço positivo ou por punição negativa. No caso do reforço positivo, quando comportamentos adequados são seguidos de um estímulo contingente – por exemplo, acontece algo de bom com o filho após agir conforme os pais ensinaram (vale lembrar, aqui, da importância de ensinar de forma clara e garantir que a criança tenha compreendido; então, a criança escolhe como fazer e recebe a consequência contingente à resposta). No caso da punição negativa, combinados são feitos, e o filho sabe antecipadamente as consequências de se comportar do modo esperado ou não pelos pais; assim, ele tem a autonomia de escolher como se comportar e assumir que o estímulo contingente que receberá será justo conforme o combinado com seus pais. Aqui, vemos a importância da clareza dos combinados e da consistência dos pais no seu cumprimento. Vale lembrar que: a punição pode ser usada para educar, mas não como um ato de vingança.[12,29]

Os filhos precisam perceber as próprias escolhas e as responsabilidades por elas. Mesmo diante de diferentes diagnósticos de transtornos, como o TB, o treino para a aprendizagem de novos comportamentos é possível e acontecerá por meio da ação de pais seguros, que aceitem os filhos com suas características, que se conheçam e percebam a função de seus próprios comportamentos, que saibam se comunicar e se alinhar entre si, como um casal conjugal e parental ou apenas um casal parental, que sejam bem orientados por profissionais capacitados que os ajudem a acreditar na aprendizagem, a grande estrela de tudo, para que mudanças possam ocorrer.[12,13]

Para que os filhos aprendam, os pais precisam saber ensiná-los. Para tanto, precisam compreender que fazem parte do processo de forma ativa, modelando mais do que discursando regras, sendo parte de um grupo em transformação contínua.

REFERÊNCIAS

1. Nichols M, Tafuri S. Techniques of structural family assessment: a qualitative analyses of how experts promote a systemic perspective. Fam Process. 2013;52(2):207-15.
2. Weber LND. Eduque com carinho: equilíbrio entre amor e limites. 2. ed. Curitiba: Juruá; 2006.
3. Gomide PIC. Pais presentes pais ausentes: regras e limites. 9. ed. Rio de Janeiro: Vozes; 2009.
4. Callonere A. Relações familiares e escolares de alunos com necessidades educacionais especiais na escola comum [dissertação]. São Paulo: Universidade Mackenzie; 2002.
5. Williams LCA. Perdão e reparação de danos. In: Gomide PIC, editor. Comportamento moral: uma proposta para o desenvolvimento das virtudes. Curitiba: Juruá; 2010. p. 191-213.
6. Brandão MZ, Conte FCS, Brandão FS, Ingberman VK, Silva VLM, Oliani SM, organizadores. Considerações sobre o papel do terapeuta ao lidar com os sentimentos do cliente. In: Brandão MZF, Conte FCS, Brandão FS, Ingberinan YK, Silva VM, Oliane SM, organizadores. Sobre comportamento e cognição. Santo André: ARBytes; 2004. v. 13, p. 229-49.

7. Glenn SS. Contingencies and metacontingencies: relations among behavioral, cultural, and biological evolution. In: Lamal PA, editor. Behavioral analysis of societies and cultural practices. Washington: Hemisphere; 1991. p. 39-73.
8. Minuchin S. Famílias: funcionamento e tratamento. Porto Alegre: Artes Médicas; 1982.
9. Lopes BCL, Gonçalves LA, Alves L, Graner KM, Almeida BR. A relação fraternal em famílias com filhos com sintomatologia de transtorno depressivo. Rev Cient FACS. 2022;29(2):71-80.
10. Darwin C. On the origin of species. London: John Murray; 1859.
11. Skinner BF. Seleção por consequências. Rev Bras Ter Comport Cogn. 2007;9(1):129-37.
12. Skinner BF. Ciência e comportamento humano. 11. ed. São Paulo: Martins Fontes; 2003.
13. Catania C. Aprendizagem: comportamento, linguagem e cognição. 4. ed. Porto Alegre: Artmed; 1999.
14. Marinho ML. Intervenção clínica comportamental com famílias. In Silvares EFM, organizadores. Estudos de caso de psicologia clínica comportamental infantil. 7. ed. São Paulo: Papirus; 2013. v. 1, p. 139-74.
15. Rocha MM, Brandão MZS. A importância do autoconhecimento dos pais na análise e modificação de suas interações com os filhos. In: Delitti M, organizadores. A prática da análise comportamental. São Paulo: ESEtec; 1997. v. 2, p. 137-46.
16. Lipp MEN. Inventário de sintomas de estresse para adultos de Lipp: ISSL. São Paulo: Casa do Psicólogo; 1998.
17. Carter B, McGoldrick M, organizadores. As mudanças no ciclo de vida familiar: uma estrutura para a terapia familiar. Porto Alegre: Artmed; 1995.
18. GLAT, R. Questões atuais em educação especial. Rio de Janeiro: Sette Letras; 1998.
19. Callonere A. A aplicação de um programa comportamental de orientação de pais em Hospital Universitário [tese]. São Paulo: Universidade de São Paulo; 2016
20. Yamada A, Kato M, Suzuki M, Suzuki M, Watanabe N, Akechi T, et al. Quality of life of parents raising children with pervasive developmental disorders. BMC Psychiatry. 2012;12:119.
21. Naves ARCX, Vasconcelos LA. O estudo da família: contingências e metacontingências. Rev Bras Anal Comport. 2008;4(1):13-25.
22. Fidalgo AP, Banaco RA. O estudo do comportamento verbal no Brasil. Psic Teor Pesq. 2014;30(3):347-55.

23. Faedda GL, Baldessarini RJ, Marangoni C, Bechdolf A, Berk M, Birmaher B, et al. An International Society of Bipolar Disorders task force report: Precursors and prodromes of bipolar disorder. Bipolar Disord. 2019;21(8):720-40.
24. Michelin GS, Rovaris JA, Butingnom F, Bosoni-Silva AT. Análise funcional de comportamentos paternos com e sem depressão na relação com seus filhos. In: 1ª Jornada de Análise do Comportamento; 2018; Ribeirão Preto, Brasil.
25. Waraan L, Rognli EW, Czajkowski NO, Mehlum L, Aalberg M. Efficacy of attachment-based family therapy compared to treatment as usual for suicidal ideation in adolescents with MDD. Clin Child Psychol Psychiatry. 2021;26(2):464-74.
26. Regra JAG. Formação de classes de respostas, resistência à mudança e terapia comportamental infantil. Perspectivas. 2010;1(2):93-103.
27. Sisterhen LL, Wy PAW. Temper tantrums. In: StatPearls [Internet]. Treasure Island: StatPearls; 2023 [capturado em 23 jul. 2023]. Disponível em: https://www.ncbi.nlm.nih.gov/books/NBK544286/.
28. American Psychiatric Association. Diagnostic and statistical manual of mental disorders: DSM-5-TR. 5th ed. Washington: APA; 2022.
29. Sidman M. Coerção e suas implicações. São Paulo: Livro Pleno; 2011.
30. Skinner BF. O comportamento verbal. São Paulo: Cultrix; 1978.
31. Bandura A, Azzi G, Polydoro S. Teoria social cognitiva: conceitos básicos. Porto Alegre: Artmed; 2008.

LEITURAS RECOMENDADAS

Conte FCS, Regra JG. A psicoterapia comportamental infantil: novos aspectos. In: Silvares EFM, organizador. Estudos de caso de psicologia clínica comportamental infantil. 7. ed. São Paulo: Papirus; 2013. v. 1, p. 79-136.

Guilhardi HJ. Análise comportamental do sentimento de culpa. In: Teixeira AMS, Assunção MRB, Starling RR, Castanheira SdosS, organizadores. Ciência do comportamento: conhecer e avançar. Santo André: ESETec; 2002. p. 173-200.

Lo HHM, Wong SYS, Wong JYH, Wong SWL, Yeung JWK. The effect of a family-based mindfulness intervention on children with attention deficit and hyperactivity symptoms and their parents: design and rationale for a randomized, controlled clinical trial (study protocol). BMC Psychiatry. 2016;16:65.

Abordagem escolar nos transtornos do humor com início na infância e adolescência

Telma Pantano

Crianças e adolescentes passam grande parte da sua vida no contexto educacional. A escola assume, portanto, um papel importante para o desenvolvimento cognitivo e socioemocional deles tanto de forma saudável quanto como um possível estressor, que contribui para o agravamento dos sinais e sintomas relacionados à saúde mental. Reconhecer esses estressores (que podem ser bastante individuais para cada criança e/ou adolescente), assim como favorecer o desenvolvimento saudável e a criação de vínculos estáveis no contexto educacional, são pontos centrais para a promoção da saúde na infância e na adolescência.

Com relação aos transtornos do humor, podemos considerar principalmente a depressão, o transtorno bipolar (TB) e a desregulação grave do humor para acompanhamento e suporte educacional específico. Esses diagnósticos devem ser acompanhados por uma equipe especializada, e seus sintomas decorrentes devem ser constantemente revistos e abordados. Os sintomas podem variar de acordo com o período do desenvolvimento em que a patologia se instala; considerar as características de apresentação e a sintomatologia do adulto para o manejo emocional e cognitivo de crianças e adolescentes é um erro bastante comum.

As particularidades na apresentação dos sintomas podem variar bastante; no entanto, as dificuldades no contexto educacional podem envolver questões relativas a concentração, problemas de sono, alterações de humor, isolamento social e, como consequência direta, queda no desempenho acadêmico.[1]

Nesse contexto, é essencial que a escola possa oferecer suporte para a manutenção do contexto de aprendizagem não só nas esferas cognitiva e pedagógica, mas também na esfera socioemocional. Manter um canal aberto com a família que permita verificar e acompanhar mudanças em padrões de sono, alimentação e socialização pode contribuir para a identificação dos sintomas de forma precoce, assim como auxiliar a recuperação do potencial socioemocional e cognitivo associado ao quadro. Muito da apresentação dos sinais e sintomas relacionados aos transtornos afetivos depende das reservas cognitivas e socioemocionais que já fazem parte da criança. Nessa perspectiva, as atividades e a vida escolar são uma das principais bases que vão definir principalmente as consequências e as possibilidades de recuperação.

Características gerais desses quadros, os déficits atencionais, o sono excessivo durante o dia, a baixa tolerância às frustrações, a irritabilidade, as falhas em compreensão e expressão da linguagem[2] e as dificuldades de memória operacional e de longo prazo trazem consigo o fracasso escolar. Em consequência, o fracasso escolar reforça, em uma espiral, problemas de ordem social e comportamental.[3]

Estudos como os de Lundy e colaboradores[4] destacam o impacto da sintomatologia dos transtornos do humor – em especial, os quadros depressivos – no desempenho cognitivo e acadêmico dessas crianças. São relatadas alterações frequentes relacionadas a funcionamento intelectual geral, linguagem, habilidades visuoconstrutivas, atenção, velocidade de processamento, habilidades relacionadas às funções executivas, aprendizagem, velocidade psicomotora, habilidades acadêmicas simples e alterações em memórias.

INTERVENÇÃO ESCOLAR

Embora o diagnóstico dos transtornos do humor não inclua legalmente adaptações pedagógicas e curriculares,[5,6] uma vez que não se trata de uma deficiência, mas de um diagnóstico que envolve uma associação com os distúrbios de aprendizagem, ele assume, assim, uma condição que traz ao sujeito dificuldades e, muitas vezes, impede o processo de aprendizagem no contexto educacional. Dessa forma, tornam-se necessárias diversas flexibilizações no manejo do professor em sala de aula e, em especial, em situações avaliativas, uma vez que a patologia impede – muitas vezes prejudica – o desempenho acadêmico e, principalmente, o socioemocional.

O processo de inserção escolar dessas crianças envolve desconstruir preconceitos, mostrando que existe uma possibilidade de crianças tidas como "as que não têm mais jeito" ou "crianças-problema" serem vistas por outra perspectiva. A possibilidade de mudança envolve a "oportunidade", que, por sua vez, viabiliza condições de enxergar a criança em sua totalidade e em seu pleno desenvolvimento.

O professor é o profissional mais competente para identificar as habilidades, potencialidades e dificuldades do indivíduo, para, então, intervir com um atendimento que contemple as necessidades específicas, no sentido de superar os obstáculos. A equipe multidisciplinar (psicólogos, psiquiatras, fonoaudiólogos, psicopedagogos) pode contribuir nesse processo por meio de estratégias que, se bem recebidas pela escola, podem ajudar no controle do comportamento e no ganho para a aprendizagem.

Quando pensamos em crianças com diagnósticos em psiquiatria, a ação didática do professor diferencia-se da normalmente observada no ensino regular.[7] O professor deve ter uma preocupação especial com os estados emocional e físico da criança e associá-los a ações que ela possa desempenhar pedagogicamente. A principal meta do educador é a de estabelecer vínculos, pois só por meio dessa aproximação é possível elaborar ações pedagógicas voltadas ao aluno, além de criar situações para favorecer a socialização e a inserção de um novo componente no grupo. O professor que se disponha a participar do processo de inclusão deve, como em qualquer outra situação da construção do conhecimento, fortalecer os vínculos emocionais e motivacionais, permitindo à criança demonstrar a integração e a compreensão dos seus estados emocionais e organizar o pensamento para a aprendizagem.

Para estabelecer essas possibilidades no contexto educacional, cabe à instituição escolar estabelecer relações saudáveis e oportunidades de comunicação diária entre o professor e os familiares, a fim de obter informações sobre a criança, seu funcionamento, seus interesses e os acontecimentos referentes à vida pessoal e familiar.[8]

Essa parceria entre escola e família pode ser o ponto central do suporte educacional e permitir que a escola conheça os principais estressores para uma determinada criança e, principalmente, seja notificada quando algum estressor específico tiver acontecido (ou estiver para acontecer), a fim de que o manejo ambiental seja efetivo.

MANEJO DO PROFESSOR
ESCOLA COMO SUPORTE EMOCIONAL E VINCULAR COM A FAMÍLIA

Ao ingressar no contexto educacional, independentemente da criança em questão, toda escola deveria fazer uma entrevista para conhecer as características do desenvolvimento, a estrutura familiar e a estruturação da dinâmica educacional para os pais e a criança. Essa entrevista inicial formará as bases do vínculo entre escola e família e deve ser realizada pelas pessoas que terão o contato mais próximo com a criança.

Algumas escolas têm essa entrevista inicial como uma rotina, porém, com o passar dos anos, a passagem das características e possibilidades de cada aluno fica a cargo somente da escola, e a relação entre a família e o contexto educacional se perde. Esse resgate vincular é necessário principalmente após a escola receber um laudo com um diagnóstico.

Conhecer ou (re)conhecer o aluno por meio dos dados fornecidos pelos responsáveis durante a entrevista abre a possibilidade de avaliar a situação familiar e os estressores pelos quais a criança passa e permite à escola pensar nas estratégias a serem adotadas durante o processo. Essas informações permitirão ao professor e à coordenação organizar a dinâmica necessária para o suporte pedagógico, socioemocional e curricular para a criança.

Após a criança receber um diagnóstico ou após a escola realizar um encaminhamento para suporte multidisciplinar, há uma fragilidade emocional por parte dos pais e cuidadores, que precisam reconhecer na instituição uma parceira para o desenvolvimento das potencialidades do aluno. O contato da equipe multidisciplinar como uma parceria para o desenvolvimento da criança torna as questões relativas ao manejo do aluno uma responsabilidade não só da escola, mas também de uma equipe integrada.

O professor deve ter consciência dessa dinâmica e entender que o seu percurso não é solitário no ambiente educacional. A parceria entre escola, família e equipe multidisciplinar tem como objetivo coletar e transformar as informações obtidas em um planejamento sustentado a partir de experiências prévias e conhecimentos científicos fundamentados para as adaptações que serão sugeridas.[9] O vínculo com a criança é fortalecido automaticamente quando o professor é capaz de reconhecer e mostrar a ela que conhece suas dificuldades e alguns dos vínculos dela até mesmo fora do contexto educacional.

Além de dar voz à família, é fundamental ouvir a criança e/ou adolescente com o diagnóstico de transtorno do humor. A criança deve saber quais são as referências emocionais no contexto educacional e ter a oportunidade de falar sobre o que sente e o que a assusta nesse ambiente. Esquecemos muitas vezes de perguntas simples como "O que você espera da escola?" ou "O que você gostaria que a escola fizesse por você para ajudar com esse problema?", as quais podem ser a chave para o suporte necessário.

Em pacientes com transtornos do humor, é comum a presença recorrente de queixas físicas, como dores de cabeça e/ou dores de barriga, distrações, saídas constantes para ir ao banheiro ou beber água.[10] Essas situações tendem a aparecer em momentos de forte tensão emocional e/ou cognitiva e precisam ser observados com cautela por parte do professor.

Quando esses eventos acontecem e o professor tem conhecimento da dinâmica familiar e das condições do aluno, ele dá à criança a oportunidade de verbalizar seus medos e suas angústias e receber o suporte necessário para criar estratégias eficientes para lidar com as suas dificuldades e sair das situações.

PRÁTICAS PEDAGÓGICAS

O primeiro passo para compreendermos o processo de suporte aos alunos com necessidades específicas no contexto educacional, como é o caso dos transtornos do humor, consiste em diferenciarmos duas formas bastante distintas de auxílio educacional. Precisamos reconhecer se o aluno precisa de acomodações e/ou adaptações para que o processo de aprendizagem cognitiva e socioemocional possa acontecer.

Esses dois aspectos – cognitivo e socioemocional – devem ser lembrados e colocados como pilares do processo de suporte educacional. Dessa forma, quando nos referirmos às acomodações, estamos considerando as alterações que não interferem em conteúdos pedagógicos ou curriculares – estender o tempo para a execução de atividades e/ou avaliações e oferecer a cópia do caderno de um colega para auxiliar o aluno a ter as anotações em sala organizadas não dependem de nenhuma medida legal e/ou documentação específica para a sua realização.[11]

Cada escola e cada professor têm a liberdade para executar as ações que envolvem as acomodações do aluno no contexto escolar, assim como podem (e devem) estipular a necessidade, a frequência e o tempo em que essas acomodações farão parte da rotina escolar do aluno. É extremamente importante que as acomodações sejam acompanhadas por intervenções específicas das equipes médica e multidisciplinar, para que a retirada gradual desse suporte escolar possa ser prevista como uma meta nos processos de ensino e aprendizagem, e não como uma condição permanente no sistema educacional.

De forma bastante diferente das acomodações, há as intervenções escolares, que são adequações do conteúdo pedagógico e curricular que devem ser definidas em comum acordo com os especialistas envolvidos nos atendimentos e com os pais. Algumas legislações podem exigir laudos e documentações específicas para a realização das propostas, assim como a elaboração de um plano de ensino individualizado (PEI) ou plano de desenvolvimento individual (PDI)[12] conjunto com a equipe multidisciplinar e a escola.

Em relação aos transtornos afetivos, há ciclos de intervenção mais intensa e ciclos com a redução e, preferencialmente, a eliminação do suporte a ser realizado pela escola. Se não houver comorbidades, na maioria das vezes, as adaptações são suficientes para o suporte educacional do aluno.

As modificações que envolvem o processo de inclusão devem ser pontuais e em comum acordo com a equipe multidisciplinar, sempre destinadas para os períodos mais acentuados dos quadros depressivos e/ou maníacos, na perspectiva de preservar o aluno e o contexto socioemocional. Elas não devem ser entendidas como privilégio, mas como oportunidade para que a criança com dificuldades específicas decorrentes dos transtornos do humor mostre o seu potencial, adquira ganho acadêmico e não seja cobrada por dificuldades de organização atencional e temporal. As alterações devem ser introduzidas e discutidas com os pais e a equipe multidisciplinar que atende o aluno, devendo ser estipuladas metas de curto e médio prazos a serem alcançadas, a fim de promover a retirada do suporte à medida que os objetivos forem alcançados.[13]

As principais acomodações que visam à funcionalidade de pacientes com transtornos do humor envolvem três grandes áreas: modificações de instruções acadêmicas, instruções que visam à modificação do comportamento e modificações ambientais.

Modificações de instruções acadêmicas

A proposta aqui é instrumentalizar o professor, a escola e as equipes em atendimento direto a crianças e adolescentes com transtornos do humor com possibilidades em estratégias de acomodação. Cada medida deve ser discutida com pais e educadores, e deve ser verificada a necessidade de inseri-las no contexto educacional. Como esses alunos apresentam diferentes características e sintomatologias clínicas, o professor, junto aos demais integrantes da equipe multidisciplinar, deve identificar quais medidas beneficiariam diretamente o aluno e por quanto tempo devem ser utilizadas.

Uma vez que, com o diagnóstico de um transtorno do humor, o aluno tende a apresentar dificuldades importantes relacionadas à motivação, a noções relacionadas à percepção do tempo e à organização mental dos elementos necessários para a aprendizagem no contexto educacional, é necessário que o professor e a escola considerem essa criança como parte ativa do processo de ensino, não só por meio da verificação constante da organização mental do conteúdo das aulas, mas também com a participação ativa da criança no contexto pedagógico.

Este é um ponto muito importante para o contexto educacional: fornecer ao aluno repertório relacionado às possibilidades comportamentais socialmente aceitas em função das características que ele apresenta. A insistência na participação do aluno em momentos em que ele não quer ser exposto (depressão), assim como a participação e/ou exposição excessivas em momentos de hipomania ou mania ou mesmo desregulações graves do humor devem ser consideradas no manejo do professor em sala de aula. Um dos pontos mais difíceis no processo de inclusão educacional de crianças e adolescentes com esse diagnóstico é conseguir a participação do aluno sem que ele fique exposto ao contexto social por meio de julgamentos e/ou comprometimentos para as relações interpessoais.

De forma geral, não só para as crianças com o diagnóstico de transtornos do humor, mas para todo o grupo, recomenda-se que as aulas incluam a participação ativa do aluno por meio da constante estruturação do pensamento. Isso não quer dizer que o aluno deva se expor ou falar em voz alta o que está pensando. É possível que seja colocado um caderno de anotações na mesa do aluno ou mesmo um papel sulfite para que ele faça desenhos e/ou escreva palavras-chave que não envolvam a cópia do quadro ou da explicação do professor, mas que demonstrem a participação ativa durante os momentos de maior exigência cognitiva e atencional (explicações e/ou cópias que tendem a provocar maior distração).

É fundamental que o professor respeite o tempo atencional de cada aluno e permita que a aprendizagem aconteça em períodos curtos, ou seja, que possa ocorrer "em blocos".[14] O uso de estratégias constantes para o resgate de informações deve se tornar uma rotina no contexto educacional, até mesmo para permitir ao professor monitorar o que o aluno está compreendendo do conteúdo. Pedir a uma determinada criança que diga uma palavra, uma frase ou uma imagem que resuma o que o professor acabou de explicar pode trazer para a classe a sensação de que a atenção é necessária, assim como o registro de informações para que possa responder de forma lúdica e espontânea. O professor também pode organizar o conteúdo pedagógico de forma a apresentar pausas que permitam ao aluno prever o que virá em seguida por meio de formulações como "O que você acha que vai acontecer?", "Como você resolveria esse problema?".

Cada criança estrutura o pensamento dos conteúdos abordados de forma individual e singular. Vale a pena pedir a alguma criança aleatoriamente que repita e resuma as informações fornecidas pelo professor, permitindo, assim, o monitoramento dos conteúdos apreendidos e a reorganização das informações por parte dos alunos com sua própria linguagem. Deixar sempre anotados em um canto do quadro a rotina da aula e os momentos em que as atividades serão realizadas permite a reorganização dos alunos que perdem o foco atencional e/ou organizacional. As regras com relação à utilização de materiais e comportamentos devem ser esclarecidas em grupo e facilmente acessadas visualmente, como em cartazes.

Um ponto importante, porém bastante questionável, é o que permite ao aluno com diversas patologias tempo extra na realização de atividades – principalmente as avaliativas. Se o tempo extra vier com auxílio para a elaboração e a compreensão de enunciados e atividades, essa medida pode ser uma excelente estratégia de suporte. No entanto, sem o auxílio, torna-se uma medida inútil que favorece a distração e a desorganização do aluno.

Em situações avaliativas, principalmente, deve-se garantir o foco atencional da criança por meio de medidas que objetivem verificar a compreensão das consignas e de textos, assim como a possibilidade de chamar a atenção da criança para exercícios realizados de forma incompleta, mesmo que ela já tenha entregado a prova.

Deve-se sempre permitir que o aluno possa recorrer a uma grande variedade de materiais em aula e nas tarefas (não deixar para casa só cadernos, livros e exercícios), mas utilizar também filmes, sons, cartões e imagens que possam ser tocadas e discutidas pelo grupo. A flexibilização na entrega das atividades escolares de formas diversas, como em gravações, em PowerPoint, Prezi, desenhos ou mesmo em esquemas pode facilitar a adesão do aluno ao processo educacional.[15]

As atividades para as crianças e os adolescentes devem ser fornecidas de forma segmentada, com pausas frequentes entre elas, permitindo, assim, que os alunos se levantem, bebam água, apontem lápis ou mesmo saiam da sala para buscar auxílio emocional de algum membro do corpo docente. Em caso de crianças em quadro hipomaníaco ou maníaco, as atividades avaliativas devem ser realizadas de forma individual e extremamente fragmentada; por exemplo, a cada três exercícios completados, três minutos de pausa.

Ajudar o aluno na priorização das atividades também é um ponto importante que deve fazer parte da organização do conteúdo pedagógico. Saber o que deve ser feito primeiro e qual é a ordem da apresentação de uma determinada atividade não é uma aprendizagem natural, e os passos que indicam a relevância devem ser destacados por parte do professor. Muitas vezes, a prioridade deve ser relacionada ao tempo (uma grande dificuldade para pessoas com transtornos do humor) – responder às perguntas mais simples e mais diretas garante tempo para a realização das atividades mais elaboradas. Em casa, a prioridade deve ser para atividades que devem ser entregues no dia seguinte e o estudo de conteúdo das provas mais próximas.

Da mesma forma, deve-se aumentar a frequência dos reforços positivos para cada atividade realizada adequadamente, assim como destacar os pequenos ganhos e vitórias com relação a organização temporal, compreensão, participação e empenho sempre de forma mais constante e frequente. As falhas e as dificuldades devem ser discutidas sempre entre a escola e os profissionais, em uma perspectiva de instrumentalizar e desenvolver medidas que auxiliem o aluno a vencer as dificuldades.

As atividades que envolvam memorização merecem destaque por parte do professor, sendo colocadas em um canto do quadro para ajudar os alunos por meio de estratégias mnemônicas precisas. O professor deve utilizar técnicas de memória que envolvam a visualização, a categorização e a elaboração.

Instruções que visam à modificação do comportamento

Nesta seção, serão listadas instruções que buscam auxiliar o aluno nas relações interpessoais e em momentos de socialização. Crianças e adolescentes com o diagnóstico de transtorno do humor são constantemente alvo de *bullying*, seja pela fragilidade emocional nos momentos de depressão, seja, no caso do TB, devido às desregulações graves do humor, pelas situações de vulnerabilidade em que se colocam quando o seu humor está aumentado.

O cuidado em situações de exposição social, como, por exemplo, nos intervalos ou no recreio, é fundamental para que sejam evitados conflitos e exposições desnecessárias diante do grupo. É importante disponibilizar espaços reservados, como a biblioteca, em que podem ser oferecidas atividades direcionadas e lúdicas para que os alunos possam, em grupos reduzidos, sentir-se acolhidos e estimulados em um espaço com menor exposição e ruído.

No caso de uma criança e/ou adolescente com irritabilidade aumentada ou humor exacerbado, o monitoramento deve ser realizado por um adulto de forma individual ou em grupos pequenos, com um manejo bastante específico para a regulação. O manejo pode envolver o automonitoramento e a autopercepção com um discurso que envolve a percepção do tom e da velocidade de fala, bem como da consciência do ambiente e da percepção do outro na relação discursiva.[16] É comum, em quadros hipomaníacos, ocorrerem situações que envolvam mentiras. Nesse caso, não se deve confrontar o aluno, mas provocar reflexões sobre as situações e/ou temáticas envolvidas e permitir momentos de introspecção.

Em episódios maníacos, os adolescentes costumam apresentar fala descontextualizada, expondo-se em relação ao grupo. Nesses momentos, é fundamental que o professor e/ou a equipe escolar providenciem a atenção e o reconhecimento do que é dito pelo aluno, revertendo o tema para as questões propostas em sala de aula. Pode-se pedir, assim, ao aluno que reformule a sua questão, ou o professor pode contribuir com essa reformulação de forma contextualizada. Em casos extremos, o suporte individual de um acompanhante de sala pode ser necessário, assim como a retirada do aluno para beber água e/ou receber suporte emocional.

Solicitar o automonitoramento diário e constante por meio da fala e da escrita sem a exposição em grupo com perguntas individualizadas, como: "Como você está hoje?" e "Como posso te ajudar?", e até mesmo a realização de combinados que permitam ao professor entender momentos em que o aluno precisa se retirar ou procurar suporte emocional podem ser ações bastante significativas.

Modificações ambientais

É importante que o aluno e o grupo possam se sentir acolhidos nas suas dificuldades sem que se sintam expostos. Uma opção é, por exemplo, fazer o aluno sentar-se em um espaço que favoreça a busca por auxílio por parte do professor e/ou da equipe escolar. Combinar sinais e/ou comportamentos que indiquem desconforto ou irritabilidade (no caso do aluno) pode ser uma estratégia eficiente de comunicação. O uso de papéis que fiquem na mesa e permitam ao aluno desenhar e/ou usar determinadas cores que indiquem o alerta ou uma mão levada ao peito quando o professor estiver olhando pode ser um sinal de auxílio que permite ao aluno buscar suporte individualizado.

No caso de momentos de inadequação do comportamento (episódios hipomaníacos ou de irritabilidade extrema), o professor pode combinar algum sinal físico que envolva o toque para que o aluno se reorganize. Esses sinais podem ser compartilhados por alguns colegas de sala sentados próximos e que sejam de confiança do professor, dos professores auxiliares e dos pais para ajudar a criança no automonitoramento.

REFERÊNCIAS

1. Fu-I L, Boarati MA, Maia APF, Braga ARM, Kunzler LS. Transtornos afetivos na infância e adolescência: diagnóstico e tratamento. J Bras Psiquiatr. 2012;61(2):114-5.
2. Pantano T, Schever CI. Memória de trabalho e processamento de linguagem em depressão infantil. Rev Neuropsiquiatria. 1998;6(3):134-40.
3. Rappoport MD, Denney CB, Chung KM, Hustace K. Internalizing behavior problems and scholastic achievement in children: cognitive and behavioral pathways as mediators of outcome. J Clin Child Psychol. 2001;30(4):536-51.
4. Lundy SM, Silva, GE, Kaemingk KL, Goodwin JL, Quan SF. Cognitive funsctioning and academic performance in elementary school children with anxious/depressed and withdrawn symptoms. Open Pediatr Med Journal. 2010;4:1-9.
5. Brasil. Lei nº 13.146, de 6 de julho de 2015. Brasília: Presidência da República; 2015.
6. Brasil. Lei nº 14.254, de 30 de novembro de 2021. Brasília: Presidência da República; 2021.
7. Brasil. Ministério da Educação. Resolução CNE/CEB nº 2, de 11 de setembro de 2001. Brasília: MEC; 2001.
8. Agabrian M. Relationships between school and family: the adolescents' perspective. FQS. 2007;8(1):1-34.
9. Fazel M, Hoagwood K, Stephan S, Ford T. Mental health interventions in schools in high-income countries. Lancet Psychiatry. 2014;1(5):377-87.
10. Svendsen AM, Kessing LV, Munkholm K, Vinberg M, Miskowiak KW. Is there an association between subjective and objective measures of cognitive function in patients with affective disorders? Nord J Psychiatry. 2012;66(4):248-53.
11. Pantano T. Cérebro e adaptação curricular: o que precisamos conhecer. In: Ribeiro RM, Silveira TGB. Meu aluno precisa de adaptação curricular: e agora? São Paulo: Artesão; 2023. No prelo.

12. Brasil. Ministério da Educação. Projeto Escola Viva: garantindo o acesso e permanência de todos os alunos na escola: necessidades educacionais especiais dos alunos. Brasília: MEC; 2000.
13. DuPaul GJ, Stoner G. Interventions for attention problems. In: Shinn MR, Walker HM, Stoner G, editors. Interventions for academic and behavior problems II: preventive and remedial approaches. Bethesda: National Association of School Psychologists; 2002. p. 913-38.
14. Scruggs TE, Mastropieri MA. The effectiveness of mnemonic instruction for students with learning and behavior problems: an update and research synthesis. J Behav Educ. 2000;10(2-3):163-73.
15. Archer A, Gleason M. Skills for school success: book 5. North Billerica: Curriculum Associates; 1995.
16. Wagner M, Blackorby J. Disability profiles of elementary and middle school students with disabilities. Menlo Park: SRI International; 2002.

LEITURA RECOMENDADA

Barkley RA. Attention deficit hyperactivity disorder: a handbook for diagnosis and treatment. New York: Guilford; 1990.

Índice

As letras *f* e *q* indicam, respectivamente, figuras e quadros.

A

Abordagem escolar, 325-335
   intervenção escolar, 326-327
   manejo do professor, 327-335
      escola como suporte emocional e vincular com a família, 327-329
      práticas pedagógicas, 329-335
Abordagem psicoterápica, 291-304
   ativação, exposição e treinamento de habilidades sociais, 298-300
   automutilação, 301-303
   diretrizes psicoterapêuticas, 294
   higiene do sono, 300-301
   psicoeducação, 292-294
   regulação e autorregulação emocional, 295-297
   resolução de problemas e autogerenciamento, 297-298
   suicídio, 303-304
Agonistas de receptores melatoninérgicos, 91
Antidepressivos no TDM, 255-260
Antiepilépticos com ação estabilizadora do humor, 266-270
   antipsicóticos de segunda geração (ASGs), 267-270
   carbamazepina, 266-267
   lamotrigina, 266
   valproato/divalproato de sódio, 266
Antipsicóticos de segunda geração (ASGs), 267-270
Aprendizagem e transtornos, 71-74
Aripiprazol, 268

Asernapina, 270
Aspectos históricos, 3-17
   DSM-5 e CID-11, 8-17
      antes, 8-11
      após, 17
      no preparo, 11-17
   investigação sobre depressão em crianças, 4-7
   investigação sobre TB em crianças, 7-8
Autogerenciamento, 297-298
Automutilação, 100-104, 301-303
Autorregulação, habilidades de, 144, 295-297

B

Bebês de mães deprimidas, 208
Borderline (TPB) *ver* Transtornos da personalidade

C

Carbamazepina, 266-267
Cetamina, 284-285
CID-11 e investigação de TB, 8-17
   antes, 8-11
   após, 17
   no preparo, 11-17
Comportamentos autolesivos, 97-108
   automutilação, 100-104
   comportamento suicida, 100-104
   fatores de risco, 99q
   risco de suicídio associado aos antidepressivos, 104-105

tratamento, 105-108
  estratégias de ação, 105-107
  psicoeducação, 105
  tratamento medicamentoso, 105
Crianças, 4-8, 115-118 ver também Idade pré-escolar
  comorbidades, 115-118
  investigação sobre depressão, 4-7
  investigação sobre TB, 7-8
Comorbidades, 113-121
Cromoterapia, tratamento por, 91

D

Depressão, 4-7, 23-39, 136-137, 158-159, 203, 204-209, 255-262, 272
  bipolar, 272
  com sintomas psicóticos, 158-159
  e ansiedade, 136-137
  e sono, 88-89
  investigação sobre, 4-7
  na primeira infância, 203, 204-209
  TDDH, 31-38
    características clínicas, 33
    comorbidades, 37-38
    curso da doença, 34-35
    diagnóstico clínico, 33
    diagnóstico diferencial, 37-38
    epidemiologia, 35
    fatores de risco, 36-37
    psicopatologia, 35-36
  TDM, 23-30
    epidemiologia, 24, 26
    etiologia e fatores de risco, 26-27
    manifestações clínicas, 27-29
    pensamentos mórbidos e ideação suicida, 29-30
  TDP, 30-31
  tratamento, 255-262
Desenvolvimento emocional, 203-204
Diagnóstico diferencial, 113-121
Disforia de gênero, 213-224
  aspectos clínicos e sociais, 214-218
  comorbidade com transtornos de humor, 219-221
  intervenções afirmativas de gênero, 223-224
  e impacto na saúde mental, 223-224
  questões éticas relacionadas, 222-223
  no DSM-5-TR, 216-217q
  prevalência da, 219
  tratamento e intervenção, 221-222
Distimia, 30-31
DSM-5, 8-17, 216-217, 230
  e disforia de gênero, , 216-217q
  e investigação de TB, 8-17
    antes, 8-11
    após, 17
    no preparo, 11-17
  e TPB, 230q

E

Entrevista motivacional, 195
Episódio(s), 271-272
  de mania aguda, tratamento, 271-272
  mistos no TB, tratamento, 271-272
Esquizofrenia, 155-158
Estimulação magnética transcraniana (EMT), 283-284
  estimulação transcraniana por corrente contínua (ETCC), 284
Euforia, 52-54
Exames laboratoriais, 191
Exposição e prevenção de respostas, 142, 144

F

Família, intervenção, 143, 144, 194
Fototerapia, 91

G

Gênero, disforia de, 213-224
  aspectos clínicos e sociais, 214-218
  comorbidade com transtornos de humor, 219-221
  intervenções afirmativas de gênero, 223-224
  e impacto na saúde mental, 223-224
  questões éticas relacionadas, 222-223

no DSM-5-TR, 216-217q
prevalência da, 219
tratamento e intervenção, 221-222
Genes associados aos transtornos psiquiátricos, 86q
Grandiosidade, 52-54

H
Habilidade(s), 144, 298-300
   de autorregulação, desenvolvimento, 144
   sociais, ativação, exposição e treinamento de, 298-300
Higiene do sono, 300-301
Hiperatividade (TDAH), 123-130
   comórbido com TB, 129-130
   comórbido com TDM, 128-129
   diagnóstico diferencial, 126-128
   epidemiologia, 124-125
   etiologia, 125-126
   tratamento, 128-130
Hipomania, 54, 59-60, 272
   tratamento, 272

I
Idade pré-escolar, 203-210
   depressão, 203, 204-209
     avaliação clínica, 206-207
     bebês de mães deprimidas, 208
     características clínicas, 205
     correlatos neurobiológicos, 207-208
     ideação e expressão suicida e comportamento de autolesão não suicida, 206
     prevalência e curso, 207
     tratamento, 209
   e desenvolvimento emocional, 203-204
Ideação suicida, 29-30
Intervenção(ões), 143, 144, 194-195, 326-327
   afirmativas de gênero, 223-224
     e impacto na saúde mental, 223-224
     questões éticas relacionadas, 222-223
   escolar, 326-327
   familiar, 143, 144
   psicossociais e TUS, 194-195

   entrevista motivacional, 195
   estratégia de redução de danos, 195
   intervenções familiares, 194
   manejo de contingências, 195
   TCC, 194
   terapia de aumento motivacional, 195
   terapia psicossocial multicomponente, 195
Irritabilidade, 52-56

L
Lamotrigina, 266
Linguagem e aprendizagem, 65-74
Lítio, 265
Lurasidona, 270

M
Mães deprimidas, bebês de, 208
Mania/hipomania, 54
Manipulação do ritmo vigília-sono, 91
Modelo da interação recíproca, 81f

N
Neuromodulação, 279-287
   caso clínico, 286
   cetamina, 284-285
   e episódios depressivos, 282
   em crianças e adolescentes, 281-282
   estimulação magnética transcraniana, 283-284
   estimulação transcraniana por corrente contínua, 284
   tipos e aplicações no adulto, 280-281

O
Olanzapina, 270
Orientação parental, 307-321
   família e os transtornos de humor, 310-313
   enfoque comportamental, 313-320

P
Padrão de sono, alteração, 54-55
Pensamentos mórbidos, 29-30

Planejamento terapêutico, 251-273
   tratamento da depressão, 255-262
      antidepressivos no TDM, 255-260
      efeitos adversos e riscos associados, 261-262
      tratamento da depressão refratária, 260
      tratamento do TDM e TDP, 255
   tratamento do TB, 264-272
      em diferentes fases, 271-272
      medicamentos mais utilizados em crianças, 265-270
      novas propostas, 270-271
   tratamento do TDDH, 262-264
   tratamento psicofarmacológico, 252-255
Psicoeducação, 105, 292-294
Psicose *ver* Síndromes psicóticas

Q

Quetiapina, 268, 270

R

Redução de danos e TUS, 195
Regulação emocional, 295-297
"Relógios biológicos", 83-86
Resolução de problemas, 297-298
Risperidona, 268
Ritmo(s), 83-86, 91
   cronobiológicos, 83-86
      e meio ambiente, 84-86
      sistema de temporização, 83-84
      transtornos, 83
   vigília-sono, manipulação, 91

S

Síndrome de sono insuficiente, 87-88
Síndromes psicóticas, 151-165
   depressão com sintomas psicóticos, 158-159
   diferenciação diagnóstica, 162-164
   esquizofrenia, 155-158
   etiologia, 153-154
   psicose de início precoce, 152-153
   transtorno bipolar e sintomas psicóticos, 159-161
      na fase de depressão, 160-161
      na fase de mania, 161
   transtorno esquizoafetivo, 161-162
   tratamento, 164
Sintomas psicóticos, 55
Sono, 54-55, 77-93, 300-301
   agonistas de receptores melatoninérgicos, 91
   alteração do padrão de, 54-55
   depressão, 88-89
   fisiologia do, 79-83
   fototerapia e terapia do escuro, 91
   higiene do, 300-301
   manipulações do ritmo vigília-sono, 91
   ritmos cronobiológicos, 83-86
      e meio ambiente, 84-86
      sistema de temporização, 83-84
      transtornos, 83
   TCC, 92
   terapia interpessoal e dos ritmos sociais, 92
   transtorno bipolar, 89-90
   tratamento por cromoterapia, 91
   vulnerabilidade social e síndrome de sono insuficiente, 87-88
Suicídio, 303-304 *ver também* Comportamentos autolesivos

T

Técnicas cognitivas, 142, 144
Temperamento pré-mórbido, 55-56
Terapia, 91, 92, 143, 144-146, 194, 195
   baseada na família, 194
   de aumento motivacional, 195
   do escuro, 91
   familiar multidimensional, 194
   farmacológica, 143, 144-146
   interpessoal e dos ritmos sociais, 92
   psicossocial multicomponente, 195
Terapia cognitivo-comportamental (TCC), 92, 142-144, 194
   desenvolvimento de habilidades de autorregulação, 144
   exposição e prevenção de respostas, 142, 144
   intervenção familiar, 143, 144
   técnicas cognitivas, 142, 144

Transtorno bipolar (TB), 7-17, 43-60, 129-130, 137-140, 159-161, 193, 237-240, 264-272
   apresentação clínica, 47, 48, 49-52
   características do início na infância e adolescência, 45-47
      pesquisas sobre, 46-47
   diagnóstico diferencial, 59-60
      hipomania, 59-60
      mania, 59-60
      TB, 59-60
   e ansiedade, 137-140
   e sintomas psicóticos, 159-161
      na fase de depressão, 160-161
      na fase de mania, 161
   e TPB, 237-240
   e uso de substâncias, 193
   em comorbidade com TDAH, 129-130
   epidemiologia, 45
   investigação sobre, 7-17
   manifestações subclínicas, 56-57
   questões essenciais, 52-56
      agrupamento de sintomas e sinais de mania/hipomania em episódios, 54
      alteração do padrão de sono, 54-55
      euforia, grandiosidade ou irritabilidade e definição de diagnóstico, 52-54
      sintomas psicóticos, 55
      temperamento pré-mórbido e irritabilidade crônica, 55-56
   sintomas e sinais prodrômicos e preditivos, 57-59
   tratamento, 264-272
Transtorno da personalidade *borderline* (TPB) *ver* Transtornos da personalidade
Transtorno de déficit de atenção/hiperatividade (TDAH), 123-130
   comórbido com TB, 129-130
   comórbido com TDM, 128-129
   diagnóstico diferencial, 126-128
   epidemiologia, 124-125
   etiologia, 125-126
   tratamento, 128-130

Transtorno depressivo maior (TDM), 23-30, 128-129, 192, 234-237, 255
   e TPB, 234-237
   e uso de substâncias, 192
   em comorbidade com TDAH, 128-129
   epidemiologia, 24, 26
   etiologia e fatores de risco, 26-27
   manifestações clínicas, 27-29
   pensamentos mórbidos e ideação suicida, 29-30
   tratamento, 255
Transtorno depressivo persistente (TDP), 30-31, 253
Transtorno disruptivo da desregulação do humor (TDDH), 31-38, 262-264
   características clínicas, 33
   comorbidades, 37-38
   curso da doença, 34-35
   diagnóstico clínico, 33
   diagnóstico diferencial, 37-38
   epidemiologia, 35
   fatores de risco, 36-37
   psicopatologia, 35-36
   tratamento, 262-264
Transtorno esquizoafetivo, 161-162
Transtornos da personalidade, 229-244
   comorbidades, 232-240
      TDM, 234-237
      TB, 237-240
   diagnóstico na adolescência, 240-243
      evolução e importância do, 240-242
      implicações no tratamento e prognóstico, 242-243
   etiologia, 232
   no DSM-5, 230q
Transtornos de ansiedade, 135-147
   comorbidade com transtornos do humor, 136-140
      depressão e ansiedade, 136-137
      transtorno bipolar e ansiedade, 137-140
   tratamento, 141-146
      TCC, 142-144

desenvolvimento de habilidades de autorregulação, 144
exposição e prevenção de respostas, 142, 144
intervenção familiar, 143, 144
técnicas cognitivas, 142, 144
terapia farmacológica, 143, 144-146
Transtornos de ritmos cronobiológicos, 83
Transtornos do neurodesenvolvimento, 203-210
Transtornos externalizantes, 191-192

U

Uso de substâncias na adolescência, 184-198
   avaliação do paciente, 190-191
      exames laboratoriais, 191
   comorbidade, 191-193
      transtornos do humor, 192-193
      transtornos externalizantes, 191-192
   fatores de risco, 186, 187-188
   intervenções psicossociais, 194-195
      entrevista motivacional, 195
      estratégia de redução de danos, 195
      intervenções familiares, 194
      manejo de contingências, 195
      TCC, 194
      terapia de aumento motivacional, 195
      terapia psicossocial multicomponente, 195
   padrões de uso, 185-186, 187q
   potenciais consequências, 189-190
   prevenção, 191
   tratamento, 193-194
   tratamento farmacológico, 195-197

V

Valproato/divalproato de sódio, 266
Vortioxetina, 259f
Vulnerabilidade social e síndrome de sono insuficiente, 87-88

Z

Ziprasidona, 270